《互联网＋高新技术》系列丛书

第一分册

Introduction to Wisdom Hospital Engineering

智慧医院工程导论

主　编　陈俊桦　杜　昱

副主编　陆　侃　王　勇　夏　鸣

　　　　赵　珂　张开友　毛伟民

东南大学出版社
SOUTHEAST UNIVERSITY PRESS
·南京·

内 容 提 要

本书为智慧医院工程入门性教材。内容分五部分共十四章。第一部分为智慧医院概论,包括:智能建筑工程概论;我国医院科技发展史;智慧医疗工程架构。第二部分为智慧医院顶层设计,包括:顶层设计概论;智慧医院顶层设计;智慧医院设计实例。第三部分为智慧医院组成平台,包括:电子病历、门急诊及住院信息系统;医技检验、药品、HRP、体检、临床数据信息、移动医疗和远程医疗系统。第四部分为智慧医院核心技术,包括:物联网在智慧医院中的应用;医疗大数据分析;移动医疗;智能化可穿戴设备;精准医疗。第五部分为当代智慧医院现状及发展,包括:国内外智慧医院工程的现状、发展及趋势。

本书特点:内容新颖、实用性强。适用于作各大专医药院校选修课教材以及广大读者入门教材。

图书在版编目(CIP)数据

智慧医院工程导论 / 陈俊桦,杜昱主编. —南京:
东南大学出版社,2018.8
(互联网＋高新技术系列丛书 / 陆伟良主编)
ISBN 978-7-5641-7901-4

Ⅰ.①智… Ⅱ.①陈… ②杜… Ⅲ.①互联网络-
应用-医院-管理-研究 Ⅳ.①R197.324

中国版本图书馆 CIP 数据核字(2018)第 177994 号

书　　名:智慧医院工程导论
主　　编:陈俊桦　杜　昱
责任编辑:施　恩
出版发行:东南大学出版社
社　　址:南京市四牌楼 2 号
邮　　编:210096
网　　址:http://www.seupress.com
电子邮箱:press@seupress.com
出 版 人:江建中

印　　刷:虎彩印艺股份有限公司
排　　版:南京新翰博图文制作有限公司
开　　本:787 mm×1092 mm　1/16
印　　张:17.5
字　　数:438 千
版　　次:2018 年 8 月第 1 版
印　　次:2018 年 8 月第 1 次印刷
书　　号:ISBN 978-7-5641-7901-4
定　　价:60.00 元

经　　销:全国各地新华书店
发行热线:025-83790519　83791830

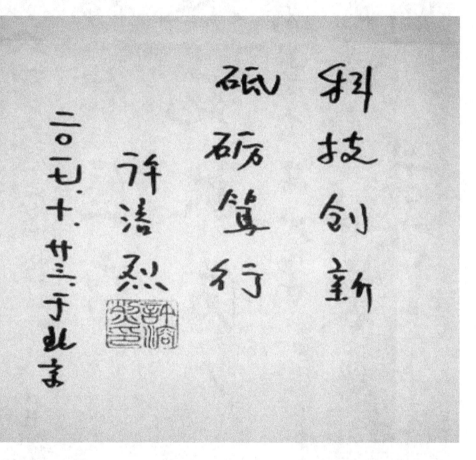

科技创新

砥砺笃行

许溶烈

二〇一七·十·廿三·于北京

许溶烈博士为住房和城乡建设部科技委顾问、亚洲智能建筑学会顾问委员、瑞典皇家工程科学院外籍院士。

祝贺《智慧医院工程导论》出版

精准医疗，
救死扶伤！

南京工业大学 陆伟良题

二〇一七·十·十八

陆伟良教授为南京工业大学智能建筑研究所名誉所长、东南大学四系上海校友会名誉会长、江苏高校大数据研究会（筹）会长、建设部建筑智能化技术专家委员会特聘专家、亚洲智能建筑学会执行委员。

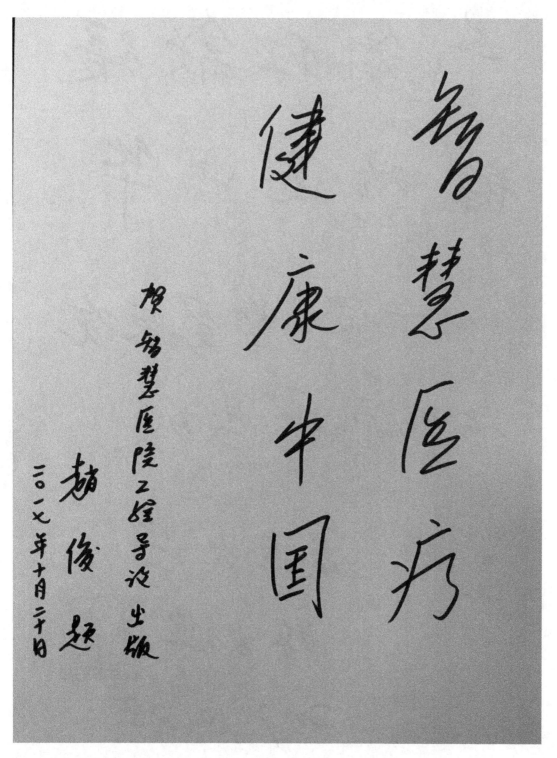

智慧医疗

健康中国

贺《智慧医院工程导论》出版

赵俊 题

二〇一七年十月二十日

赵俊为南京医科大学第一附属医院（江苏省人民医院）党委书记，教授、博导，兼任中华医学会科研管理专委会副主委、中国研究型医院学会移动医疗专委会副主委。

千钧任歙张

韬略建中华

——贺"智慧医院
工程导论"出版

复旦大学

陈大华 [印章]

2017.10.28

陈大华是复旦大学教授，曾任光源与照明工程系主任、电光源研究所所长，现任中国照明学会副秘书长、上海照明学会副理事长，担任欧洲建筑节能照明委员会和国际照明学会视觉委员会委员。

《互联网＋高新技术》系列丛书

名誉总编 许溶烈

总　　编 陆伟良

副总编 赵　俊

编　委　会

主　任 程大章

副主任 陈大华

编　委 （排名不分先后）

赵济安	祝敬国	孙洪刚	杨军志	黄　锴	龚延凤
龚永平	管清宝	朱顺兵	许少波	杜　昱	王丽娟
李学东	龙昌明	徐　龙	张　健	熊　江	沙胜华
帅仁俊	徐洪彬	李进保	郑　恺	陈志武	张林华
林荣炎	冯　岭	陈众励	陆东辉	张汉华	吴申冬
万　力	何建国	藏　胜	吴文芳	王小向	张九根
陈　晓	耿望阳	夏　俊	周思明	吕庆辉	吉雨冠
陈俊桦	卢义锋	季海蛟	瞿二澜	宋舒涵	高逸峰

主编单位　长三角 BIM 应用研究会
　　　　　　南京工业大学建筑智能研究所

参编单位　江苏南工科技集团有限公司
　　　　　　南京禄口国际机场空港科技有限公司
　　　　　　北京大希科技有限公司
　　　　　　荣阳企业股份有限公司
　　　　　　上海巍堡科技有限公司

《互联网＋高新技术》系列丛书
第一分册

智慧医院工程导论

主　　编　　陈俊桦　杜昱

副　主　编　　陆侃　王勇　夏鸣
　　　　　　　赵珂　张开友　毛伟民

编委会主任　　侯惠荣

编委会副主任　沈崇德　潘兆岳

主　　审　　赵承廉

《互联网＋高新技术》系列丛书

总　序

　　长三角 BIM 应用研究会及江苏高校大数据研究会（筹）的专家们，在积极参与"大众创业、万众创新"的热潮中，因势所需，因需而为，集中力量，积极组织编写了《互联网＋高新技术》系列丛书。编委会邀请本人担任名誉总编，对此，我深感荣幸，并表示衷心感谢！

　　我认为这套丛书选材合适，能紧跟我国经济发展新形势，以互联网＋高新技术理念，推动和实施包括智慧医院工程、智慧产业园区工程以及智慧养生养老工程等的发展和不断升级增效。

　　众所周知，当今世界科技领域正面临新一轮科技革命，它是以数字信息为基本特征的第四次工业革命，其核心技术是数字化与智能化，这是大潮流、大趋势。前两年，李克强总理在政府工作报告中提出了"互联网＋"概念。今年又将"人工智能"写入政府工作报告，要加快大数据、云计算、物联网等高新技术应用。

　　这套丛书概括了"互联网＋高新技术"在医院、产业园区以及养老养生等工程方面的应用。可以预料，在江苏高校及企业精英通力合作下编写的这套高质量丛书，必将有助于推动长三角地区的经济发展，对我国经济发展也将作出应有贡献。

许溶烈

2017 年 10 月 18 日于北京

《互联网＋高新技术》系列丛书

总 编 的 话

"光阴似箭，日月如梭"，中国共产党已成立 96 周年，今天正是举国欢腾庆祝党的十九大胜利召开的日子！我们伟大祖国在党的领导下，政治、经济、军事、文化等各条战线都取得了伟大胜利。在科技强国的策略指引下，我国在"互联网＋"360 行都取得了不少硕果，大大增强了中国人民的自信心，人民生活水平也得到了大幅度提高。

我们长三角 BIM 应用研究会和江苏高校大数据研究会（筹）的专家们在会长倡议下成立《互联网＋高新技术》系列丛书编写组。拟在三年时间完成三本分册的编写，其中

第一分册：智慧医院工程导论（由东南大学出版社出版）；

第二分册：智慧园区工程导论（由东南大学出版社出版）；

第三分册：智慧养老工程（由东南大学出版社出版）。

目前第一分册已经脱稿，出版在望。第二分册已提出编写大纲。我们将配备强有力的写作班子完成丛书的编写任务。编写组成员主要是江浙专家，采用老中青三结合方法组成写作团队。我们期望来自不同专业的团队成员努力学习大数据、云计算、VR、AI、BIM 等新技术，在"大众创业、万众创新"高潮中不断结出硕果，为实现中华民族伟大复兴的中国梦而贡献出一份力量。

感谢住建部科技委顾问、瑞典皇家科学院外籍院士许溶烈博士对我们的指导！

感谢同济大学程大章教授担任本丛书编委会主任，感谢复旦大学陈大华教授担任本丛书编委会副主任。

感谢国内互联网＋高新技术领域专家东南大学吴乐南教授、南京工业大学龚延风教授、清华大学张公忠教授、上海现代建筑集团陈众励教授级高工等对本丛书的指导与支持！

如对本丛书提出意见和建议，请发邮件至 LUWL2005@163.com，以便今后改进，不胜感谢！

陆伟良 赵 俊

2017 年 10 月 18 日于南京

序

  《智慧医院工程导论》的出版符合党的十九大对民生医疗方面的创新目标的要求。

  时代的巨轮是不断向前推进的,《智慧医院工程导论》中有许多具有开创性的、高新技术的内容,这是本书的一大特点。

  智慧医院主要是能省时、省钱、省工,这要靠物联网、大数据的推进落实。该导论中有充分的分析和说明。

  至于智慧医疗的软件部分,应该期待全世界医疗案例的相互流通性,这种充分的流通性才能带给人类幸福。如果我们能将大部分成功医疗案例的患者情况、检验数据、诊断、处方或解决方式资料,输入一个有学习能力的超级电脑,这种智慧的累积,能创造出超人的智慧医师,其可以于极短的时间内,分析上万个患者病情,并得出内科处方或者外科处理程序。

  《智慧医院工程导论》是"互联网＋高新技术"系列丛书第一分册,该丛书是由许溶烈院士及陆伟良教授总编,两位都是博学多才的大师级人物。该系列丛书的开启发行,象征着4.0工业新时代的来临,不但有助于中国经济继续发展,而且也为"一带一路"各国医疗体系中倾注智慧方案。

赵承廉

2017 年 10 月 27 日

赵承廉,台湾大学教授。

前　言

"秋来满山多秀色,春来无处不花香"。

2015 年李克强总理在政府工作报告中提出了"互联网＋"的概念,引起了世界轰动。目前我国各行各业都已掀起了如"互联网＋工业""互联网＋农业""互联网＋医疗"等高潮,真是"满山多秀色,无处不花香"。2016 年 7 月 30 日,在上海召开的"长三角 BIM 应用研究会"成立大会上,南京工业大学陆伟良教授提出将编写一套"互联网＋高新技术"系列丛书,并推荐我们编写《智慧医院工程导论》,我们感到十分荣幸,同时也有很大的压力。经过一年多的努力,终于完成编写任务。

智慧医院是智慧医疗的重要组成部分。近二十年来,我国医院已进入智能化、数字化及信息化建设高潮。全国范围内三甲医院都在新建或扩建,尤其是近十年来物联网已广泛应用于各类综合医院和专科医院,智慧医院也应运而生。

人类科学技术是不断发展的,也是不以人们的意志为转移的。大数据、云计算、BIM、VR、AI 等高新技术已大量进入医疗事业,特别是在新建和扩建医院中开始大量应用,大大促进了智慧医院的发展。我国党和国家十分重视医疗改革,把"互联网＋高新技术"在医院建设中的应用列为国家重点解决"看病难、看病贵"的重要措施。但是由于"互联网＋高新技术"发展很快,我国还处于初级发展阶段,大量高新技术还有待我们去学习和研究,因而编写这本《智慧医院工程导论》是符合认识事物发展规律的,也符合我国的实际情况。

由于本书涉及面广,因此在长三角 BIM 应用研究会及江苏高校大数据研究会(筹)的领导下,组成了老中青三代不同专业方向的专家团队编写本书。

本书主编陈俊桦为江苏南工科技集团总工,杜昱为中国智慧城市咨询服务网技术总监,副主编陆侃为无锡广电集团高工、王勇为江苏苏博达康软件有限公司技术总监、夏鸣为江苏科技集团有限公司技术总监、赵珂为北京大希科技公司总工、张开友为东莞旭泰净化技术有限公司高工、毛伟民为浙江鸿远科技发展有限公司技术总监。

本书由中国医学科学院肿瘤医院侯惠荣研究员任编委会主任,无锡人民医院沈崇德教授、南京军区总医院潘兆岳研究员为编委会副主任,台湾大学赵承廉教授为本书主审并作序,特此表示感谢。

我们要特别感谢许溶烈外籍院士、南京工业大学陆伟良教授、南京医科大学赵俊教授、复旦大学陈大华教授为本书题词。感谢中国医科大学郭夕斌教授、北京市医院管理局陈虹

1

主任、新西兰皇家科学院首席科学家高益槐教授等的指导。

本书内容分共十四章。包括：智能建筑工程概论；我国医院科技发展史；智慧医院工程架构；顶层设计概论；智慧医院顶层设计；智慧医院设计实例；电子病历、门急诊及住院信息系统；医技检验、药品、HRP、体检、临床数据信息、移动医疗和远程医疗系统；物联网在智慧医院中的应用；医疗大数据分析；移动医疗；智能化可穿戴设备；精准医疗；国内外智慧医院工程的现状、发展及趋势。

囿于编者水平，书中难免存在不当与谬误之处，恳请读者指正，谢谢！

编　者

2017 年 10 月 18 日于南京

目　　录

1 智能建筑工程概论

19 世纪末叶世界刚进入信息时代,智能化建筑(包括智能化大厦、社区和广场等)应运而生。由于它比传统建筑更能为人们提供理想舒适的工作和生活环境,因此在美国、日本、欧洲及世界其他地区相继掀起了营造智能化建筑的热潮。

智能化建筑是建筑艺术与电脑和信息技术有机结合的产物,适应社会信息化与经济国际化的需要。随着全球性信息高速公路(Information Superhighway)的推进,发展智能化建筑成为必然的趋势。

智能建筑是综合性科技产业,其发展涉及电力、电子、仪表、建材、钢铁、机械、电脑与通信等多种行业。20 世纪 80 年代起,信息处理与通信技术的迅速发展,推动了信息产业发展,微型电脑性能提高且价格下降到用户能接受的程度。同时数字程控交换机 PABX (Private Automatic Branch Exchange)、光纤通信(Fiber Communication)、卫星通信 (Satellite Communication)、区域网络(Local Area Network)与广域网络(Wide Area Network)等取得长足发展,都为智能建筑的兴起奠定了技术基础。社会发展与需要促进传统建筑向智能建筑转变是历史的必然趋势。

1984 年,美国康涅狄格州(Connecticut)哈特福特(Hartford)市建成一座都市大厦(City Palace),这就是世界上公认的第一座智能办公大厦。在这以后,日本、德国、法国、英国、泰国、新加坡等国家和中国台湾、香港地区都大力发展智能化大厦。

图 1-1 为智能建筑监控管理方式发展过程示意图。

1.1 智能建筑概念

1.1.1 3A 智能建筑

智能建筑的发展历史较短,目前尚无统一的概念。美国智能化建筑学会(American Intelligent Building Institute,AIBI)对"智能化建筑"的定义是:"将结构、系统、服务、运营及其相互联系全面综合,达到最佳组合,获得高效率、高功能与高舒适性的大楼。"该定义的特点是较概括与抽象。

1985 年日本建筑杂志载文中提出:"智能化建筑就是高功能大楼。建筑环境必须适应智能化建筑的要求,方便有效地利用现代信息和通信设备,并采用建筑设备自动化技术,具有高度综合管理功能的大厦。"在新加坡,规定智能化大厦必须具有三个条件:一是先进的自动化控制系统,调节大厦内的各种设施,包括室温、湿度、灯光、保安、消防等,以创造舒适的环境;二是良好的通信网络设施,使数据能在层与层之间或大厦内进行流通;三是提供足够的对外通信设施。

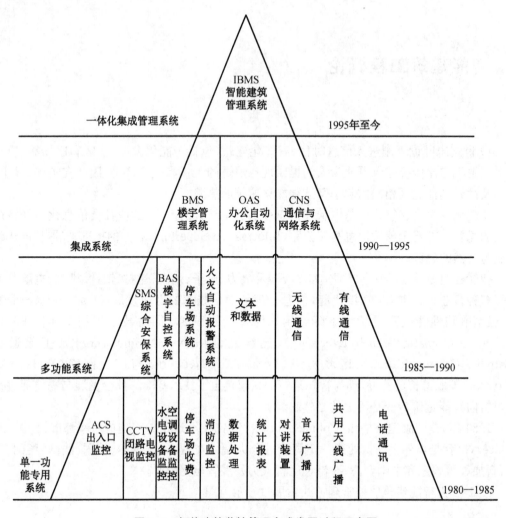

图 1-1 智能建筑监控管理方式发展过程示意图

房地产开发商为了简明形象地表明他们的建筑拥有的高超性能,把具有建筑设备自动化(BA)、通信自动化(CA)和办公自动化(OA)的建筑物称为 3A 智能建筑或 3A 智能大厦。

由图 1-2 可知:BA 为楼宇自动化(Building Automation)系统的缩写,OA 为办公自动化(Office Automation)系统的缩写,CA 为通信自动化(Communication Automation)系统的缩写,PDS 为综合布线系统(Premises Distributed System)的缩写。3A 智能建筑定义及结构示意图(图 1-2)是由 AIBI 首次提出的。

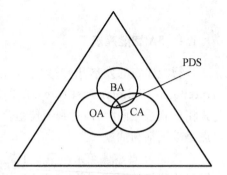

图 1-2 3A 智能建筑或 3A 智能大厦结构示意图

1.1.2　5A 智能建筑

目前,有的房地产开发商为了更突出某项功能,在 3A 智能建筑的基础上,又提出防火自动化(FA)、安全保卫自动化(SA),相应地,称为 5A 大厦。从国际惯例来看,BA 系统已包括 FA 和 SA 系统。鉴于目前的社会上流行 5A 智能建筑,因此作者在本书中采用 5A 的提法。5A 智能建筑结构示意图如图 1-3 所示。

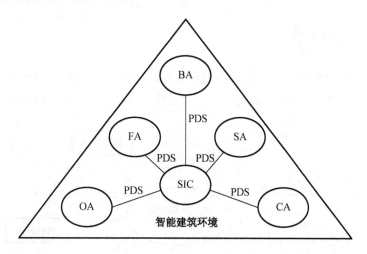

图 1-3　5A 智能建筑结构示意图

由图 1-3 可知:智能建筑是由智能建筑环境内系统集成中心(System Integrated Center,SIC)利用综合布线系统(Premises Distributed System,PDS)连接和控制 5A 系统组成的。

建筑环境是智能建筑赖以存在的基础,它必须满足智能化建筑特殊功能的要求。前面已经谈到,智能建筑是建筑艺术和信息技术发展的结果,因此智能建筑应该是一座反映当今高科技成就的建筑物。智能建筑本身的智能功能是随着知识产业和科学技术的不断发展而不断提高和完善,因此作为智能建筑基础的建筑环境必然要适应智能建筑发展的要求。

1.1.3　智能建筑(IB)集成系统

智能建筑(IB)集成系统三角形示意图如图 1-4 所示。图中,BMS 为楼宇管理系统(Building Managment System)的缩写,CNS 为通信网络系统(Communication Network System)的缩写,OAS 为办公自动化系统(Office Automatic System)的缩写,IBMS 为智能建筑管理系统(Intelligent Building Management System)的缩写。

智能化建筑的集成系统中心

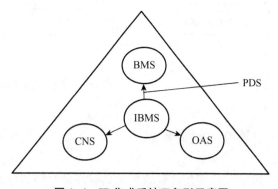

图 1-4　IB 集成系统三角形示意图

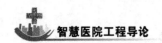

(Integrated System Center,ISC,简称 IS)具有各个智能化系统信息总汇集和各类信息的综合管理的功能。具体要达到以下三方面要求：

（1）汇集建筑物内外各种信息。接口界面要标准化、规范化,以实现各智能化系统之间的信息交换及通信协议(接口、命令等)。

（2）对建筑物各个智能化系统的综合管理。

（3）对建筑内各种网络管理,必须具有很强的信息处理及数据通信能力。

1.2 智能建筑的组成和功能

在智能化建筑环境内体现智能化功能的是由 SIC、PDS 和 5A 系统等七个部分组成。其中 BAS 包括了消防系统（FA）和保安系统（SA）。其总体组成和功能示意图如图 1-5 所示。

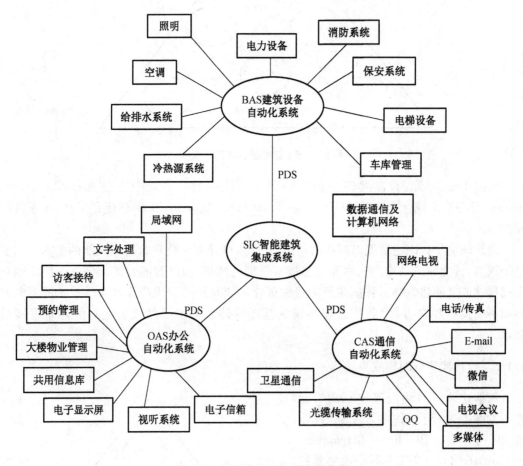

图 1-5　智能建筑总体功能示意图

1.3 智能建筑的特点

智能建筑与传统建筑相比具有许多鲜明的特点：

（1）发展迅速、内含容量大，且各种高新技术和设备不断引入 5A 系统，例如多媒体电脑、宽带综合业务数据网（B-ISDN）等。

（2）灵活性大，适应变化能力强。表现在两方面：首先是智能建筑环境具有适应变化的高度灵活性，譬如房间设计为活动开间（隔断），活动楼板，大开间可分成有不同工位的小隔间，每个工位楼板由小块楼板拼装而成，这样建筑开间和隔墙布置就可随需要而灵活变化。其次，管线设计具有适应变化的能力，可以适应租户更换、使用方式变更、设备位置和性能变动的各种情况。

（3）消防管理子系统至今已发展成高楼导弹灭火系统，产生"互联网＋消防系统"，性能先进，效率高。

（4）由于 5A 系统相互配合而产生许多新功能，包括：

① 建筑管理系统与远程通信系统的配合，从而可使用户利用身边的电话机作为终端控制温度和湿度给定值的变更；温度和湿度测试值的确认；能源使用量和设备运行状态的通知；在异常时的用户报警通知；空调、照明投入和切断等。还可以使建筑群（小区）管理中心通过外部网络，对几座建筑物进行集中监控。

② 建筑管理系统与办公自动化系统的配合，从而使连接在办公自动化的区域网络上的个人电脑、工作站获得建筑物管理信息；使会议室等空间的预约管理系统与空调机运行结合起来实现联动；还可使建筑物管理系统收集到的能源使用量与办公自动化的财务管理系统相结合。

③ 远程通信系统与办公自动化系统的配合，从而使信息上孤立的建筑物，成为广域网的一个结点。

综上所述，新版《智能建筑设计标准》（GB 50314—2015）对智能建筑做了如下权威性定义："以建筑物为平台，基于对各类智能化信息的综合应用，集架构、系统、应用、管理及优化组合为一体，具有感知、传输、记忆、推理、判断和决策的综合智慧能力，形成以人、建筑、环境互为协调的整合体，为人们提供安全、高效、便利及可持续发展功能环境的建筑。"

2 我国医院科技发展史

我国医院科技发展大致分为传统医院→智能化医院→信息化医院→数字化医院→绿色医院→智慧医院等阶段。

2.1 智能化医院

"智能建筑"这一概念自20世纪80年代末引入中国以来,发展迅猛,医院作为智能建筑的发展也不例外。智能化医院系统的建设是综合型的医用工程,它是建筑智能化系统的总集成,每一系统又包含丰富的子系统,这些子系统相互融合,构成了完整的医院智能化系统。只有医院智能化建设才能实现医院数字化的最终目标。

智能化系统包括基础部分和专用部分。医院的基础设施系统被定义为包括信息设施系统、信息化应用系统、建筑设备管理系统、公共安全系统、智能化集成系统、数据中心和机房工程七部分内容。医院的专用系统则包括病床呼叫系统、排队叫号系统、手术示教系统、重症探视系统、婴儿防盗系统、特需医疗与体验中心健康体验系统、追踪管理系统以及SOS求救系统。智能医院系统组成如图2-1所示。

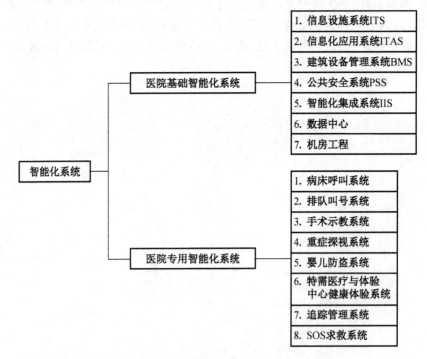

图 2-1　智能化医院系统组成

2.2 信息化医院

要提供个性化、区域化的医疗卫生服务必须通过信息化,只有通过信息化才能够建立起"健康面对面"的行动计划以及以个人健康档案为核心的数据中心;只有标准统一,众多医院、企业、厂家才能按照统一标准实现互联互通,资源才能共享。当前,我国卫生信息化现有标准总体情况存在"数量不多、应用面小、未成体系、未与国际接轨、多数仅停留在研究报告层面"等问题,亟须建立与国际接轨的,具有自主知识产权的系列数字卫生标准和代码,以解决"信息不标准,难联通;数据不统一,难共享;系统不一致,难接口;业务不规范,难衔接"等问题。

医院信息化在提高诊疗效率、降低病人看病成本方面有显著"疗效"。当前,病人扎堆到大医院看病、看病难、看病贵、看病就医手续烦琐等成为舆论的焦点。而在信息化的帮助下,很多问题都可以迎刃而解——病人可以轻松预约大医院专家号,省去排队的烦恼;不用到医院去就可以查看个人健康档案;可进行症状自查,做到有效预防疾病;医院可以通过信息系统获取病人的健康数据,还可以及时了解患者的以往监护数据、诊断结果等信息……不但可以给病人省去看病的诸多麻烦,同时也提升了医院的运营效率。

医院信息化趋势中,以电子病历为核心的临床信息系统建设成为主流。电子病历除一般文本信息外,还包含大量图形、视频、语音信息。电子病历是以病人为中心的、完整的、终身的、纵向的、多媒体的、包含所有重要临床信息的记录,并具有辅助临床决策功能。根据IHE(Integrating the Healthcare Enterprise)的模型,电子病历将成为未来医院信息系统的核心,并通过标准化接口与其他系统集成。区域化建设成为方向,随着市场化的进程,医院之间联盟、兼并、资源整合要求信息系统建设区域化。随着新医改的颁布与实施,作为医疗服务提供机构的医院,要求提高医疗质量和提供更合适的治疗方案,希望获得更多的病人健康信息,也希望减少信息重复录入的工作量,可从电子病历中自动获取并提交疾病控制、妇幼保健、精神卫生等公共卫生业务单位或部门需要的数据和信息。为了实现数据标准化和整合,形成各个应用系统的互相协同,为医务人员提供更为便捷、高效、有价值的信息化辅助手段,提高诊断水平,减少病人看病贵、难、烦,各级医疗服务机构管理者,均考虑以"一体化建设思路"为指导,开展医院信息化建设,提高信息建设的性价比。智慧医院是最高目标,在数字化医院建设基础上,进一步帮助医院实现移动医疗、协同医疗、知识库、专家系统、临床路径、BI智能等应用,形成更高级的智慧医院系统,是未来的医院信息化建设目标。

可以预见,未来国内医疗信息化乃大势所趋。中国"千人计划"学者、医疗信息专家一致表示,发展智能医疗是全球大趋势,对我国深化医药卫生体制改革、解决看病难及看病贵问题有着很现实的意义。

前景可观,但问题犹存。目前国内许多医院信息化建设都是各自为政,开发的系统数据结构和格式不统一,无法互联互通,这就造成了资源和资金的浪费。另外,国内的医疗信息化建设还存在个人隐私、信息安全等问题。临床信息系统建设相对滞后,大多数医院临床信息系统仅侧重医生工作站、护士工作站等,以面向临床应用为目标,比较侧重于医护人员日常的医疗文书处理等工作。而与医院临床业务密切相关的,更为专业化、智能化的信息系统,比如护理信息管理、多媒体智能化的电子病历、患者生命指征监护、手术室监控、临床实验室检查报告、医学影像诊断报告处理、功能检查信息管理、病理图片及报告、血库管理、营养配餐管理、临床用药咨询等系统的建设或应用的广度和深度不够。目前医院信息系统开发和生产厂商各自为政,很少考虑到用户集成的需要,有些子系统集成困难,难以形成一个完整、统一的医院信息系统。医院内部存在着各种信息孤岛。总之,目前我国的医疗信息化还处在起步阶段,未来发展还需要国家、社会各界以及运营商的共同努力。

医院信息系统(HIS)包括管理信息系统(MIS)和临床信息系统(CIS)两部分内容,如图2-2、图2-3所示。目前,医院信息化系统所包含的内容正日益得到拓展。医院所建设的信息化系统拓展的功能非常多,可以细分为几十个系统。

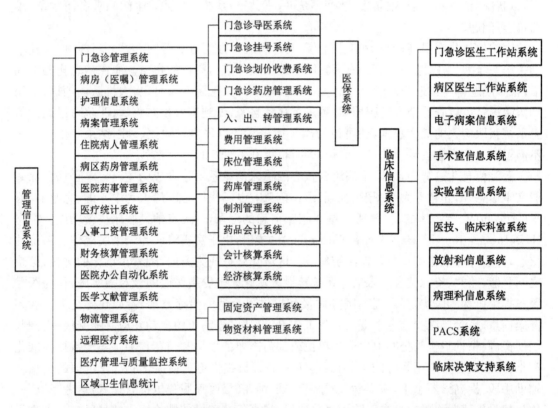

图 2-2　医院管理信息系统(MIS)　　　　　　图 2-3　医院临床信息系统(CIS)

我国 HIS 系统的开发应用经历了单用户应用、多部门局域网应用、网络一体化的全医院应用三个阶段。目前多数医院 HIS 系统是以收费为中心的行政管理系统 HMIS,这称作一期工程或初级版本。在一期实施的基础上,实施临床信息系统 CIS,称作二期工程或高级版本。在推广 HIS 系统过程中,通常把管理信息系统 HMIS 先期实施,提高管理工作效率,我国 90% 以上的大型医院科室都已采用 HMIS 系统。今后的发展趋势是:建立具有智能化的临床信息系统 CIS,图像存档和通信系统 PACS,最终实现电子病历 CPR 系统。

美国专家把医院信息系统建设分为五个阶段:数据的收集、电子病历、医疗参谋、医疗协调以及完全智能化。简而言之,就是医疗行为中有众多的参与者——包括病人、护士、医师、医院行政管理人员等。在整个医疗过程的各个环节中,既产生数据、又同时分享系统中其他信息资源,大家分工虽有不同,但通过分工协作,可以最大限度地保持对病人医疗救治工作的有序、优质、高效。

在当前"智慧城市"规划之年，我国很多城市都提出了当地"智慧医疗"建设方案，其实质就是不同程度地实现这五个阶段。信息化技术从处理流程来分，主要包括信息采集技术、信息预处理技术、信息存储与传输技术、信息挖掘与决策技术。而医院信息系统建设本身也是一个信息系统，本质上也就具有对数据和信息的采集、处理、存储、传输、分析与决策的功能。图 2-4 给出了信息处理技术在"智慧医院"中的应用。因此，可以认为信息化医院实际上就是现今智慧化医院的雏形，也可以认为智慧医院是信息化医院的延续和发展。

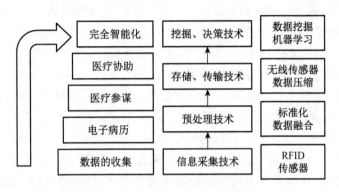

图 2-4 信息处理技术在智慧医院中的应用

信息处理技术功能如下：

1) 信息采集技术

信息采集是指获取原始数据的过程。原始数据是所有信息化系统的源头或基础。随着信息采集技术的发展，系统信息采集的方法与手段不断多样化与先进化。除了传统的各种形式的磁卡、IC 卡、条形码、键盘录入等方式，信息采集还可以通过电子标签、传感器和各种大型自动化仪器设备输出端（如图像）来完成。RFID 电子标签是一种把天线和 IC 封装到塑料基片上的新型无源电子卡片，具有数据存储量大、无线无源、小巧轻便、使用寿命长、防水、防磁和安全防伪等特点。

通过 RFID 电子标签，可以给医院所有的医疗资源，从医院的所有工作人员、医疗设备、药品乃至病人或健康人，提供身份标识，同时可以从流程上进行定位、跟踪，从而提高管理效率并减少人为操作失误。如 iCabiNET 方案采用智能 RFID 包装技术来记录药丸的使用情况。随着电子技术的不断进步，传感器作为机器感知物质世界的"感觉器官"可以感知热、力、光、电、声、位移等信号，为医院信息系统提供原始的信息。传感器节点形式多种多样，有腕带式、臂袋式、胸带式、夹克式等。

2) 信息预处理技术

通过各种方式采集到的信息一般需要通过处理或者进一步加工，从而使得信息更加有意义，继而进行存储、传输或者进一步分析。信息预处理技术主要分为信息标准化与信息融合技术。信息标准化是实现跨区域医疗参谋与医疗协调的关键。近年来，卫生部加大了医疗信息标准化工作的投入力度，如 2008 年 3 月份启动的《卫生监督信息基础数据集标准》和《具名健康档案基本数据集标准》的研究；2009 年启动的《医学数字成像和通信（DICOM）标准 V3.0》等 7 项标准研制工作；2011 年启动《基于电子病历的医院信息平台技术规范》等

108 项标准研制工作。如今,医学影像通信标准 DICOM3、医疗信息交换标准 HL7、集成规范 IHE 以及电子病历、电子健康档案评价标准等,都已经引起业界研究和遵循。除了标准化工作,数据融合技术可以将多种数据或信息进行处理,从而获取高效且符合用户需求的数据。很多医疗应用只关心检测结果,并不需要收集大量原始数据,数据融合可以有效地处理该类问题。

3) 信息存储、传输技术

越来越多样化与先进的信息采集技术,使得获取的数据也变得多样化、复杂化、海量化。医疗信息存储、传输技术主要包括无线技术(与前述传感器结合起来的无线传感网技术)、数据压缩技术等。无线传感网由大量传感器节点通过无线通信方式,具有数据实时采集、信息共享与存储传输的功能。无线传感网因其便携性、不可见性、易部署性、自组织性和扩展性等优点,在智慧医疗中有着广泛的应用形式。另一方面,在远程医疗服务中,需要传送大量的图片以及视频音频信息。这些数据具有数量多、容量大等特点。目前,在医疗图片压缩方面,医疗系统一般采用 JPEG 2000 的压缩方式,与 JPEG 相比不仅支持感兴趣区压缩,并且具有更高的压缩比。在医学影像方面,一般采用 PACS(Picture Archiving and Communication System,影像存档及传输系统)来处理。PACS 具有容量大、信息保存时间长、安全性高等特点。PACS 的建立对医学影像的管理和疾病诊断具有重要意义,不仅可以节省医疗成本,还有利于实现无胶片化的电子化医学影像管理,实现医学数据共享,提高医院的工作效率和诊断水平。

4) 信息挖掘、决策技术

医院信息系统在运行中产生了大量数据,可以开发数据中所隐含的知识和规律,更好地为患者提供诊疗服务,为管理提供科学决策。而数据挖掘就是从大量的数据中筛选出隐含的、可信的、新颖的、有效的信息的过程,对医院的日常工作可以提供更完善的信息支持和决策辅助。其可以将数据挖掘的因子分析法应用到某一系统疾病患者医疗费用分析中,也可以将关联规则应用到医疗投诉资料分析中。另一方面,医疗决策系统可以与机器学习中的精神网络、遗传算法、支持向量机分类器等新方法相结合。如设计一种基于 BP 神经网络的医疗诊断专家系统,利用专家先验知识和精神网络的数值推理、自学习能力,对疾病进行分析处理,从而使得诊断自动、可靠、准确。伴随着人工智能和各种新技术的发展,未来医疗决策支持系统除了支持机器学习中的新技术外,还将与数据库、多媒体技术与网络技术相结合。

2.3 数字化医院

医院信息化的建设,促进了数字化医院的出现。数字化医院是由数字化医疗设备、计算机网络平台、医院业务软件组成的三位一体的系统。由于信息技术的快速发展,医院数字化建设不存在终极目标,各家医院应根据自身的特色、需求,分层次、分阶段进行建设。

2.3.1 数字化医院的概念

数字化医院(e-Hospital)的建设是现代化医院发展的必然趋势,也是当前社会关注的热点,是医院信息化的深化。电子病历记录包括数字化的看病预约、数字化的医疗影像和处方、电子病历,病人通过网上自己的"健康空间"就能查阅这一切。数字化医院建设已成为当今世界最大的民用信息技术项目。

数字化医院简单讲就是利用先进的计算机及网络技术,将病人的诊疗信息、卫生经济信息与医院管理信息等进行最有效的收集、储存、传输与整合,并纳入整个社会医疗保健数据库的医院,使医院的服务对象由"有病求医"的患者扩展到整个社会。患者在世界上任何一个地方,只要通过网络接入,就可轻松查询个人健康档案、向医生进行健康咨询等;需要到医院就医时,可以在家中挂号或预约医生。

狭义数字化医院指利用计算机和数字通信网络等信息技术,实现语音、图像、文字、数据、图表等信息的数字化采集、存储、阅读、复制、处理、检索和传输。即数字化和医疗设备、医院信息系统(HIS)、医学影像和通信系统(PACS)和办公自动化系统(OA)。

广义数字化医院是基于计算机网络技术发展,应用计算机、通讯、多媒体、网络等其他信息技术,突破传统医学模式的时空限制,实现疾病的预防、保健、诊疗、护理等业务管理和行政管理自动化、数字化运作。实现全面的数字化,即联机业务处理系统(OLTP)、医院信息系统(HIS)、临床信息系统(CIS)、联机分析处理系统(OLAP)、互联网系统(Intranet/Internet)、远程医学系统(Tele Medicine)、智能楼宇管理系统。其特征为:全网络(多系统全面高性能网络化)、全方位(医教研诸方面)、全关联(医院、社会、银行、社区、家庭全面关联)。

"数字化医院等于'医院智能化+医院信息化'",这个观点比较明确、简要地描述出了数字化医院的内涵。智能化实际上是数字化医院的基础,信息化是数字化医院的核心。数字化医院组成如图2-5所示。

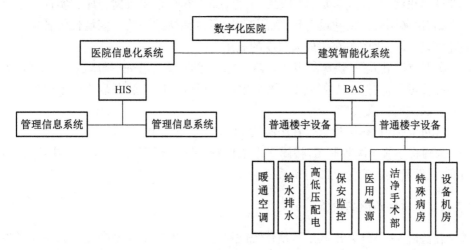

图 2-5　数字化医院组成

数字化医院的特征:"三无"(无纸化、无胶片化、无线化)和"四化"(建筑智能化、医疗数字化、管理信息化、资源社会化)。我们认为所谓数字化就是智能化加信息化。

当前,全国医院建设轰轰烈烈,不仅三甲医院的建设广泛铺开,很多地市级医院的建设也颇具规模,对医院的定位就显得非常重要。因为只有以医院的定位为出发点,才能确定应该设置一些什么样的系统。总体说来,医院建设应该遵循下述原则:以人为本,按需设

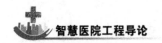

置,量身定做,适度超前。

数字化医院并不像有些人讲的离我们还很遥远,数字化医院是可以实现的。在美国、欧洲或亚洲的一些国家,数字化医院已经进入了实质性的阶段。国内的数字化医院也正在开展,如"军字一号"工程的推广应用。

数字化医院是我国现代医疗发展的新趋势。数字化医院系统是医院业务软件、数字化医疗设备、计算机网络平台所组成的三位一体的综合信息系统。数字化医院工程有助于医院实现资源整合、流程优化,降低运行成本,提高服务质量、工作效率和管理水平。

目前,数字卫生标准的研究框架已经搭建完毕,并研究出了包括疾病预防控制信息化标准、血液管理信息化标准、城乡社区卫生服务信息化标准、新农合医疗信息化标准、全民健康服务流程标准、数据采集与交换标准、基本业务代码标准、管理类规范、业务功能类规范、医疗业务流程类规范、卫生监督信息系统标准等 11 大类 56 个数字卫生新标准和规范。

2.3.2 数字化医院的特点

数字化医院具有以下五个特点:

(1)全社会信息网络化。医院与上级主管部门互联,医院与医院互联,医院与社区互联,医院与病人家庭互联,医院与医院工作人员互联,医生与病人互联,医院与银行、医保部门互联。医院内的医疗、教学、科研、管理实现网络化。

(2)数字化将推动医院集团化、区域化,并改变医院原有的工作模式。建立区域性的影像中心(病理、CT、MRI 等)实现医学图像网络传输。建立区域性的中心实验室实现检查结果网上传输,节约资源。信息中心社会化,医院不再单独建立网络、服务器中心,而是租用电信运营商网络线路,建立区域性的数据中心、服务器中心和数据仓库。实现医学文献资料的共享,解决各医院网络建设重复、利用率低、资源浪费的缺陷。区域性的各类医学服务中心的建立,将使卫生资源获得最大限度的利用。

(3)病人获得最方便、快捷的服务,实现网上预约就诊、网络安排床位、预知医师及医疗过程。医疗保健和监护实现网络化。数字化将实现区域医疗服务病人—家庭医生—社区服务中心—医院间信息共享。

(4)Internet 和远程医疗结合在医院、医生的日常事务中。

(5)医师将不属于医院职工,将属于个人医疗保险管理部门、人才交流中心,医师通过网络与病人、医院及医疗保险部门联系。

2.3.3 数字化医院建设的价值

数字化医院"一枝红杏出墙来",使传统的医疗方式发生了深刻变化。如医院所有的临床作业全部实现了无纸化运行,病人的门诊和住院病历、检查结果等各类信息都完整地保存在医院数据库中;医生们扔掉了纸和笔,不管是开具处方,还是各类检查检验、图像采集、传输,一切都在电脑前进行,在网络中传递;护士们每天测量完病人的体温、脉搏、血压等,都录入电脑,在电脑上自动形成曲线,并按时段图形显示,病人的生命体征一目了然。

智能化是数字化医院的基础,医疗数字化才是数字化医院的核心。医疗过程是依据知识和信息进行推理决策的智能过程,个体性强,差异大。将新的管理模式融入临床信息系统,采用循证医学思想,建立各种知识库、专科指导系统,来规范医疗过程,减少同一病种不同病人、不同医生的诊断差异,达到建立合理医疗方案,降低医疗成本,实现管理规范化的目的。

数字化医院建设将打破医院围墙,使现有医院从单一医疗型向保健医疗型发展,从点向面辐射,向社会延伸,使医院与医院互联,医院与社区互联,医院与病人家庭互联,医生与病人互联,医院与医保、银行互联。数字化医院建设必将推动远程医疗、医院集团化、区域化,区域型影像中心、检验中心、实验中心的建立。采用医学图像网络传输,实现医学资源的社会化,还是解决"看病难""看病贵"这一社会性问题的根本措施。

只有医院数字化才能实现病历"无纸化"、影像检查"无胶片化"、医疗方案"规范化"、网络通信"无线化",进而实现"远程医疗""远程教学""社区医疗网络化",实现全社会医疗资源共享。

随着越来越多数字化医院的开通,医疗环境将变得更加惬意。在未来几年内,到所有大医院看病也许就不用带病历,医生开药也不用写处方了。初次门诊时可获得一张含有用户名和密码的智能卡,在数据库中建立起一份个人综合健康档案。再次求医只需持这张卡,通过电脑查询到自己需要的医生,根据电脑的指示到相应诊室看病;在医院做完检查后不需在医院等待结果,通过网络就能得到诊治医生发送的检查结果,以及依据病情及个人经济状况拟定的治疗方案。住院患者对治疗方案、用药情况及药费、手术费、护理费等随时可查。过去那种"求医跑断腿""看病难、看病贵"的烦恼再也不会有了。

我国从20世纪90年代末开始进行建设数字化医院的探索,未来几年我国将有70%～80%的医院实现信息化管理,联结成一个庞大的医疗信息网络,为医生、护士、患者提供一个更为快捷有效的信息纽带和相互交流的广阔空间。

跨入21世纪,人类社会正在由工业化向信息化过渡,信息化的应用推动了经济的发展和人民生活水平的提高,同时也使人们的生产方式和生活方式发生了深刻的变化。医院的数字化建设正顺应了时代的潮流,促使医疗活动和服务活动从形式到内容上发生结构性的变化,竞争态势、市场结构、医疗行业结构、医院结构、业务流程和管理模式等也随之发生革命性的改变。

由于信息技术的发展无止境,医院的信息化建设也不存在终极目标。医院的信息化建设是过程,数字化医院是医院信息化建设的目标和结果。医院数字化实施是全方位的,每个医院应根据自身需要抓重点、分层次、分阶段地推进医院数字化,提高信息技术的利用率。

目前,许多医院将自身的信息化建设作为医院工作的中心任务之一。认知数字经济,把握数字机遇,跨越数字鸿沟,创建数字财富,数字化建设将伴随着医院现代化建设与时俱进。

2.3.4 数字化医院的延伸

数字化医院的建设是触动管理理念,变革医院流程、机构等生产关系的一场革命,它的实现将是医院发展的重大突破。数字化医院是医院现代化的必由之路,医院只有充分利用数字信息技术,才能解放劳动力,使其在激烈的市场竞争中取得成功。医院通过数字化将加快医疗、管理、服务、体制等各方面的创新。医院的数字化建设应紧紧围绕医疗服务体制改革、医院改革和医疗保险制度改革三大主题,以适应人民日益增长的医疗服务需求,全面提高医院管理水平和整体竞争能力。

全面建设数字化医院对于我国的大部分医院来讲仍存在不少困难,但数字化医院是医院现代化建设的必然发展趋势。计算机与网络技术的发展为数字化医院的建设提供了可靠的技术基础。数字化医院的实现将打破医院的围墙,使医院从医疗型向保健医疗型扩展,从点向面辐射,向社区延伸,从而为中国老百姓提供更加全面基础的医疗保健服务。数字化医院成为体现一个国家发达程度的标志之一。

因而,数字化医院涉及建筑技术、计算机技术、医疗技术、控制技术等多学科交叉科学,系统庞杂,功能复杂,工程实施难度大。数字化医院一般包括医院管理信息系统(MIS)、临床医学信息系统(CIS)、建筑智能化系统(BIS)三大系统。

数字化医院建筑智能化系统(BIS)的建设必须充分体现数字医院"以病人为中心"和"和谐人文环境"的服务理念,为患者和家属营造一个舒适、方便、安全的就医环境;为医生和护士营造一个便捷、高效、安全的工作环境;为经营、管理层营造一个高效、低耗、智能的经营环境。

2.4 绿色医院

什么是绿色医院?其内涵、外延或者说其包括的范围和内容是什么?目前国际上不同的国家有不同的评价体系。我国目前尚无统一的标准。但是,近年来,许多医疗机构和医院,结合自己的实际,不断研究并出台了相关的标准与要求,开展了创建绿色医院活动。如太原市的《创建绿色医院实施方案》,大连市的《绿色医院评估标准》,宁波市的《环保模范(绿色)医院标准》,西安市的《绿色医院评审细则》,深圳市的《绿色医院考评标准》等,虽然提法不同,但都从不同的侧重点揭示了绿色医院应包括的一些重要内容。当然也都需要进一步系统完善。

所谓绿色医院是节能、环保、生态的绿色建筑和医院智能化的组合要求,是对"绿色医院"的一个很好的诠释。在智能化系统整体设计中除完善基础系统设计外,应充分体现这两个特点。

所谓"绿色医院",就是在医院的全寿命周期内(规划、设计、建造、运行、维护和拆解等)对周围环境的有害影响较小,对资源的需求相对较少,但是在节省资源(比如节地、节水、节能、节材等)的情况下并不减少医院内部使用人员(包括病人、医务人员以及访客)的良好体验,能够达到这样的目标的医院可以称之为绿色医院。

根据绿色医院在不同评价项目上的得分,比如节地、节水、节能、节材、室内环境品质、运行维护、拆解循环等,可以将绿色医院按照不同的等级进行划分,最高级为五星级、最低级为三星级。

绿色医院的概念在最近几年才在我国流行开来。国内学者在 1997 年就医院的发展方向提出了"绿色医院"的说法,但那主要是就医院建成之后与人的关系上进行的讨论,没有涉及医院建筑在其整个寿命周期(规划、设计、建造、运行、维护和拆解)内对环境的影响。随着人们对绿色建筑认识水平的不断加深,对绿色医院也就有了更加立体更加深刻的认识。

从 20 世纪后半叶起,绿色思潮逐渐成为国际社会思潮的主流。先后召开的人类环境会议、联合国环境与发展大会,唤起了各国政府对环境问题的关注,使"绿色"理念、可持续发展思想,由理论变成了各国的行动纲领和计划。各国政府竞相提出一系列以"绿色"概念为前提的相关政策。2003 年 12 月,美国医疗行业提出了世界上第一个针对医疗建筑的可量化的绿色设计与评价标准。2009 年金融风暴肆虐全球,在哥本哈根召开联合国气候变化大会后,整个国际社会对低碳发展的理念已普遍接受。WHO 已将绿色医疗的推广,作为 2010 年以及今后几年的重点工作之一,并在我国内地重点扶持相关项目。2010 年 8 月,中国医院协会医院建筑分会与 WHO 在南昌召开会议,确定共同推动我国绿色安全医院建设。总之,从国际大背景来看,推动"绿色医院"建设,是顺应世界发展潮流的必然趋势。

我国同全球一样,正面临着资源能源相对不足、生态环境恶化的严峻挑战。特别是经济增长方式粗放、生态结构不合理等因素的制约,经济社会发展面临的资源环境压力日益增大。由此,我国对于绿色发展的重视程度不断提高。党的十七大报告强调,"要建设生态文明,基本形成节约能源资源和保护生态环境的产业结构、增长方式、消费模式",同时还强调,"要使生态文明观念在全社会牢固树立"。与此同时,中央经济工作会议要求把节能减排作为具有法律效力的约束性指标。由此,从 2008 年开始国家先后颁布《中华人民共和国节约能源法》《公共机构节能条例》《民用建筑节能条例》等相关法律法规,对现有行业的节能减排颁布了相关的政策和措施,同时制定了《节能环保产业规划》。这些法律法规政策措施引导人们遵循科学发展观,更新发展理念,转变发展模式,朝着有利于节约资源、保护环境,低消耗、少排放、能循环、可持续的方向发展。

2.4.1 绿色建筑是绿色医院的基础

只有建筑是"绿色"的,才能建设好"绿色医院"。"绿色医院"建筑应是在建筑全寿命周期内,为医护人员与医疗人群提供健康、舒适、安全的医疗、居住、生活的良好空间与条件。应具备节能、环保和生态的要求。绿色医院建筑应突出四个特点:

(1) 要科学规划、精心设计。绿色医院的规划设计必须科学确立医疗功能指标,以充分满足医疗需求为最高原则;要科学确定总体布局、平面功能布局、医疗流程、保障流程、各部位的构成与面积及各建筑物之间的关系等要素,确保投入使用后顺畅快捷高效运行;要充分体现以人为本,以病人为中心,合理功能分区,解决好医疗与生活分区,洁污分区,体现人文关怀;要实现交通分流,病人及家属与医务人员通行分流,外来车、内部车、救护车、物流供给车、污物运送车、尸体运输车等交通分流,确保良好秩序;要把规划作为法规,确保所有建筑物的建设均依据总体规划进行。

(2) 要全过程把握建筑安全。绿色医院建筑,从选址就要考虑医疗建筑场地无地质灾害、洪涝灾害等各种灾害的威胁;建筑场地范围内,无电磁辐射危害及有毒物质等危险源;建筑构造设计必须能抵御、承受强风、暴雨、洪水、地震等自然灾害。建筑过程严格执行设计标准,按规范施工,避免为省钱降低标准或偷工减料,杜绝豆腐渣工程。从建筑安全上,成为百姓放心医院。

(3) 要全方位节地、节水、节能、节材。节地主要解决规划从实际需要出发,避免盲目追求越大越好。要在满足需要的前提下,通过适度规模、合理布局,节省土地资源。

（4）要注重建筑的环保生态。绿色建筑的环保就是要通过选用环保设备、环保材料、环保涂料和环保技术，达到良好的环保效果。绿色建筑的生态效果，就是要尽可能利用自然环境与相关因子（如阳光、空气、降雨量等），以部分满足需求，降低能耗，避免各种不利于人类身心健康的环境因素，并尽可能不破坏当地环境因子循环，确保当地生态体系健全运作。

环境是人类赖以生存的基础，医院作为病人医疗康复的场所，对环境有更高的要求。而绿色医院的环境应具备更高的标准，成为有助于患者身心健康的生态环境，能为病人提供一个舒适、温馨、优美的就医、诊疗条件。主要包括：室内外环境的空气质量，医疗垃圾、污水污物、放射源、放射性废物等的处理符合环保、预防感染的要求，以及绿化美化等综合环境治理。在环保生态方面具体有以下要求：

（1）有健康的室内环境。室内环境的重点是空气质量与控制感染。要能够通过自然通风、净化、新风空调系统等各种措施，使室内各部位分别达到相应的空气质量要求。如室内沉降菌浓度，洁净房的含尘浓度，呼吸道传染病区内气流组织与负压隔离病房的排风处理，室内游离甲醛、苯、氨等污染物浓度，室内环境参数，相对温度、湿度，新风量等，均符合国家相关标准。

（2）以搞好感染控制为重点的外部环境。医院是患者恢复健康的地方，同时也是产生各种污染源的场所。绿色医院的外部环境，必须把控制各种污染，防止院内的相互感染和对周边环境的污染作为重点。如专业的放射性物质处理，有放射性污染源废弃物处置，实验室所产生的各种物理化学和生物污染排放的处理，施工过程中的粉尘、水、噪声、光污染的处置，生活废弃物排放的处置，医疗和生活废水的排放处置，各类废弃物的排放与处置，固体废物的清理与处置，医疗危险品的管理等，均应符合国家环保标准，达到行业相关要求。如不能做到，则应对创建绿色医院一票否决。

现在一般从建筑全寿命周期出发，考虑建筑对环境的影响。一个设计合理的绿色医院，可以从以下三个层次进行分析：

（1）保护医院接触人员的健康。医院的室内空气对医院的患者、医务人员、访客都有着重要的影响。良好的医院环境可以帮助患者更快地恢复，减少住院时间，减轻患者负担，也可以提高医院病床的使用次数，增加医院接待能力。另外良好的医院环境还可以提高医务人员的工作效率。

（2）保护周围社区的健康。相比普通的居住建筑，医院建筑对环境的影响更大，主要体现在医院的单位能耗水平更高。此外，在医疗过程中产生的医疗废弃物大多是有毒的化学制品，这些化合物对周围社区的健康有着巨大的影响。

（3）保护全球环境和自然资源。在全球化的今天，建在上海一个弄堂里的房子所用的材料可能有来自意大利的石材，也可能有来自英国的涂料。建筑似乎也越来越全球化，失去了往日的那种地方特色和民族色彩。这对经济的全球化来说是一个不错的消息，意味着中国的大量廉价的材料可以走进发达国家的市场，只是中国不得不承受着环境破坏的巨大疼痛。所以环保主义者站在全球环保事业的角度，更愿意建筑的业主就近采用合适的建材。

"绿色"这一流行词一般人的理解是和节能、环保联系在一起的，我们认为"绿色医院的内涵是节能、环保、生态的绿色建筑和医院数字化的综合要求"。"绿色医院"首先是医院，作为智能建筑的一个类别,它必须满足其基本的功能。绿色建筑组成原理三角形如图2-6所示。

2.4.2 确保医疗质量是绿色医院的核心

及时为患者把病看好,这是办医院的宗旨,也是医院存在的意义。所以,医疗质量是病人的生命保障,也是医院的生命线。因此,绿色医疗应把医疗质量作为首要条件,不断提高和加强医务人员的医疗技术水平、为患者服务的责任心、细致的医疗作风,严格遵守医疗规范,使用安全可靠的医疗器材以及其他各项保障。

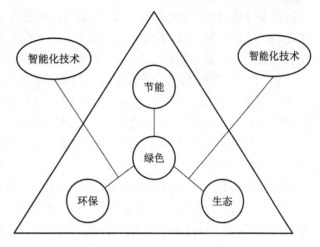

图 2-6　绿色建筑组成原理三角形

2.4.3 确保医疗安全是绿色医院的底线

患者到医院最好的结果是把病治好,如果不仅没有治好,反而使患者病情加重甚至导致死亡,岂不是与办医院的宗旨背道而驰吗?所以,建设绿色医院应把不发生医疗责任等级事故作为底线,并把不发生因医疗差错或因服务态度差等非正常行为引起的医疗纠纷,作为绿色医疗的基本要求。

2.4.4 确保良好运行是绿色医院的关键

一所医院的良好运行,是可持续发展的根本保证,在具备了各种条件的基础上,运行管理是关键。绿色运行管理的本质应是:低成本高效益,低投入高产出,低排放高效能,充分保障以医疗为中心的各项工作与生活的需求与可持续发展。

绿色医院管理方面应注意以下两点:

(1)加强成本核算,促进高效低耗运行。应通过建立成本核算管理系统,有效利用资源,不断降低运行成本,更好地为病人提供优质高效、费用合理的医疗服务,提高医院综合实力,增强可持续发展能力。搞好成本核算要建立健全完善的核算系统,达到全过程、全要素,适时、可视、可控,准确地反映医院物流、财流、信息流的运行状况。其全过程就是要使成本核算流程包含医院运行中所有的收入、成本数据发生的起始点、中间阶段及终止点的整个生命周期。全要素就是要达到成本核算的对象应包括医院运行中所有的收入、成本构成单元,范围涵盖面最大化。实时就是应做到数据统计、传输、展现的及时性。可视就是成本核算的过程、结果都可以在系统终端按权限进行查询浏览,实行信息导航。可控即应通过成本核算系统,达到对医院经济运行的流程、走向进行调控,小到对每一个核算单元及收入、成本数据发生点根据需要进行调整。准确即指所产生的数据由人为统计报送改为系统自动采集,尽量减少人力因素的干扰,确保数据的真实准确。

(2)加强科学合理的成本分析。通过成本核算报表、经营分析评价指标所反映的成本信息得出的分析报告,以及提出的有效管理和控制成本的合理化建议,帮助医院管理者了解医院整体运营情况、作出相应决策,提高医院管理水平。成本分析的意义是通过分析成本揭示成本消耗现状,认识成本变动规律,寻求成本控制途径,努力降低医疗服务成本,提高医院的社会效益和经济效益,促使医院走优质、高效、低耗的可持续发展之路。

创建"绿色医院"是在"绿色奥运""绿色营区"的基础上和针对传染病医院的病人有传染性、流行性、暴发性之特点提出的,这既是医院的建设目标,也可以说是理想目标,是以"一个核心""两大基石"和"四大目标"为整体框架的"绿色医院"发展模式。

"一个核心"就是要坚持以人为本,牢固树立"以病人为中心"的观念,全心全意为病人提供全方位、全过程、高品质的医疗服务,让病人看病放心、住院舒心,医护人员工作安心、生活顺心,达到为国分忧,为民造福,为全面建设小康社会作贡献的目的。

"两大基石"就是科学技术和高新设备。要彻底解决医患关系越来越差、人文关怀越来越少的问题,正确处理人与机器的关系、人与金钱的关系;光有高新科技而缺少人文关怀,或光有人文关怀而忽视高新科技,都不能满足病人需求。

"四大目标",是为了防止病人交叉感染,防止院内环境污染,融洽医患关系,提升保障质量,突出应急战备任务,而提出的环境"零污染"、医患关系"零距离"、医疗保障"零障碍"、应急反应"零时差",作为创建"绿色医院"的四大奋斗目标。

通过创建"绿色医院"的实践,进一步强化了绿色理念,更新了设施设备,控制了环境污染,绿化美化了医院环境,改革了服务模式和强化了质量建设,有效加快了医院建设和发展的速度。因为"绿色医院"给全院人员确定了很好的奋斗目标、很好的理想追求。创建"绿色医院"是要给广大患者提供高品质的医疗服务,让老百姓愿意来医院看病、住院,让病人感到医院提供的是最好的医疗服务、最低的医疗消费和最短的住院时间。

当今社会所广泛使用的绿色概念,如绿色生产、绿色生活、绿色城市等,都应是与我国现阶段经济与科技水平相应的具有不完全确定的弹性概念。我们现阶段推动绿色医院建设,也必须与我国不同地区的经济条件与科研技术水平相适应,并且应与我国现行的医院建筑、医疗领域的各种规范以及管理系统的各种制度相一致。因此,当前进行绿色医院建设,应是在我国现阶段医院建设方方面面规范制度的基础上,把体现绿色本质方面的东西,集中起来,突出出来,予以强化、深化、细化、标准化,并以此作为尺度,抓好落实,而绝不是另搞一套脱离实际、可望而不可即、经济条件达不到、科技水平实现不了的新套路。

"绿色医院"建设是涉及规划、设计、建筑及新技术、新能源、新设备、新材料的应用,医院的管理运行及效果评价等复杂的系统工程,只有总体确定绿色计划,分步实施,有计划、有步骤地推进,才能见成效。为此,2009年11月,中国医院协会医院建筑系统研究分会制定了推动"绿色医院"建设的五年实施计划。即:

2010年为"绿色医院论证年"。主要是对"绿色医院"的概念、评价标准体系等进行论证和确立,使"绿色医院"建设有所遵循,朝着规范化方向发展。

2013年为"绿色医院验收评审年"。根据"绿色医院标准评价体系"对已经建成的"绿色医院"进行评审验收。

2014年为"绿色医院总结年"。即总结建设经验和教训,推动"绿色医院"建设全面发展。

综上所述,"绿色医院"建设是我国医院建设的必由之路,社会各相关部门、各医疗机构和与医疗建筑相关的单位部门,应积极支持、参与"绿色医院"建设,使我国的医院建设提高到一个新的历史水平。

2.5　智慧医院

人类科学技术的发展永远不会停滞不前,当今社会,正处于互联网时代,出现了智慧医院。在信息技术飞速发展的今天,人类社会各个行业都面临着新技术革命的挑战。比尔·盖茨曾经说过:"信息技术和医疗技术是不断变化的两个领域,这将使未来20年的世界与现在大有不同。"现代信息技术在改造其他传统产业的同时,也不断冲击着医院传统的管理模式和经营理念。远程医疗、电子病历、医学知识库、数字医学影像都在向我们展现着医院信息化的魅力。虽然信息化建设在医院越来越引起重视,但是由于医院工作业务的复杂性和特殊性,信息化技术在医院的应用还有很长的路要走,我们距离真正意义上的数字化医院还很远。

在医疗卫生改革形势下的智慧医疗应用既有利于推进卫生体制改革、加快和谐社会的构建,也有利于缓解医疗资源短缺和突破医疗资源共享的瓶颈,还有助于提高信息化产业的核心竞争力,更能够提高医疗卫生的公共服务和保障能力,使病人获得最佳的医疗效果、最低的医疗费用、最短的医疗时间、最少的中间环节和最满意的健康服务。

智慧医院通过强大的医疗及管理信息系统,将医疗系统中的医疗基础设施、信息基础设施和医院运营基础设施通过医院业务连接起来,成为新一代的智慧医院。医疗及管理信息系统的应用已经涉及医院的许多方面,许多系统也日趋完善,在医疗、教学、科研、管理的各个方面得到越来越广泛的应用。医院信息系统已成为现代化医院不可分割的一部分,无论是技术娴熟的医护人员,还是性能全精尖的医疗设备,都离不开日益成熟的医院信息系统。

智慧医院的业务主要指在医院范围内展开的智能化业务,既有方便患者的智能化服务,如药品智能配发、患者智能输液、智能导医等,使病人能够快速准确地就医;也有为医护人员提供的智能化服务,如电子病历系统、检验检查信息系统、移动医护、手术麻醉系统、视频监控系统等,这些系统都是为了支持医院医护人员的临床活动,收集和处理病人的临床诊疗信息,丰富和积累临床医学知识,并提供临床咨询、辅助诊疗、辅助临床决策,提高医护人员的工作效率,为病人提供更多、更快、更好的服务;还有为医院管理人员提供的服务,如财力管理系统、人事管理系统等,其目的都是支持医院的行政管理与事务处理,减轻事务管理人员的劳动强度,辅助医院管理,辅助高层领导决策,提高医院的工作效率,从而使医院能够以较少的投入获得更好的社会效益与经济效益。此外,医院之间的远程会诊也是智慧医疗业务的重要组成部分。

3 智慧医疗工程架构

智慧医疗工程架构,是本书的一大亮点。因为工程架构最早出现在土木工程结构中,对于任何种类的工程都是最重要的主线。俗话说,"纲举目张",纲是渔网上的总绳,比喻事物的主干部分;目为网眼,比喻事物的从属部分;纲举目张比喻抓住事物的关键,就可以带动其他环节,也比喻条理分明,可见纲的重要。对于我们多年来主要从事建筑智能化工程的人来说,早期根本不知道有工程架构的概念。2015 版《智能建筑设计标准》首次提出工程架构,这引出了我们新的思路——"智慧医疗工程架构"。

3.1 智能建筑工程架构

工程架构(Engineering Architecture)是以建筑物的应用需求为依据,通过对智能化系统工程的设施、业务及管理等应用功能作层次化结构规划,从而构成由若干智能化设施组合而成的架构形式。

3.1.1 智能建筑工程架构一般规定

智能建筑工程架构设计是智能化系统工程设计的基础工作环节,《智能建筑设计标准》(GB 50314—2015)对智能化系统功能架构的设计等级、架构规划、系统配置分别提出了规定,凸显智能化系统工程的整体性、系统性、结构性、基础性等技术特征。

因建筑的类别、地域、业务、运输、投资等均有差异,因此,为满足标准使用者在工程设计中适应不同建筑智能化工程设计的需要,并且在实施该标准时更具有可指导性,该标准分别按照建筑整体设计等级的划分方式,对不同功能类别建筑物,从智能化系统配置的综合技术功效,分别以不同选配组合方式列在各项建筑类别的系统配置表中。该标准为使用者提供了智能化系统工程设计等级定位的比照依据。

智能化系统工程之核心,是在建筑环境中,调配以各类业务应用和各类建筑设施运营及管理等为功能承载对象,以作共性规律运动的智能化信息流按网络化路径传递的应用过程,是体现建筑智能工程中完善内在信息关联的系统工程整体化架构搭建,该体系架构应由基础设施条件、信息采集及关联、专业业务和运营及管理模式等智能化设施构成。该标准中规定的智能化系统工程整体架构规划的若干要点,是基于建筑本体物理组态的状况和实施运营及管理模式的功能目标,以及确立以提升建筑物智能功效以信息传导为导向的系统工程重要基础内涵。智能化系统工程整体架构的规划应以此为技术主线而渐进展开。

3.1.2 建筑智能化工程构架规划

智能化系统工程的架构图应成为开展建筑智能化系统工程整体技术行为的顶层设计。智能建筑建设已经进入了信息化体系的发展时期,智能化系统工程正在形成网络化、服务化、配套化的发展形态,并逐步向泛在化、协同化的智能功效方向演进,由此,应把握信息化体系建设的基本规律,以科学的顶层设计方式,梳理建筑智能化系统工程信息化体系的理论与实践等一系列问题。

建筑智能化系统工程的顶层设计,是以建筑的应用功能为起点,"由顶向下"并基于建筑物理形态和信息交互主线融合的整体设计,不仅是工程建设的系统化技术过程的依据,从而更清晰表达了基于工程建设目标的正向逻辑程序,而且是工程建设意图和项目实施之间的"基础蓝图"。因此,《智能建筑设计标准》中对智能化系统工程架构规划,系统地提出了属智能化系统工程建设顶层设计范畴的系统工程架构原则、系统工程设施架构形式、系统工程优化配置组合等具体要求,对实施该标准具有指导意义。

智能化系统工程设施架构图如图 3-1 所示。

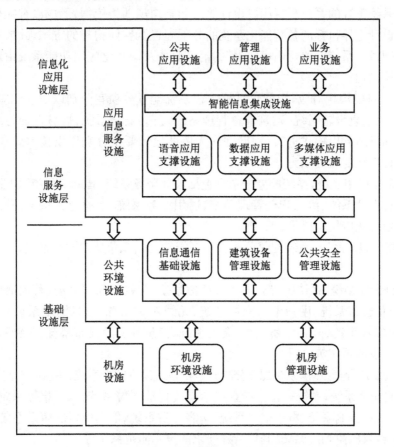

图 3-1 智能化系统工程设施架构图

以建筑(单体或综合体)整体为对象,对智能化信息传递系统的全过程完整分析,适用于对智能化系统工程信息链路和过程的描述,从而引出建筑具有整体性和物类化的智能概念,是对建筑进行信息化管理和对各类基础信息使用能力和利用状况的综合性体现,该过程涵盖了智能化信息的采集和汇聚、分析和处理、交换和共享。智能化系统工程应基于应用目标的智能信息传递神经网络,并作为信息设施重要配置之一的信息通信网络系统,因此,应适应信息资源网络化集成之云计算方式需求趋向,有效地实现智能建筑的信息协同工作和信息资源共享,提升为建筑综合信息集成提供完善的数据信息资源共享的环境,从而实现建筑智能化信息一体化集成功能和提高建筑全局事件的监控和处理能力,以达到具有科学、综合、全面的智能化应用功效。

智能化系统工程的架构规划分项应按设施架构整体层次化的结构形式,分别以基础设施、信息服务设施及信息化应用设施为设施分项展开。与基础设施层相对应,基础设施为公共环境设施和机房设施;与信息服务层相对应,信息服务设施为应用信息服务设施的信息应用支撑设施部分;与信息化应用设施层相对应,信息化应用设施为应用信息服务设施的应用设施部分。

3.1.3 智能建筑工程构架配置

智能化系统工程的系统配置应以设计等级和架构规划为依据,形成以智能化系统工程应用为工程设计主导目标的各智能化系统的分项配置及整体构建的方式,并展现智能化系统工程从基础条件系统开始,"由底向上"的信息服务及信息化应用功能系统由前至后的逐渐完全的建设过程。

与信息设施架构相对应,智能化系统工程系统配置分项宜分别以信息化应用系统、智能化集成系统、信息设施系统、建筑设备管理系统、公共安全系统、机房工程为系统技术专业划分方式和设施建设模式进行展开,并作为后续设计要素分别作出技术要求的规定,智能化系统工程系统配置分项为:

(1)信息化应用系统,系统配置分项宜包括公共服务系统、智能卡系统、物业管理系统、信息设施运行管理系统、信息安全管理系统、通用业务系统、专业业务系统、满足相关应用功能的其他信息化应用系统等;

(2)智能化集成系统,系统配置分项宜包括智能化信息集成(平台)系统、集成信息应用系统;

(3)信息设施系统,系统配置分项宜包括信息接入系统、布线系统、移动通信室内信号覆盖系统、卫星通信系统、用户电话交换系统、无线对讲系统、信息网络系统、有线电视系统、卫星电视接收系统、公共广播系统、会议系统、信息导引及发布系统、时钟系统、满足需要的其他信息设施系统等;

(4)建筑设备管理系统,系统配置分项宜包括建筑设备监控系统、建筑能效监管系统等;

(5)公共安全系统,系统配置分项宜包括火灾自动报警系统、入侵报警系统、视频安防监控系统、出入口控制系统、电子巡查系统、访客对讲系统、停车库(场)管理系统、安全防范综合管理(平台)、应急响应系统、其他特殊要求的技术防范系统等;

(6)机房工程,智能化系统机房工程配置分项宜包括信息接入机房、有线电视前端机房、信息设施系统总配线机房、智能化总控室、信息网络机房、用户电话交换机房、消防控制室、安防监控中心、应急响应中心和智能化设备间(弱电间)、其他所需的智能化设备机房等。

与信息设施架构相对应,智能化系统工程的系统配置分项展开详见表3-1。

表 3-1　智能化系统工程配置分项展开表

信息化应用设施	应用信息服务设施	公共应用设施	信息化应用系统	公共服务系统
				智能卡应用系统
		管理应用设施		物业管理系统
				信息设施运行管理系统
				信息安全管理系统
		业务应用设施		通用业务系统
				专业业务系统
		智能信息集成设施	智能化集成系统	智能化信息集成（平台）系统
				集成信息应用系统
信息服务设施		语音应用支撑设施	信息设施系统	用户电话交换系统
				无线对讲系统
		数据应用支撑设施		信息网络系统
				有线电视系统
		多媒体应用支撑设施		卫星电视接收系统
				公共广播系统
				会议系统
				信息导引及发布系统
				时钟系统
		信息通信基础设施		信息接入系统
				布线系统
				移动通信室内信号覆盖系统
				卫星通信系统
基础设施	公共环境设施	建设设备管理系统	建筑设备管理系统	建筑设备监控系统
				建筑能效监管系统
		公共安全管理设施	公共安全系统	火灾自动报警系统
				安全技术防范系统：入侵报警系统 / 视频安防监控系统 / 出入口控制系统 / 电子巡查系统 / 访客对讲系统 / 停车库（场）管理系统
				安全防范综合管理（平台）系统
				应急响应系统

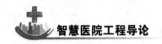

基础设施	机房设施	机房环境设施	机房工程	信息接入机房
				有线电视前端机房
				信息设施系统总配线机房
				智能化总控室
				信息网络机房
				用户电话交换机房
				消防监控室
				安防监控中心
				智能化设备间(弱电间)
				应急响应中心
		机房管理设施		机房安全系统
				机房综合管理系统

　　智能化系统工程的设计标准,按建筑类别和以智能化系统配置的综合技术功效对各类建筑系统配置的选项予以区分的规定,因此,在《智能建筑设计标准》第5章至第18章中,按建筑功能类别列出了智能化系统配置表,为智能化系统工程设计提供了系统配置的比照依据,其中业务应用各分项系统在现行各类专项建筑电气设计规范或相关行业及业务管理中已有规定,均作为该标准执行的依据。

3.2　智慧医疗工程架构体系

　　首先,要注意区分医院和医疗的关系。医院是指单科或全科看病、治病的单位,而医疗则泛指所有的各种医养机构的综合,包括社区卫生院、养老院、养生/健身房、医治机构等。因此可以将医疗信息、医疗器械/药品及病人/医护等领域综合在一起,利用云计算、云服务、大数据、物联网等最新技术进行管控,就可以理解为智慧医疗。智慧医疗工程定义为,充分借助医疗物联网、大数据分析、医疗云计算及云服务等最新技术重构,以数据采集为基础、以医学知识发现为核心、以社会化的医疗服务为重点的智慧医疗工程架构系统,如图3-2所示。这是智慧医疗工程的理论体系,其定义引导了智慧医疗工程的整个架构体系,也是本书的扛鼎体系。

3.2.1　底层:医疗物联网

　　医疗物联网是指专用于医疗领域的物联网,支撑智慧医疗工程的基础和关键就是底层医疗物联网。底层医疗物联网应用于数据采集层,其中又分为技术内容和应用内容两部分。技术内容包括传感网、M2M 和 RFID/ZigBee。而应用内容又分为医疗信息、医疗器械/药品及病人/医护人员信息。

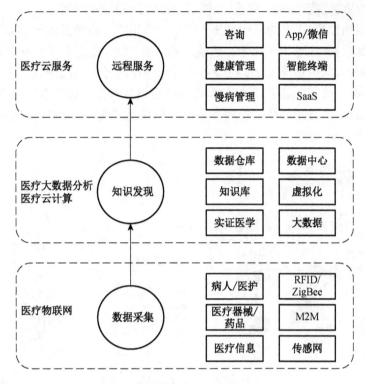

图 3-2　智慧医疗工程架构体系

3.2.2　中间层:医疗大数据分析和医疗云计算

大数据分析是指对规模巨大的数据进行分析。医疗大数据分析是专指用于医疗领域的大数据分析。

医疗云计算(Cloud Computing)是基于互联网的相关服务的增加、使用和交付模式,通常涉及通过互联网来提供动态易扩展且经常是虚拟化的资源。

3.2.3　顶层:医疗云服务

"医疗云"是医院信息化服务的新模式,能够将医院业务系统快速部署和统一运维,医院可以通过购买更少的硬件设备和软件许可,来降低一次性的采购成本,通过更自动化的管理降低人力资源成本。此外通过部署"医疗云",医院可以方便、快速地建立移动医生/护士工作站。

3.3　底层:医疗物联网

物联网(Internet of Things)即"物物相连的互联网",是传感网在国际上的通称。它是在互联网的基础之上延伸和扩展的网络,其用户端延伸和扩展到了任何物品与物品之间进行的信息交换与通信。其定义为:通过射频识别(RFID)、红外感应器、全球定位系统、激光扫描器等信息传感设备,按约定的协议,把任何物品与互联网相连接,进行信息交换和通

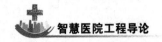

讯,以实现对物品的智能化识别、定位、跟踪、监控和管理的一种网络。

从物联网层角度看,未来的医疗服务平台是一个集成了各种健康传感器和智能移动终端应用的健康物联网,如图 3-3 所示。医院以病人为中心,通过云平台联合第三方健康管理和保健服务机构,利用远程医疗监控设备和医疗健康服务终端应用锁定并使患者和家庭亲友参与,基于符合规范的健康激励机制,将服务重点从治疗转移到预防保健,旨在改进个人的健康行为,将医院、诊所、社区护理和家庭保健整合成综合的医疗保健系统,从而提高整个社区的健康水平。

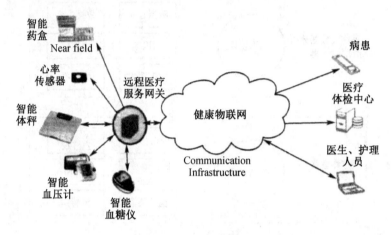

图 3-3　医疗物联网

医疗物联网分为三个方面:"物""联""网",重点在于"物"和"网"。"物"是指医疗对象,就是医生、护士、病人、器械设备等;"网"是指医疗流程,这个"网"必须是基于标准的流程;"联"就是信息交互,定义对象是可感知的、可互动的、可控制的。在区域医疗卫生信息化的时代,不仅是应用软件之间的连接,更是病人、医护人员、移动设备、医疗设备、保健设备以及各种各样的传感器之间的连接。如 IBM 在"智慧的医疗"中所说,我们需要"更透彻的感知、更全面的互联互通、更深入的智能化"。

医疗物联网能够帮助医院实现对人的智能化医疗和对物的智能化管理,支持医院内部医疗信息、设备信息、药品信息、人员信息、管理信息的数字化采集、处理、存储、传输、共享等,实现物资管理可视化、医疗信息数字化、医疗流程科学化、服务沟通人性化,满足医疗健康信息、医疗设备与用品、公共卫生安全的智能化管理与监控等方面的需求,从而解决医疗平台支撑薄弱、医疗服务水平整体较低、医疗安全生产隐患等问题。医疗物联网包括以下三方面的技术和三方面的应用。

3.3.1　医疗物联网技术措施

1) 传感网

传感网定义为随机分布的集成有传感器、数据处理单元和通信单元的微小节点,通过自组织的方式构成的无线网络。

借助于节点中内置的传感器测量周边环境中的热、红外、声呐、雷达和地震波信号,从而探测包括温度、湿度、噪声、光强度、压力、土壤成分、移动物体的大小、速度和方向等物质现象。

以互联网为代表的计算机网络技术是 20 世纪计算机科学的一项伟大成果,它给我们的生活带来了深刻的变化,然而,网络功能再强大,网络世界再丰富,也终究是虚拟的,它与我们所生活的现实世界还是相隔的,在网络世界中,很难感知现实世界,很多事情还是不可能的,时代呼唤着新的网络技术。传感网络正是在这样的背景下应运而生的全新网络技术,它综合了传感器、低功耗、通信以及微机电等技术,可以预见,在不久的将来,传感网络将给我们的生活方式带来革命性的变化。

2) M2M

简单地说,M2M(Machine to Machine)是将数据从一台终端传送到另一台终端,也就是机器与机器之间的对话。但从广义上来说,M2M 可代表机器对机器(Machine to Machine)、人对机器(Man to Machine)、机器对人(Machine to Man)、移动网络对机器(Mobile to Machine)之间的连接与通信,它涵盖了所有实现在人、机器、系统之间建立通信连接的技术和手段。

目前,M2M 重点在于机器对机器的无线通信,存在以下三种方式:机器对机器,机器对移动电话(如用户远程监视),移动电话对机器(如用户远程控制)。

由于 M2M 是无线通信和信息技术的整合,它可用于双向通信,如远距离收集信息、设置参数和发送指令,因此 M2M 技术可有不同的应用方案,如安全监测、自动售货机、货物跟踪等。

在 M2M 中,GSM/GPRS/UMTS 是主要的远距离连接技术,其近距离连接技术主要有 802.11b/g、BlueTooth、ZigBee、RFID 和 UWB。此外,还有一些其他技术,如 XML 和 Corba,以及基于 GPS、无线终端和网络的位置服务技术。

M2M 的应用。如瑞典有一家医院,新生儿病房很早就让一些早产儿出院了。不过即使离开医院,医生依然可以实时监控这些早产儿的状况。医生们在婴儿脚部安装了监控器,获得的数据通过移动通信网络传输给医生。显然,这种系统无论在人性化方面还是在节省社会资源方面,都有非常大的优势。医院每天大概要为每个婴儿花费 15 000 瑞典克朗,而且还占用了大量本就非常有限的医疗资源。如果能在确保安全的情况下,让婴儿早日出院,就可以把宝贵的资源用于其他重要项目上。

3) RFID/ZigBee

(1) RFID

射频识别是一种无线通信技术,可以通过无线电信号识别特定目标并读写相关数据,而无需识别系统与特定目标之间建立机械或者光学接触。

从概念上来讲,RFID 类似于条码扫描。对于条码技术而言,它是将已编码的条形码附着于目标物并使用专用的扫描读写器利用光信号将信息由条形磁传送到扫描读写器;而 RFID 则使用专用的 RFID 读写器及专门的可附着于目标物的 RFID 标签,利用频率信号将信息由 RFID 标签传送至 RFID 读写器。

许多行业都运用了射频识别技术。将标签附着在一辆正在生产中的汽车上,厂方就可以追踪此车在生产线上的进度。将标签附着在药品包装上,仓库可以追踪药品的所在。射频标签也可以附于牲畜与宠物身上,方便对牲畜与宠物的积极识别(积极识别是指防止数只牲畜使用同一个身份)。射频识别的身份识别卡可以使员工得以进入锁住的建筑部分。

汽车上的射频应答器也可以用来征收收费路段与停车场的费用。

射频识别系统最重要的优点是非接触识别,它能穿透雪、雾、冰、涂料、尘垢和条形码无法使用的恶劣环境阅读标签,并且阅读速度极快,大多数情况下不到100毫秒。有源式射频识别系统的速写能力也是重要的优点。可用于流程跟踪和维修跟踪等交互式业务。

RFID性能特点:

① 快速扫描。RFID辨识器可同时辨识读取数个RFID标签。

② 体积小型化、形状多样化。RFID在读取上并不受尺寸大小与形状限制,不需为了读取精确度而配合纸张的固定尺寸和印刷品质。此外,RFID标签更可往小型化与多样形态发展,以应用于不同产品。

③ 抗污染能力和耐久性。传统条形码的载体是纸张,因此容易受到污染,而RFID对水、油和化学药品等物质具有很强抵抗性。此外,由于条形码是附于塑料袋或外包装纸箱上,所以特别容易受到折损;RFID卷标是将数据存在芯片中,因此可以免受污损。

④ 可重复使用。现今的条形码印刷上去之后就无法更改,RFID标签则可以重复地新增、修改、删除RFID卷标内储存的数据,方便信息的更新。

⑤ 穿透性和无屏障阅读。在被覆盖的情况下,RFID能够穿透纸张、木材和塑料等非金属或非透明的材质,并能够进行穿透性通信。而条形码扫描机必须在近距离而且没有物体阻挡的情况下,才可以辨读条形码。

⑥ 数据的记忆容量大。一维条形码的容量是50 Bytes,二维条形码最大的容量可储存3 000字符,RFID最大的容量则有数个MegaBytes。随着记忆载体的发展,数据容量也有不断扩大的趋势。未来物品所需携带的资料量会越来越大,对卷标所能扩充容量的需求也相应增加。

⑦ 安全性。由于RFID承载的是电子式信息,其数据内容可经由密码保护,使其内容不易被伪造及变造。

RFID因其所具备的远距离读取、高储存量等特性而备受瞩目。它不仅可以帮助一个企业大幅提高货物、信息管理的效率,还可以让销售企业和制造企业互联,从而更加准确地接收反馈信息,控制需求信息,优化整个供应链。

(2) ZigBee

ZigBee是基于IEEE802.15.4标准的低功耗局域网协议。根据这个协议规定的技术是一种短距离、低功耗的无线通信技术。这一名称来源于蜜蜂的八字舞,由于蜜蜂(bee)是靠飞翔和"嗡嗡"(zig)地抖动翅膀的"舞蹈"来与同伴传递花粉所在方位信息,也就是说蜜蜂依靠这样的方式构成了群体中的通信。其特点是近距离、低复杂度、自组织、低功耗、低数据速率、低成本。主要适用于自动控制和远程控制领域,可以嵌入各种设备。简而言之,ZigBee就是一种便宜的、低功耗的近距离无线组网通信技术。

随着我国物联网进入发展的快车道,ZigBee也正逐步被国内越来越多的用户接受。ZigBee技术也已在部分智能传感器场景中进行了应用。如在北京地铁8号线隧道施工过程中的考勤定位系统便采用的是ZigBee,ZigBee取代传统的RFID考勤系统实现了无漏读、方向判断准确、定位轨迹准确和可查询,提高了隧道安全施工的管理水平。基于ZigBee网络的无线定位技术可在疗养院或老年社区内实现全区实时定位及求助功能,由于每个老人都随身携带一个移动报警器,遇到险情时,可以及时按下求助按钮,不但使老人在户外活动时的安全监控及救援问题得到解决,而且使用简单方便,可靠性高。

3.3.2 医疗物联网应用内容

1) 医疗信息

(1) 血液信息管理。RFID 技术能够为每袋血液提供唯一的身份,并存储相应信息。这些信息与后台数据库互联,使血液无论是在采血点、调动点血库,还是在使用点医院,都能接受到 RFID 系统的全程监控和跟踪。

(2) 病人身份确认。医务人员在医疗活动中对病人的身份进行查对、核实,以确保正确的治疗用于正确的病人的过程。病人身份的准确辨认是保证医疗护理安全的前提,正确的病人身份识别是医疗安全的保障。采用 RFID 应用系统,快速对病人进行身份确认,完成入院登记,能够加快急诊抢救病人的处理速度。RFID 医疗卡包括姓名、年龄、血型、亲属姓名、紧急联系电话、家族病史、既往病史、各种检查、治疗记录、药物过敏等病人的详细资料,可以快速完成病人的入院登记和病历获取,为急救病人节省了时间。

(3) 信息共享互联。通过医疗信息和记录的共享互联,整合成一个发达的综合医疗网络。一方面,经过授权的医生可以翻查病人的病历、病史、治疗措施和保险明细,患者也可以自主选择或更换医生、医院;另一方面,支持乡镇、社区医院在信息上与中心医院实现无缝对接,实时地获取专家建议、安排转诊和接受培训等。

2) 医疗器械/药品管理

(1) 医疗器械管理

医疗器械管理可分为手术器械管理、医疗设备管理、消毒包管理及医疗垃圾信息管理四种类型。

① 手术器械管理。手术器械的管理是保证手术顺利进行的重要环节,手术器械管理的好坏直接影响手术质量和效果。基于 RFID 技术,器械包管理及追溯系统最大限度地控制和消除了器械包的安全隐患,也明确了各个环节工作人员的职责并对相关信息进行记录,便于在有相关感染事故出现后进行追溯。能扫描标签并选择相应的病人,显示哪位医务人员拿走了哪些物品,以及哪些病人用到这些物品,从而减少物品的丢失或浪费。

② 医疗设备管理。在医院设备上粘贴 RFID 标签,用来做盘点或追踪记录,当发生异常时,RFID 感应追踪及时发出警示,可以提高效率,避免疏漏,为医疗事故界定提供依据。对医疗重要器械设备,RFID 技术结合 GPS、GPRS、视频监控等技术,实现可视化医疗物资管理和实时跟踪定位其位置所在,为医疗物资的管理提供安全保障,避免因遗失造成财产损失,特别是对高价、放射性、锐利器械的追溯尤为重要。

③ 消毒包管理。采用先进的条码和 RFID 技术,为每个手术包配戴一个条码或 RFID 标签,负责采集和存储手术包流程的属性信息,内容包括手术器械种类和编号、数量、包装人员编号、包装日期、消毒日期、手术包类型等。系统通过这些信息对器械包的回收、清洗、分类包装、消毒、发放等环节进行记录,并对器械包的存放、使用实行监控,最大限度控制和消除了器械包的安全隐患,也明确了各个环节工作人员的责任并对相关信息进行记录,便于对相关感染事故出现后进行追溯。

④ 医疗垃圾信息管理。通过实现不同医院、运输公司的合作,借助 RFID 技术建立一个可追踪的医疗垃圾追踪系统,实现对医疗垃圾运送到处理厂的全程跟踪,避免医疗垃圾

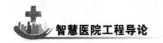

的违规处理。

（2）药品管理

药品管理可分为药品供应链管理、药品防伪、监控服药及生物制剂管理。

① 药品供应链管理。通过物联网技术，可以将药品名称、品种、产地、批次及生产、加工、运输、存储、销售等环节的信息，都存入 RFID 标签中，当出现问题时，可以追溯全过程，实现全程实时监控。

② 药品防伪。把药品信息传送到公共数据库中，患者或医院可以将标签的内容和数据库中的记录进行对比，从而有效识别假冒药品。在用药过程中加入防误机制，包括处方开立、调剂、护理给药、病人用药、药效追踪、药品库存管理等。

③ 监控服药。用 RFID 无线射频技术研发了一种"智慧型药柜"，使用者从医院拿回来的药先配上专属的 RFID 标签，智慧型药柜会记录各种药品的用法与用量，还有必须服用的时间。当要吃药时，药柜就会发出语音通知，同时药柜上的屏幕也会播出要服用的药品照片及名称。

④ 生物制剂管理。生物制剂中蛋白质的不稳定性使得其易受环境的温度变化影响，导致制剂变质。通过先进的 RFID 技术，在需要恰当的温度管理来保证质量的特殊生物制剂的物流管理和生产流程管理中，将温度变化记录在带有温度传感器的 RFID 标签中，对制剂品质进行细致的、实时的管理，可以简单轻松地解决生物制剂管理中的变质问题。

3）病人/医护管理

移动智能终端在患者服务中将发挥越来越重要的作用，智能手机将成为患者就诊的门户。除了诊疗的核心环节如医生诊疗、必要检查、手术和治疗外，其他服务基本上都可以由智能手机提供，如"好大夫网"目前已收入了 3 228 家医院的 30 万名医生，其提供的移动智能手机 App 应用，可以提供包括找医生、预约门诊、咨询专家、疾病管理、药物管理等在内的服务。美国 MobilePRM 企业由前 CRM 领域的专家组成，对医患关系管理有着深刻的认识，通过医患关系管理（PRM）平台和移动应用提供各类面向患者的服务，其核心理念主要围绕着贴心服务、教育、反馈、社区、积分奖励、健康记录等几个方面的内容。

（1）病人管理

病人管理可分为贴心服务、记录与反馈、社交化网络、会员积分奖励及健康记录五类。

① 贴心服务。包括通过邮件、文本或手机推送的服药提醒，随时的健康检查（血压、血糖、其他）和预约提醒，处方预约提醒和健康常识教育；此外，还提供备份的打印报表、详尽的个人健康记录、月度报告及信息共享账户等。

② 记录与反馈。提供包括如下信息的医患间的双向沟通、记录与反馈：各项身体指标跟踪，图表化的形式工具和功能，为治疗效果而设置的可定制报告，服药情况监测，以手机形式进行的个性化的患者月度报告，以天为单位发送的患者调查，如"疼痛度调查"，以电子邮件形式进行的患者调查，等等。

③ 社交化网络。通过社交化网络，提供更灵活的成员联络。

④ 会员积分奖励。面向会员推出各类奖励计划，计划由各类可衡量的患者指标组成，如良好的服药习惯、降低体重、日常健康检查、锻炼目标、健康管理项目等级和社交共享等。患者可自由选择参加各类奖励活动，赚取积分并换购产品。

⑤ 健康记录。一方面，为专业医疗人员提供深度行业报告和医疗动态信息；另一方面，通

过各种提示信息,如每周业内专业信息推送和月度个人健康报告与普通个人用户进行沟通。

（2）医护管理

医护管理是包含临床论著、护理研究、专科护理、整体护理、个案护理、健康教育、经验交谈、医卫管理、社区医学、继续教育、工作研究等,是一个医学和护理相互联系和影响的综合管理系统。

3.4　中间层:医疗大数据分析和医疗云计算

智慧医疗工程架构的中间层是医疗大数据分析和医疗云计算。中间层的作用是知识发现,其医疗大数据内容有大数据技术、虚拟化技术及数据中心;医疗云计算内容有实证医学、知识库及数据仓库。

3.4.1　大数据分析

1）大数据技术

所谓大数据(Big Data/Mega Data),或称巨量资料,指的是需要新处理模式才能具有更强的决策力、洞察力和流程优化能力的海量、高增长率和多样化的信息资产。

随着云时代的来临,大数据也吸引了越来越多人们的关注。《著云台》的分析师团队认为,大数据通常用来形容一个公司创造的大量非结构化和半结构化数据,这些数据在下载到关系型数据库用于分析时会花费过多时间和金钱。大数据分析常和云计算联系在一起,因为实时的大型数据集分析需要像 MapReduce 一样的框架来向数十、数百或甚至数千的电脑分配工作。

简言之,从各种各样类型的数据中,快速获得有价值信息的能力,就是大数据技术。明白这一点至关重要,也正是这一点促使该技术具备走向众多企业的潜力。

医疗大数据的来源主要包括四类:一是制药企业和生命科学;二是临床决策支持和其他临床应用,包括诊断相关的影像信息等;三是费用报销、利用率和欺诈监督;四是患者行为、社交网络。随着信息技术的发展,医疗卫生信息数据量正在急剧增长,医疗行业正迈入"大数据"时代。医疗大数据内容较多,我们将专辟一章(第 10 章)进行介绍。

2）虚拟化技术

（1）虚拟化定义

虚拟化,是指通过虚拟化技术将一台计算机虚拟为多台逻辑计算机。在一台计算机上同时运行多个逻辑计算机,每个逻辑计算机可运行不同的操作系统,并且应用程序都可以在相互独立的空间内运行而互不影响,从而显著提高计算机的工作效率。

虚拟化使用软件的方法重新定义划分 IT 资源,可以实现 IT 资源的动态分配、灵活调度、跨域共享,提高 IT 资源利用率,使 IT 资源能够真正成为社会基础设施,服务于各行各业中灵活多变的应用需求。这种把有限的固定的资源根据不同需求进行重新规划以达到最大利用率的思路,在 IT 领域就叫做虚拟化技术。

（2）虚拟化技术特点

虚拟化技术可以扩大硬件的容量,简化软件的重新配置过程。CPU 的虚拟化技术可以单 CPU 模拟多 CPU 并行,允许一个平台同时运行多个操作系统,并且应用程序都可以在

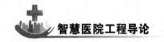

相互独立的空间内运行而互不影响,从而显著提高计算机的工作效率。

虚拟化技术与多任务以及超线程技术是完全不同的。多任务是指在一个操作系统中多个程序同时并行运行;在虚拟化技术中,则可以同时运行多个操作系统,而且每一个操作系统中都有多个程序运行,每一个操作系统都运行在一个虚拟的 CPU 或者是虚拟主机上;而超线程技术只是单 CPU 模拟双 CPU 来平衡程序运行性能,这两个模拟出来的 CPU 是不能分离的,只能协同工作。

虚拟化技术也与 VMware Workstation 等同样能达到虚拟效果的软件不同,是一个巨大的技术进步,具体表现在减少软件虚拟机相关开销和支持更广泛的操作系统方面。

(3) 虚拟化技术功能

虚拟化的主要目的是对 IT 基础设施进行简化。它可以简化对资源以及对资源管理的访问。

消费者可以是一名最终用户、应用程序、访问资源或与资源进行交互的服务。资源是一个提供一定功能的实现,它可以基于标准的接口接受输入和提供输出。资源可以是硬件,例如服务器、磁盘、网络、仪器;也可以是软件,例如 Web 服务。

消费者通过虚拟资源支持的标准接口对资源进行访问。使用标准接口,可以在 IT 基础设施发生变化时将对消费者的破坏降到最低。例如,最终用户可以重用这些技巧,因为他们与虚拟资源进行交互的方式并没有发生变化,即使底层物理资源或实现已经发生了变化,他们也不会受到影响。另外,应用程序也不需要进行升级或应用补丁,因为标准接口并没有发生变化。

IT 基础设施的总体管理也可以得到简化,因为虚拟化降低了消费者与资源之间的耦合程度。因此,消费者并不依赖于资源的特定实现。利用这种松耦合关系,管理员可以在保证管理工作对消费者产生最少影响的基础上实现对 IT 基础设施的管理。管理操作可以手工完成,也可以半自动地完成,或者通过服务级协定(SLA)驱动来自动完成。

在这个基础上,网格计算可以广泛地利用虚拟化技术。网格计算可以对 IT 基础设施进行虚拟化。它处理 IT 基础设施的共享和管理,动态提供符合用户和应用程序需求的资源,同时还将提供对基础设施的简化访问。

(4) 虚拟化技术主要分类

① 完全虚拟化。如 hypervisor,IBM 的 Z/VM。

② 准虚拟化。如 Xen。

③ 操作系统层虚拟化。如 Solaris Container。

(5) 虚拟化技术解决方案

① 软件方案

纯软件虚拟化解决方案存在很多限制。"客户"操作系统很多情况下是通过虚拟机监视器(Virtual Machine Monitor,VMM)来与硬件进行通信,由 VMM 来决定其对系统上所有虚拟机的访问(注意,大多数处理器和内存访问独立于 VMM,只在发生特定事件时才会涉及 VMM,如页面错误)。在纯软件虚拟化解决方案中,VMM 在软件套件中的位置是传统意义上操作系统所处的位置,而操作系统的位置是传统意义上应用程序所处的位置。这一额外的通信层需要进行二进制转换,以通过提供到物理资源(如处理器、内存、存储、显卡和网卡等)的接口,模拟硬件环境。这种转换必然会增加系统的复杂性。此外,客户操作系统的支持受到虚拟机环境的能力限制,这会阻碍特定技术的部署,如 64 位客户操作系统。在纯软件解决方案中,软件堆栈增加的复杂性意味着,这些环境难于管理,因而会加大确保系统可靠性和安全性的困难。

② 硬件方案

CPU 的虚拟化技术是一种硬件方案,支持虚拟技术的 CPU 带有特别优化过的指令集来控制虚拟过程,通过这些指令集,VMM 会很容易提高性能,相比软件的虚拟实现方式会在很大程度上提高性能。虚拟化技术可提供基于芯片的功能,借助兼容 VMM 软件能够改进纯软件解决方案。由于虚拟化硬件可提供全新的架构,支持操作系统直接在上面运行,从而无需进行二进制转换,减少了相关的性能开销,极大简化了 VMM 设计,进而使 VMM 能够按通用标准进行编写,性能更加强大。另外,在纯软件 VMM 中,缺少对 64 位客户操作系统的支持,而随着 64 位处理器的不断普及,这一严重缺点也日益突出。而 CPU 的虚拟化技术除支持广泛的传统操作系统之外,还支持 64 位客户操作系统。

虚拟化技术是一套解决方案。完整的虚拟化需要 CPU、主板芯片组、BIOS 和软件的支持,例如 VMM 软件或者某些操作系统本身。即使只是 CPU 支持虚拟化技术,在配合 VMM 的软件情况下,也会比完全不支持虚拟化技术的系统有更好的性能。

(6) 虚拟化技术主要模式

虚拟化可以通过很多方法来证实。它不是一个单独的实体,而是一组模式和技术的集合,这些技术提供了支持资源的逻辑表示所需的功能,以及通过标准接口将其呈现给这些资源的消费者所需的功能。这些模式本身都是前面介绍过的各种不同虚拟形式的重复出现。

下面是在实现虚拟化时常常使用的一些模式:

① 单一资源的多个逻辑表示

这种模式是虚拟化使用最广泛的模式之一。它只包含一个物理资源,但是它向消费者呈现的逻辑表示却仿佛它包含多个资源一样。消费者与这个虚拟资源进行交互时就仿佛自己是唯一的消费者,而不会考虑他正在与其他消费者一起共享资源。

② 多个资源的单一逻辑表示

这种模式包含了多个组合资源,以便将这些资源表示为提供单一接口的单个逻辑表示形式。在利用多个功能不太强大的资源来创建功能强大且丰富的虚拟资源时,这是一种非常有用的模式。存储虚拟化就是这种模式的一个例子。在服务器方面,集群技术可以提供这样的幻想:消费者只与一个系统(头节点)进行交互,而集群事实上可以包含很多的处理器或节点。实际上,这就是从 IT 技术设施的角度看到的网格可以实现的功能。

③ 在多个资源之间提供单一逻辑表示

这种模式包括一个以多个可用资源之一的形式表示的虚拟资源。虚拟资源会根据指定的条件来选择一个物理资源实现,例如资源的利用、响应时间或临近程度。尽管这种模式与上一种模式非常类似,但是它们之间有一些细微的差别。首先,每个物理资源都是一个完整的副本,它们不会在逻辑表示层上聚集在一起。其次,每个物理资源都可以提供逻辑表示所需要的所有功能,而不是像前一种模式那样只能提供部分功能。这种模式的一个常见例子是使用应用程序容器来均衡任务负载。在将请求或事务提交给应用程序或服务时,消费者并不关心到底是几个容器中执行的哪一个应用程序的副本为请求或事务提供服

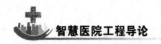

务。消费者只是希望请求或事务得到处理。

④ 单个资源的单一逻辑表示

这是用来表示单个资源的一种简单模式,就仿佛它是别的什么资源一样。启用 Web 的企业后台应用程序就是一个常见的例子。在这种情况下,我们不是修改后台的应用程序,而是创建一个前端来表示 Web 界面,它会映射到应用程序接口中。这种模式允许通过对后台应用程序进行最少的修改(或根本不加任何修改)来重用一些基本的功能。也可以根据无法修改的组件,使用相同的模式构建服务。

⑤ 复合或分层虚拟化

这种模式是刚才介绍的一种或多种模式的组合,它使用物理资源来提供丰富的功能集。信息虚拟化是这种模式一个很好的例子。它提供了底层所需要的功能,这些功能用于管理对资源、包含有关如何处理和使用信息的元数据以及对信息进行处理的操作的全局命名和引用。例如 Open Grid Services Architecture(OGSA)或者 Grid Computing Components,实际上都是虚拟化的组合或虚拟化的不同层次。

3) 数据中心技术

数据中心技术是全球协作的特定设备网络,用来在 Internet 网络基础设施上传递、加速、展示、计算、存储数据信息。

(1) 数据中心定义

维基百科给出的定义是"数据中心是一整套复杂的设施。它不仅仅包括计算机系统和其他与之配套的设备(例如通信和存储系统),还包含冗余的数据通信连接、环境控制设备、监控设备以及各种安全装置"。谷歌在其发布的 *The Datacenter as a Computer* 一书中,将数据中心解释为"多功能的建筑物,能容纳多个服务器以及通信设备。这些设备被放置在一起是因为它们具有相同的对环境的要求以及物理安全上的需求,并且这样放置便于维护",而"并不仅仅是一些服务器的集合"。

采用 Internet 接入时,只需要一台能上网的 PC 加数据中心软件即可。不需要 ISP 开通服务。但应根据获取的外网 IP 地址及方式选择采用合适的动态域名软件。

采用运营商提供的专线接入时,一般到用户端已是 RJ25 接口,数据中心不需要任何硬件,有 PC 机即可,也不需要开通任何服务。但一般使用专线接入时,都会采用 APN 或 VPDN 方式组网内部私网,从而能分配固定 IP 地址,方便管理。

(2) 数据中心关键要素

云计算和虚拟化等新技术的出现,使得数据中心演变成一个迥然不同的环境。然而,任何数据中心都需要某些关键要素来保证运作顺利。

① 环境控制。一个标准化的、可预测的环境是任何高质量数据中心的基础。这不仅仅是冷却和保持适当的湿度(维基百科推荐的温度范围是 61～75 华氏度/16～24 摄氏度,湿度为 40%～55%),还必须考虑到消防、气流和功率分布等因素。

② 安全。无需多言,物理安全是一个可靠数据中心的基础。妥善保管你的系统,只允许授权人员进入,并手持准许证通过网络对服务器、应用程序和数据进行必要的访问。可以肯定地说,任何公司的最有价值的资产(当然除了人)都存在于数据中心。

③ 问责制。应该说,大多数 IT 人员都是专业的和值得信赖的。然而,这并不能否定数据中心需要问责制来追踪人机的互动。数据中心应该记录证件准入的细节(并且这些记录

应该由 IT 以外的部门保管,如安全部门,或者副本同时保存在 IT 主管和副院长的手中)。访客应该在进入和离开时登记,并一直被监视着。应该开启网络/应用程序/文件资源的审计工作。最后同样重要的是,每个系统都应该有一个确定的人掌管,无论它是一个服务器、路由器、数据中心冷却装置还是警报系统。

④ 策略。数据中心中的每一个过程背后都应该有一个策略方针来帮助维护和管理环境。你需要系统访问和使用策略(例如,只有数据库管理员能完全控制数据库),就应该有数据保留策略,例如,备份应该被存储多长时间? 要将它们保存在院区外吗? 同样的理念也适用于新系统的安装、检查过时的设备/服务以及删除旧设备,例如,清除服务器硬盘、捐赠或回收硬件。

⑤ 冗余。对于企业赖以生存的信息一切都至少需要两份,无论是对邮件服务器、ISP、数据光纤链接,还是 VOIP 语音电话系统都适用。三个或三个以上的备份在很多情况下都不会有坏处。除了冗余组件,测试及确保系统正常工作的过程也同样重要,比如定期的故障转移训练和新方法的研究。

⑥ 监控。监控系统的正常运行时间和健康状况相当重要,此外还需要监控使用了多少带宽、能源、存储、物理存储空间,及其他任何由数据中心提供的"商品"。Nagios 等免费的工具可以进行基本的监控,Dranetz 可以完成功率测量等更复杂的解决方案。运行中断或低阈值造成的警报是监控中的一部分,确保为你的警报布置一个失效保护,使它们能独立于数据中心,例如,VMWare ESX 主机上的电子邮件服务器发生故障,另一个系统要能进行监控,并能够发出通知。

⑦ 可扩展性。必须确保数据中心具有足够的扩展性来增加电力、网络、物理空间和存储。对可扩展性的规划不是静止的,而是一个持续的过程,需对其积极地跟踪和报告。这些报告能指出可扩展性需要满足的下一个地方,比如物理存储空间匮乏。

⑧ 变更管理。变更管理属于"策略方针"部分。恰当的变更管理指导方针能确保数据中心不出现计划外的事件。无论是上线新系统还是撤销旧系统,数据中心中所有元素的生命周期都必须与变更管理的规划一致。

⑨ 有条不紊。每一个 IT 专业人士都感觉时间紧迫。由于怕错过最后期限,可能导致一些"抄近路"行为,一旦如此,往往难以保证环境良好整洁。一个成功系统的实现并不仅仅意味着装上它,然后打开,它还包括以标准化和可技术支持的方法对数据中心进行设备整合。例如,服务器机架应该是干净而符合逻辑的——生产系统在一个架子上,测试系统在另一个架子上。电缆应该长度适中,根据电缆运行指南运作,而不是随意地折叠。

⑩ 文档。最后一点是需要有合适的、有用的和及时的记录,如果你不遵循严格的程序,在实施中很容易产生问题。把交换机布局和服务器插头的位置匆匆拼凑成图表是不够的,你的变更管理指导方针应该包括保存相关的文档,并且随着细节的补充可用于所有的相关人员。

3.4.2 医疗云计算

1) 云计算概述

(1) 云计算定义

云计算(Cloud Computing)是基于互联网的相关服务的增加、使用和交付模式,通常涉及通过互联网来提供动态易扩展且经常是虚拟化的资源。云计算示意图如图 3-4 所示。

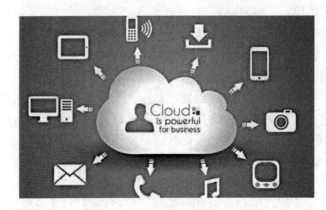

图 3-4　云计算示意图

美国国家标准与技术研究院(NIST)认为:云计算是一种按使用量付费的模式,这种模式提供可用的、便捷的、按需的网络访问,进入可配置的计算资源共享池(资源包括网络、服务器、存储、应用软件、服务),这些资源能够被快速提供,只需投入很少的管理工作,或与服务供应商进行很少的交互。

云计算常与网格计算、效用计算、自主计算相混淆。

① 网格计算:分布式计算的一种,由一群松散耦合的计算机组成的一个超级虚拟计算机,常用来执行一些大型任务。

② 效用计算:IT 资源的一种打包和计费方式,比如按照计算、存储分别计量费用,像传统的电力等公共设施一样。

③ 自主计算:具有自我管理功能的计算机系统。

事实上,许多云计算部署依赖于计算机集群(但与网格的组成、体系结构、目的、工作方式大相径庭),也吸收了自主计算和效用计算的特点。

(2) 云计算基本特点

云计算是通过使计算分布在大量的分布式计算机上,而非本地计算机或远程服务器中,企业数据中心的运行将与互联网更相似。这使得企业能够将资源切换到需要的应用上,根据需求访问计算机和存储系统。好比是从古老的单台发电机模式转向了电厂集中供电的模式。它意味着计算能力也可以作为一种商品进行流通,就像煤气、水、电一样,取用方便,费用低廉。最大的不同在于,它是通过互联网进行传输的。

云计算具有如下八大特点:

① 超大规模

"云"具有相当的规模,Google 云计算已经拥有 80 多万台服务器,Amazon、IBM、微软、Yahoo 等的"云"均拥有几十万台服务器。企业私有云一般拥有数百上千台服务器。"云"能赋予用户前所未有的计算能力。

② 虚拟化

云计算支持用户在任意位置使用各种终端获取应用服务。所请求的资源来自"云",而不是固定的有形的实体。应用在"云"中某处运行,但实际上用户无需了解、也不用担心应用运行的具体位置。只需要一台笔记本或者一个手机,就可以通过网络服务来实现我们需要的一切,甚至包括超级计算这样的任务。

③ 高可靠性

"云"使用了数据多副本容错、计算节点同构可互换等措施来保障服务的高可靠性,使用云计算比使用本地计算机更可靠。

④ 通用性

云计算不针对特定的应用,在"云"的支撑下可以构造出千变万化的应用,同一个"云"可以同时支撑不同的应用运行。

⑤ 高可扩展性

"云"的规模可以动态伸缩,满足应用和用户规模增长的需要。

⑥ 按需服务

"云"是一个庞大的资源池,可以按需购买;云可以像自来水、电、煤气那样计费。

⑦ 极其廉价

由于"云"的特殊容错措施可以采用极其廉价的节点来构成云,"云"的自动化集中式管理使大量企业无需负担日益高昂的数据中心管理成本,"云"的通用性使资源的利用率较之传统系统大幅提升,因此用户可以充分享受"云"的低成本优势,经常只要花费几百美元、几天时间就能完成以前需要数万美元、数月时间才能完成的任务。

云计算可以彻底改变人们未来的生活,但同时也要重视环境问题,这样才能真正为人类进步作贡献,而不是简单的技术提升。

⑧ 潜在的危险性

云计算服务除了提供计算服务外,还提供了存储服务。但是云计算服务当前垄断在私人机构(企业)手中,而他们仅仅能够提供商业信用。政府机构、商业机构(特别像银行这样持有敏感数据的商业机构)对于选择云计算服务应保持足够的警惕。一旦商业用户大规模使用私人机构提供的云计算服务,无论其技术优势有多强,都不可避免地让这些私人机构以"数据(信息)"的重要性挟制整个社会。对于信息社会而言,"信息"是至关重要的。另一方面,云计算中的数据对于数据所有者以外的其他云计算用户是保密的,但是对于提供云计算的商业机构而言确实毫无秘密可言。所有这些潜在的危险,是商业机构和政府机构选择云计算服务、特别是国外机构提供的云计算服务时,不得不考虑的一个重要的前提。

(3)云计算演化形式

云计算主要经历了四个阶段才发展到现在这样比较成熟的水平,这四个阶段依次是电厂模式、效用计算、网格计算和云计算。

① 电厂模式阶段:电厂模式就好比是利用电厂的规模效应,来降低电力的价格,并让用户使用起来更方便,且无需维护和购买任何发电设备。

② 效用计算阶段:在1960年左右,当时计算设备的价格是非常高昂的,远非普通企业、学校和机构所能承受,所以很多人产生了共享计算资源的想法。1961年,人工智能之父麦肯锡在一次会议上提出了"效用计算"这个概念,其核心借鉴了电厂模式,具体目标是整合分散在各地的服务器、存储系统以及应用程序来共享给多个用户,让用户能够像把灯泡插入灯座一样来使用计算机资源,并且根据其所使用的量来付费。但由于当时整个IT产业还处于发展初期,很多强大的技术还未诞生,比如互联网等,所以虽然这个想法一直为人称道,但是总体而言"叫好不叫座"。

③ 网格计算阶段:网格计算研究如何把一个需要非常巨大的计算能力才能解决的问题

分成许多小的部分,然后把这些部分分配给许多低性能的计算机来处理,最后把这些计算结果综合起来攻克大问题。可惜的是,由于网格计算在商业模式、技术和安全性方面的不足,使得其并没有在工程界和商业界取得预期的成功。

④ 云计算阶段:云计算的核心与效用计算和网格计算非常类似,也是希望 IT 技术能像使用电力那样方便,并且成本低廉。但与效用计算和网格计算不同的是,2014 年在需求方面已经有了一定的规模,同时在技术方面也已经基本成熟了。

(4) 云计算影响范围

软件开发特点如下:

① 所开发的软件必须与云相适应,能够与以虚拟化为核心的云平台有机结合,适应运算能力、存储能力的动态变化;

② 要能够满足大量用户的使用,包括数据存储结构、处理能力;

③ 要互联网化,基于互联网提供软件的应用;

④ 安全性要求更高,可以抗攻击,并能保护私有信息;

⑤ 可工作于移动终端、手机、网络计算机等各种环境。

云计算环境下,软件开发的环境、工作模式也将发生变化。虽然,传统的软件工程理论不会发生根本性的变革,但基于云平台的开发工具、开发环境、开发平台将为敏捷开发、项目组内协同、异地开发等带来便利。软件开发项目组内可以利用云平台实现在线开发,并通过云实现知识积累、软件复用。

云计算环境下,软件产品的最终表现形式更为丰富多样。在云平台上,软件可以是一种服务,如 SaaS,也可以就是一个 Web Services,也可能是可以在线下载的应用,如苹果的在线商店中的应用软件等。这种云服务将在下节论述。

在云计算环境下,由于软件开发工作的变化,也必然对软件测试带来影响和变化。

软件技术、架构发生变化,要求软件测试的关注点也作出相对应的调整。软件测试在关注传统的软件质量的同时,还应该关注云计算环境所提出的新的质量要求,如软件动态适应能力、大量用户支持能力、安全性、多平台兼容性等。

云计算环境下,软件开发工具、环境、工作模式发生了转变,也就要求软件测试的工具、环境、工作模式也应发生相应的转变。软件测试工具也应工作于云平台之上,测试工具的使用也应可通过云平台来进行,而不再是传统的本地方式;软件测试的环境也可移植到云平台上,通过云构建测试环境;软件测试也应该可以通过云实现协同、知识共享、测试复用。

软件产品表现形式的变化,要求软件测试可以对不同形式的产品进行测试,如 Web Services 的测试,互联网应用的测试,移动智能终端内软件的测试等。

(5) 云计算的应用

云计算的普及和应用,还有很长的道路,社会认可、人们习惯、技术能力,甚至是社会管理制度等都应作出相应的改变,方能使云计算真正普及。但无论怎样,基于互联网的应用将会逐渐渗透到每个人的生活中,对我们的服务、生活都会带来深远的影响。要应对这种变化,很有必要讨论我们业务未来的发展模式,确定努力的方向。

(6) 云安全

云安全(Cloud Security)是一个从"云计算"演变而来的新名词。云安全的策略构想是:使用者越多,每个使用者就越安全,因为如此庞大的用户群,足以覆盖互联网的每个角落,只要某个网站被挂马或某个新木马病毒出现，就会立刻被截获。

"云安全"通过网状的大量客户端对网络中软件行为的异常监测，获取互联网中木马、恶意程序的最新信息，推送到 Server 端进行自动分析和处理，再把病毒和木马的解决方案分发到每一个客户端。

（7）云存储

云存储是在云计算（Cloud Computing）概念上延伸和发展出来的一个新的概念，是指通过集群应用、网格技术或分布式文件系统等功能，将网络中大量各种不同类型的存储设备通过应用软件集合起来协同工作，共同对外提供数据存储和业务访问功能的一个系统。当云计算系统运算和处理的核心是大量数据的存储和管理时，云计算系统中就需要配置大量的存储设备，那么云计算系统就转变成为一个云存储系统，所以云存储是一个以数据存储和管理为核心的云计算系统。

（8）隐私信息

云技术要求大量用户参与，就不可避免地出现了隐私问题。用户参与即要收集某些用户数据，从而引发了用户数据安全的担心。很多用户担心自己的隐私会被云技术收集。正因如此，在加入云计划时很多厂商都承诺尽量避免收集到用户隐私，即使收集到也不会泄露或使用，但不少人还是怀疑厂商的承诺。他们的怀疑也不是没有道理的，不少知名厂商都被指责有可能泄露用户隐私，并且泄露事件也确实时有发生。

事实上，国家在大力提倡建设云计算中心的同时，对云技术与互联网的安全性也高度重视。我国政府发改委等7部委联合发布《关于下一代互联网"十二五"发展建设的意见》中强调，"互联网是与国民经济和社会发展高度相关的重大信息基础"，"加强网络与信息安全保障工作，全面提升下一代互联网安全性和可信性。加强域名服务器、数字证书服务器、关键应用服务器等网络核心基础设施的部署及管理；加强网络地址及域名系统的规划和管理；推进安全等级保护、个人信息保护、风险评估、灾难备份及恢复等工作，在网络规划、建设、运营、管理、维护、废弃等环节切实落实各项安全要求；加快发展信息安全产业，培育龙头骨干企业，加大人才培养和引进力度，提高信息安全技术保障和支撑能力"。

2）医疗云计算的技术措施

（1）实证医学

实证医学也称作证据医学，就如人常讲的"有凭有据"，说话要有凭有据，医疗措施也得有凭有据。对于治疗无效或者治疗带来的副作用大于治疗利益的医疗应该予以纠正，这就是实证医学。

实证医学于 1972 年由英国临床流行病学家 Archie Cochrane 在牛津大学提出，并在 5 年内被推广到世界 70 多个国家，目前世界多所大学建立了 Cochrane 中心，并建立了网上数据库，以方便全世界的医患快速查找真正适合自己的治疗方案。

现代医学存在着许多不恰当的医疗方式，例如：很多症状（如临时的肩背痛、普通感冒、老年人血压轻度偏高，等等）在家休养的效果要比去医院打针吃药来得好，而且没有副作用（有时治疗带来的副作用相当可怕）。另外现代医学存在大量的效果不确定的药物和手术，例如，阿司匹林是曾被滥用的药物，而它的副作用一直到问世近 10 年后才被逐一发现，至今人们仍无法完全了解它的机理以及阿司匹林有哪些作用和副作用，可怕的是像阿司匹林这样的药物比比皆是（如达菲及治疗非典型肺炎的药物）。而很多手术及放化疗的效果更是无法确定,至今没有任何证据表明肿瘤在进行切除后或进行放化疗后患者的生存时间得到延长,更多时候我们看到的是患者花费大量的时间和金钱得到的只是身体和精神上更大的痛苦。

实证医学的意义就是通过长时间的大量的跟踪调查记录,为医患选择是否需要进行治疗,用哪种方法治疗提供可靠的依据。

(2)知识库

知识库是知识工程中结构化、易操作、易利用、全面有组织的知识集群,是针对某一(或某些)领域问题求解的需要,采用某种(或若干)知识表示方式在计算机存储器中存储、组织、管理和使用的互相联系的知识片集合。这些知识片包括与领域相关的理论知识、事实数据,由专家经验得到的启发式知识,如某领域内有关的定义、定理和运算法则以及常识性知识等。

知识库的概念来自两个不同的领域,一个是人工智能及其分支——知识工程领域,另一个是传统的数据库领域。由人工智能(AI)和数据库(DB)两项计算机技术的有机结合,促成了知识库系统的产生和发展。

知识库是基于知识的系统(或专家系统),具有智能性。但并不是所有具有智能的程序都拥有知识库,只有基于知识的系统才拥有知识库。许多应用程序都利用知识,其中有的还达到了很高的水平,但是,这些应用程序可能并不是基于知识的系统,它们也不拥有知识库。一般的应用程序与基于知识的系统之间的区别在于:一般的应用程序是把问题求解的知识隐含地编码在程序中,而基于知识的系统则将应用领域的问题求解知识显式地表达,并单独地组成一个相对独立的程序实体。

知识库特点如下:

① 知识库中的知识根据它们的应用领域特征、背景特征(获取时的背景信息)、使用特征、属性特征等而被构成便于利用的、有结构的组织形式。知识片一般是模块化的。

② 知识库的知识是有层次的。最低层是"事实知识";中间层是用来控制"事实"的知识(通常用规则、过程等表示);最高层次是"策略",它以中间层知识为控制对象。策略也常常被认为是规则的规则。因此知识库的基本结构是层次结构,是由其知识本身的特性所确定的。在知识库中,知识片间通常都存在相互依赖关系。规则是最典型、最常用的一种知识片。

③ 知识库中可有一种不只属于某一层次(或者说在任一层次都存在)的特殊形式的知识——可信度(或称信任度、置信测度等)。对某一问题,有关事实、规则和策略都可标以可信度。这样,就形成了增广知识库。在数据库中不存在不确定性度量。因为在数据库的处理中一切都属于"确定型"的。

④ 知识库中还可存在一个通常被称作典型方法库的特殊部分。如果对于某些问题的解决途径是肯定和必然的,就可以把其作为一部分相当肯定的问题解决途径直接存储在典型方法库中。这种宏观的存储将构成知识库的另一部分。在使用这部分时,机器推理将只限于选用典型方法库中的某一层次。

知识库优点如下:

① 可在较低价格下构造较大的知识库;

② 不同层次或不同领域的知识库对应的问题求解任务相对来说比较单纯,因而可以构

成较高效的系统;

③ 可适用于地域辽阔的地理分布。

知识库的构造必须使得其中的知识在被使用的过程中能够有效地存取和搜索,库中的知识能方便地修改和编辑,同时,对库中知识的一致性和完备性能够进行检验。

知识库具有下述功能:

① 知识库使信息和知识有序化,是知识库对组织的首要贡献

建立知识库,必定要对原有的信息和知识做一次大规模的收集和整理,按照一定的方法进行分类保存,并提供相应的检索手段。经过这样一番处理,大量隐含知识被编码化和数字化,信息和知识便从原来的混乱状态变得有序。这样就方便了信息和知识的检索,并为有效使用打下了基础。

② 知识库加快知识和信息的流动,有利于知识共享与交流

知识和信息实现了有序化,其寻找和利用时间大大减少,也便自然加快了流动。另外,由于在企业的内部网上可以开设一些时事、新闻性质的栏目,使企业内外发生的事能够迅速传遍整个企业,这就使人们获得新信息和新知识的速度大大加快。

③ 知识库还有利于实现组织的协作与沟通

例如,施乐公司的知识库可将员工的建议存入。员工在工作中解决了一个难题或发现了处理某件事更好的方法后,可以把这个建议提交给一个由专家组成的评审小组。评审小组对这些建议进行审核,把最好的建议存入知识库。建议中注明建议者的姓名,以保证提交建议的质量,并保护员工提交建议的积极性。

④ 知识库可以帮助企业实现对客户知识的有效管理

企业销售部门的信息管理一直是比较复杂的工作,一般老的销售人员拥有很多宝贵的信息,但随着他们客户的转变或工作的调动,这些信息和知识便会损失。因此,企业知识库的一个重要作用就是将客户的所有信息进行保存,以方便新的业务人员随时利用。

(3) 数据仓库

数据仓库是决策支持系统(DSS)和联机分析应用数据源的结构化数据环境。数据仓库研究和解决从数据库中获取信息的问题。数据仓库的特征在于面向主题、集成性、稳定性和时变性。

数据仓库是由数据仓库之父比尔·恩门(Bill Inmon)于 1990 年提出,主要功能仍是将组织透过信息系统之联机交易处理(OLTP)经年累月所累积的大量资料,通过数据仓库理论所特有的资料储存架构,进行系统的分析整理,以利于各种分析方法如线上分析处理(OLAP)、数据挖掘(Data Mining)的进行,并进而支持如决策支持系统(DSS)、主管信息系统(EIS)的创建,帮助决策者快速有效地从大量资料中,分析出有价值的信息,以利于决策拟定及快速回应外在环境变动,帮助建构商业智能(BI)。

比尔·恩门在 1991 年出版的 *Building the Data Warehouse* 一书中所提出的定义被广泛接受—— 数据仓库(Data Warehouse)是一个面向主题的(Subject Oriented)、集成的(Integrated)、相对稳定的(Non-Volatile)、反映历史变化(Time Variant)的数据集合,用于支持管理决策(Decision Making Support)。

数据仓库具有下述技术特点:

① 面向主题。操作型数据库的数据组织面向事务处理任务,而数据仓库中的数据是按

照一定的主题域进行组织。主题是指用户使用数据仓库进行决策时所关心的重点方面,一个主题通常与多个操作型信息系统相关。

② 集成。数据仓库的数据有来自于分散的操作型数据,将所需数据从原来的数据中抽取出来,进行加工与集成,统一与综合之后才能进入数据仓库。

③ 不可更新。数据仓库主要是为决策分析提供数据,所涉及的操作主要是数据的查询。

④ 随时间而变化。传统的关系数据库系统比较适合处理格式化的数据,能够较好地满足商业商务处理的需求。稳定的数据以只读格式保存,且不随时间改变。

⑤ 汇总。操作性数据映射成决策可用的格式。

⑥ 大容量。时间序列数据集合通常都非常大。

⑦ 非规范化。DW 数据可以是而且经常是冗余的。

⑧ 元数据。将描述数据的数据保存起来。

⑨ 数据源。数据来自内部的和外部的非集成操作系统。

数据仓库优点如下:

① 效率足够高。数据仓库的分析数据一般分为日、周、月、季、年等,可以看出,日为周期的数据要求的效率最高,要求 24 小时甚至 12 小时内,用户能看到昨天的数据分析。由于每日的数据量很大,设计不好的数据仓库经常会出问题,延迟 1～3 日才能给出数据,显然是不行的。

② 数据质量高。数据仓库所提供的各种信息,肯定要准确的数据,但由于数据仓库流程通常分为多个步骤,包括数据清洗、装载、查询、展现等,复杂的架构会更多层次,那么由于数据源有脏数据或者代码不严谨,都可能导致数据失真,客户看到错误的信息就可能导致分析得出错误的决策,造成巨大损失。

③ 扩展性好。之所以有的大型数据仓库系统架构设计复杂,是因为考虑到了未来 3～5 年的扩展性,这样的话,未来不用太快花钱去重建数据仓库系统,就能很稳定运行。主要体现在数据建模的合理性,数据仓库方案中多出一些中间层,使海量数据流有足够的缓冲,不至于数据量一大,就无法运行。

3.5 顶层:医疗云服务

3.5.1 云服务概念

云服务是基于互联网的相关服务的增加、使用和交付模式,通常涉及通过互联网来提供动态易扩展且经常是虚拟化的资源。云是网络、互联网的一种比喻说法。过去在图中往往用云来表示电信网,后来也用来表示互联网和底层基础设施的抽象。云服务指通过网络以按需、易扩展的方式获得所需服务。这种服务可以是 IT 和软件、互联网相关,也可是其他服务。它意味着计算能力也可作为一种商品通过互联网进行流通。

云计算是继 1980 年代大型计算机到客户端—服务器的大转变之后的又一种巨变。

云计算(Cloud Computing)是分布式计算(Distributed Computing)、并行计算(Parallel Computing)、效用计算(Utility Computing)、网络存储(Network Storage Technologies)、虚拟化(Virtualization)、负载均衡(Load Balance)等传统计算机和网络技术发展融合的产物。

通过使计算分布在大量的分布式计算机上,而非本地计算机或远程服务器中,企业数据中心的运行将与互联网更相似。这使得企业能够将资源切换到需要的应用上,根据需求访问计算机和存储系统。好比是从古老的单台发电机模式转向了电厂集中供电的模式。它意味着计算能力也可以作为一种商品进行流通,就像煤气、水、电一样,取用方便,费用低廉。最大的不同在于,它是通过互联网进行传输的。

1) 云服务分类

简单来说,云服务可以将企业所需的软硬件、资料都放到网络上,在任何时间、地点,使用不同的 IT 设备互相连接,实现数据存取、运算等目的。当前,常见的云服务有公共云(Public Cloud)与私有云(Private Cloud)两种。

(1) 公共云

公共云是最基础的服务,多个客户可共享一个服务提供商的系统资源,他们无须架设任何设备及配备管理人员,便可享有专业的 IT 服务,这对于一般创业者、中小企业来说,无疑是一个降低成本的好方法。

公共云还可细分为 3 个类别:

① IaaS(Infrastructure-as-a-Service):基础设施即服务。消费者通过 Internet 可以从完善的计算机基础设施获得服务。

② PaaS(Platform-as-a-Service):平台即服务。PaaS 实际上是指将软件研发的平台作为一种服务,以 SaaS 的模式提交给用户。因此,PaaS 也是 SaaS 模式的一种应用。但是,PaaS 的出现可以加快 SaaS 的发展,尤其是加快 SaaS 应用的开发速度。

③ SaaS(Software-as-a-Service):软件即服务。它是一种通过 Internet 提供软件的模式,用户无需购买软件,而是向提供商租用基于 Web 的软件,来管理企业经营活动。

我们平日常用的 Gmail、Hotmail、网上相册都属于 SaaS 的一种,主要以单一网络软件为主导;至于 PaaS 则以服务形式提供应用开发、部署平台,加快用户自行编写 CRM(客户关系管理)、ERP(企业资源规划)等系统的时间,用户必须具备丰富的 IT 知识。

上述公共云服务成本较低,但使用灵活度有不足,不满足这种服务模式的中小企业,不妨考虑 IaaS 的 IT 资源管理模式。IaaS 架构主要通过虚拟化技术与云服务结合,直接提升整个 IT 系统的运作能力。当前的 IaaS 服务提供商,如第一线安莱公司,会以月费形式提供具顶尖技术的软硬件及服务,例如服务器、存储系统、网络硬件、虚拟化软件等。IaaS 让企业可以自由选择使用那些软、硬件及服务,中小企业都可根据行业的需要、发展规模,建设最适合自己的 IT 基建系统。

公共云服务模式的优势,其原因有四方面:

① 不必配备花费庞大的 IT 基建设备,却可享受同样专业的服务;

② 管理层可根据业务发展的规模、需求,调配所需的服务组合;

③ 当有新技术出现时,企业可随时向服务提供商提出升级要求,不必为增加硬件而烦恼;

④ IaaS 服务提供商拥有专业的顾问团队,中小企业可免却系统管理、IT 支持方面的支出。

(2) 私有云

目前,大企业倾向架设公共服务云中的私有云端网络。此外,近年经济环境竞争激烈,就算大型企业也关注成本的节约,因而也需要云服务。虽然公共云服务提供商需遵守行业法规,但是大企业(如金融、保险行业)为了兼顾行业、客户隐私,不可能将重要数据存放到公共网络上,故倾向于架设私有云端网络。

私有云的运作形式,与公共云类似。然而,架设私有云却是一项重大投资,企业需自行设计数据中心、网络、存储设备,并且拥有专业的顾问团队。企业管理层必须充分考虑使用私有云的必要性,以及是否拥有足够资源来确保私有云正常运作。

私有云可实现按需(on-demand)计算。按需计算将计算机资源(处理能力、存储等)打包成类似公共设施的可计量的服务。在这一模式中,客户只需为他们所需的处理能力和存储支付费用。那些具有很大的需求高峰并伴有低得多的正常使用期的公司特别受益于效用计算。当然,该公司需要为高峰使用支付更多,但是,当高峰结束,恢复正常使用模式时,他们的费用会迅速下降。

按需计算服务的客户端基本上将这些服务作为异地虚拟服务器来使用。无须投资自己的物理基础设施,公司与云服务提供商之间执行现用现付的方案。

按需计算本身并不是一个新概念,但它因云计算而获得新的生命。在过去的岁月里,按需计算由一台服务器通过某种分时方式而提供。

2) 云服务的优缺点

(1) 优点

云服务的优势之一就是规模经济。利用云计算供应商提供的基础设施,与在单一的企业内开发相比,开发者能够提供更好、更便宜和更可靠的应用。如果需要,应用能够利用云的全部资源而无须要求公司投资类似的物理资源。

云服务通常是"租用的",以每用户为基础计价,而不是购买或许可软件程序(每个桌面一个)的物理拷贝。它更像是订阅模型而不是资产购买(和随之而来的贬值)模型,这意味着更少的前期投资和一个更可预知的月度业务费用流。

大家喜欢云服务是因为所有的管理活动都经由一个中央位置而不是由单独的站点或工作站来管理。这使得员工能够通过 Web 来远程访问应用。其他的好处包括用需要的软件快速装备用户(称为"快速供应"),当更多的用户导致系统重负时添加更多计算资源(自动扩展)。当需要更多的存储空间或带宽时,公司只需要从云中添加另外一个虚拟服务器。这比在自己的数据中心购买、安装和配置一个新的服务器容易得多。

对开发者而言,升级一个云服务比传统的桌面软件更容易。只需要升级集中的应用程序,应用特征就能快速顺利地得到更新,而不必手动升级组织内每台台式机上的单独应用。有了云服务,一个改变就能影响运行应用的每一个用户,这大大降低了开发者的工作量。

(2) 缺点

也许人们所意识到的云服务最大的不足就是给所有基于 Web 的应用带来的安全问题。基于 Web 的应用长期以来都被认为具有潜在的安全风险。由于这一原因,许多公司宁愿将应用、数据和 IT 操作保持在自己的掌控之下。

也就是说,云服务的应用和存储在少数情况下会产生数据丢失。尽管可以说,一个大的云服务公司可能比一般的企业有更好的数据安全和备份的工具。

3) 云服务存在问题

(1) 数据隐私问题:如何保证存放在云服务提供商的数据隐私不被非法利用,不仅需要技术的改进,也需要法律的进一步完善。

(2) 数据安全性:有些数据是企业的商业机密,数据的安全性关系着企业的生存和发展。云计算数据的安全性问题会影响云计算在企业中的应用。

(3) 用户的使用习惯:如何改变用户的使用习惯,使用户适应网络化的软硬件应用是长期而且艰巨的挑战。

(4) 网络传输问题:云计算服务依赖网络,目前网速低且不稳定,使云服务的性能不高。云计算的普及依赖网络技术的发展。

(5) 缺乏统一的技术标准:云计算的美好前景让传统 IT 厂商纷纷向云计算方向转型。但是由于缺乏统一的技术标准,尤其是接口标准,各厂商在开发各自产品和服务的过程中各自为政,这为将来不同服务之间的互联互通带来严峻挑战。

3.5.2 医疗云服务

云服务可以应用于各行各业,本书着重介绍医疗云服务。按智慧医疗工程架构,顶层为医疗云服务,主要用于远程医疗服务。

顶层医疗云服务组织结构也分为顶层技术措施和应用内容两部分

顶层技术措施可以分为软件即服务(SaaS)、智能终端以及 App/微信三类。而顶层应用内容可分为慢病管理、健康管理以及咨询三类。

1) 医疗云服务技术特征

(1) 软件即服务(SaaS)

SaaS(Software-as-a-Service):软件即服务。它是一种通过 Internet 提供软件的模式,用户无需购买软件,而是向提供商租用基于 Web 的软件来管理企业经营活动。例如阳光云服务器等。

(2) 智能终端

智能终端即移动智能终端的简称,由英文 Smart Phone 及 Smart Device 于 2000 年之后翻译而来。

智能终端设备是指那些具有多媒体功能的智能设备,这些设备支持音频、视频、数据等方面的功能,如:可视电话、会议终端、内置多媒体功能的 PC、PDA 等。

智能终端利用移动和联通遍布全国的 GSM 网络,通过短信方式进行数据传输。利用短信息实现远程报警、遥控、遥测三大功能,尤其是 GSM 短信息,灵活方便,可以跨市、跨省、甚至跨国传送,而且每发送一条短信息只要 0.1 元钱,可靠而又廉价,多用于状态监测、火灾、防盗等报警,设备故障上报等。

移动智能终端拥有接入互联网的能力,通常搭载各种操作系统,可根据用户需求定制化各种功能。生活中常见的智能终端包括移动智能终端、车载智能终端、智能电视、可穿戴设备等。

智能终端机可以分为家居智能终端、3G 智能终端、数字会议桌面智能终端、金融智能终端、车载智能终端以及可穿戴设备六大类型。

① 家居智能终端

家庭智能化就是将家居生活中所涉及的信息传输、信息处理和设备控制集成起来,形成一个自动的或半自动的现代家居环境空间。人在生活和工作中需要大量的信息交流,而信息技术的突破是以 1895 年马可尼成功实现 2.5 公里电报传输为标志,它的现实意义在于突破有限空间进行信息交流。此后出现的电话、计算机也是突破空间的信息交流方式,使得人们的工作和生活发生了巨大的变化,而将计算机网络/互联网技术应用到家居智能化领域,又使我们看到了一片新天地。近来市场上出现的基于 TCP/IP 的家居智能终端,完全实现了原来多个独立系统完成功能的集成,并在此基础上增加了一些新的功能。如:

(a) 家居电脑应用软件功能

· 电话、名片、邮件、特色铃声、便笺有机的结合,整体应用功能;

· Office 功能(Word、Excel 阅读和字处理软件);

· 手写识别、文档管理、数据同步(如和 PC 通过"名片通"对名片录入共享)。

(b) PSTN 智能电话功能

· 电话管理:姓名、电话号码统一管理,便捷查找,"一击"拨号,来电直接显示姓名;

· 来电屏蔽功能:如果你在一定时期内不希望来自某几个特定的电话的骚扰,就可以使用这个功能;

· 特色铃声(个性化音乐歌曲振铃、个人来电铃声预设);

· 通话过程录音、针对某个特定来电的专用留言;

· 提供电子记事便笺,以便通话时对需要的信息作随手记录;

· IP 拨号(IP 卡预设自动前缀拨号)。

(c) 家庭信息助理功能

· 临时记事便笺;

· 特殊事件提醒(个性化音乐提醒、自动发送、手机短消息提醒);

· 收发电子邮件;

· 上网浏览;

· MP3 音乐播放;

· 社区网络手写聊天:无论男女老少,只要会写汉字,都可以通过该智能终端在本电子社区内进行交流;

· 网络游戏。

② 3G 智能终端

智能手机采用的是开放式的操作系统,可装载相应的程序来实现相应的功能,为软件运行和内容服务提供了广阔的舞台,很多增值业务可以就此展开,如:股票、新闻、天气、交通、商品、应用程序下载、音乐图片下载,等等。同时结合 3G 通信网络的支持,智能手机继续发展下去,势必成为一个功能强大,集通话、短信、网络接入、影视娱乐为一体的综合性个人手持终端设备。其特点有:

(a) 具备普通手机的全部功能,能够进行正常的通话、发短信等手机应用。

(b) 具备无线接入互联网的能力,即需要支持 GSM 网络下的 GPRS 或者 CDMA 网络下的 CDMA 1X 或者 3G 网络。

(c) 具备 PDA 的功能,包括 PIM(个人信息管理)、日程记事、任务安排、多媒体应用、浏览网页。

(d) 具备一个具有开放性的操作系统平台,可以安装更多的应用程序,从而使智能手机的功能可以得到无限的扩充。

（e）具有人性化的一面，可以根据个人需要扩展机器的功能。

（f）功能强大，扩展性能强，第三方软件支持多。

③ 数字会议桌面智能终端

随着当今科技的飞速发展，老式的会议形式已无法适应现代化会议的要求。现代化的会议系统要求"网络化、数字化、智能化、集成化"。数字会议桌面智能终端系统就是在以"四化"为核心的基础上不断创新会议，集成了 IT 技术、数字化技术、网络化技术、微电子技术、计算机的交互性、通信的分布性、通信技术等多项技术，实现了人与人、人与机、机与机之间相互联络，营造交互式的会议环境。

数字会议桌面智能终端具有以下应用功能：

（a）信息显示：参会人员姓名、职称、会徽会标、企业 Logo、单位名称、时间日期、电池电量。

（b）会议签到：触控式操作，后台自动记录签到者和签到时间。

（c）智能呼叫：定义输入文字信息，触控式呼叫茶水、音响设备、麦克、笔、纸、紧急情况等。

（d）会议内容：触控查看会议信息（会议日程安排、会议主题、会议报告、讲稿导读等自定义）。

（e）讲稿导读：可以在会议内容查看或者编辑 WORD 上查看导读，个性化选择。

（f）图片显示：触控查看高清晰图片资料。

（g）投票表决：触控式表决、选举、即时结果显示，支持多种表决和选举模式。

（h）信息收发：自带 AUR 输入法，编辑信息与后台互动交流，可实现点对点、点对多即时消息发布及通知。

（i）视频播放：支持多种视频格式。

（j）音频播放：支持音频文件播放，如有声读物、优美音乐等。

（k）在线点播：支持在线功能，点播讲稿、文件等 Office 办公文档，图片，视频等。

（l）上网功能：内置浏览器功能、阅读新闻、搜索资料、在线视频等，随时随地移动办公。

（m）字幕功能：字幕以滚动信息形式显示当前会议发言人的文稿、会议背景文字、短信息及其可编辑信息。

（n）文件管理：全面管理会议文件夹，管理会议所需的资料；使用 OFFICE 办公软件，触摸查看 WORD、EXCEL、PPT、PDF、TXT 文件等。

（o）会议计时：自定义编辑时间，会议发言倒计时，轻松掌握发言时间；即时显示当前日期和时间，与控制主机时间保持同步。

（p）多种语言：持各国文字、字体、字号和字体颜色设置与显示，满足了大型的国际性会议会场的需求。

（q）多种通讯：适合多种复杂的工作环境，根据会场实际情况选择有线或者无线会场布局；远程集中控制模式，可以实现群组控制也可以实现单点控制。

（r）智能场景布局：可根据会场实际情况，智能调整会场布局；带有壁纸功能，外侧屏背景模板，内侧屏墙纸随心设定，让触控界面更亮丽，带来更多人性化界面。

（s）传输方式：基于 TCP/IP 网络管理，超 5 类或超 6 类以太网传输，布线简单方便。

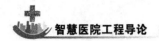

（t）智能电源管理：具有省电功能，支持调节屏幕亮度及关闭背光，进而达到省电和保护眼睛的功能；选配高容量聚合物锂电池，性能稳定，可超长时间持续待机；动态显示当前可用时间。

④ 金融智能终端

金融智能终端覆盖金融服务网点网络，覆盖社区（以超市、便利店居多），用户在家门口即可完成还款、付款、缴费、充值、转账等日常金融业务，从而缓解银行柜面压力，解决用户在银行营业厅的排队难题。知名智能终端商家有拉卡拉、支付宝、翼支付、易付通、腾付通、卡友等，各商家不同分红比例也是争取市场、赢得商户的法宝。

⑤ 车载智能终端

车载智能终端具备 GPS 定位、车辆导航、采集和诊断故障信息等功能，在新一代汽车行业中得到了大量应用，能对车辆进行现代化管理。车载智能终端将在智能交通中发挥更大的作用。

⑥ 可穿戴设备

越来越多的科技公司开始大力开发智能眼镜、智能手表、智能手环、智能戒指等可穿戴设备产品。智能终端开始与时尚挂钩，人们的需求不再局限于可携带，更追求可穿戴，你的手表、戒指、眼镜都可以成为智能终端。

（3）App

App 是英文 Application 的简称，由于智能手机的流行，现在的 App 多指智能手机的第三方应用程序。目前主流的 App 版本有四种：安卓系统版本 Android；苹果系统版本 iOS；塞班系统版本 Symbian；微软 Windows Phone。

App 通常分为个人用户 App 与企业级 App。个人用户 App 是面向个人消费者的，而企业级 App 则是面向企业用户开发的。当互联网进入移动互联网时代，众多企业与个人开发者希望从中掘金，但多数人的目光聚焦在了面向个人用户的应用上而忽略了企业级移动应用。如今个人市场的竞争已进入白热化阶段，发展速度已趋于缓慢。相比之下，此时的企业级市场才刚刚起步。在此市场环境下，需要第三方服务来解决企业及开发者双方的问题，起到双向需求汇聚、营销分发、效率提升、成本降低的效用，并能针对双方提供相应的服务。应用工厂即充当了这样一个角色，聚合上下游资源而成为国内首个企业级移动应用一站式服务平台。

随着移动互联网的兴起，越来越多的互联网企业、电商平台将 App 作为销售的主战场之一。数据表明，目前移动 App 给电商带来的流量远远超过了传统互联网（PC 端）的流量，通过 App 盈利也是各大电商平台的发展方向。事实表明，各大电商平台向移动 App 的倾斜也是十分明显的，原因不仅仅是每天增加的流量，更重要的是由于手机移动终端的便捷，为企业积累了更多的用户，更有一些用户体验不错的 App 使得用户的忠诚度、活跃度发生了很大程度的提升。

App 模式的意义在于为第三方软件的提供者提供了方便而又高效的一个软件销售平台，使得第三方软件的提供者参与其中的积极性空前高涨，适应了手机用户们对个性化软件的需求，从而使得手机软件业开始进入一个高速、良性发展的轨道。

（4）微信

微信作为时下特别热门的社交信息平台，也是移动端的一大入口，正在演变成为一大商业交易平台,其对营销行业带来的颠覆性变化开始显现,微信商城的开发也随之兴起。微信商城是基于微信而研发的一款社会化电子商务系统,消费者只要通过微信平台,就可以实现商品查询、选购、体验、互动、订购与支付的线上线下一体化服务。

微信具有以下基本功能:

① 聊天:支持发送语音短信、视频、图片(包括表情)和文字,是一种聊天软件,支持多人群聊(现今的上限是 500 人)。

② 添加好友:微信支持查找微信号、查看 QQ 好友、查看手机通讯录、分享微信号、摇一摇、二维码查找添加好友和漂流瓶接受好友等 7 种方式。

③ 实时对讲机功能:用户可以通过语音聊天室和一群人语音对讲,但与在群里发语音不同的是,这个聊天室的消息几乎是实时的,并且不会留下任何记录,在手机屏幕关闭的情况下也仍可进行实时聊天。

④ 微信支付:微信支付是集成在微信客户端的支付功能,用户可以通过手机完成快速的支付流程。微信支付向用户提供安全、快捷、高效的支付服务,以绑定银行卡的快捷支付为基础。

支持支付场景:微信公众平台支付、App(第三方应用商城)支付、二维码扫描支付、刷卡支付,以及用户展示条码,商户扫描后完成支付。

用户只需在微信中关联一张银行卡,并完成身份认证,即可将装有微信 App 的智能手机变成一个全能钱包,之后即可购买合作商户的商品及服务,用户在支付时只需在自己的智能手机上输入密码,无需任何刷卡步骤即可完成支付,整个过程简便流畅。

2) 医疗云服务应用内容

(1) 慢病管理

预防和控制慢性疾病,如糖尿病、三高(血压高、血糖高、血脂高)、心理疾病等。

(2) 健康管理

健康管理(Managed Care)是以预防和控制疾病发生与发展,降低医疗费用,提高生命质量为目的,针对个体及群体进行健康教育,提高自我管理意识和水平,并对其生活方式相关的健康危险因素,通过健康信息采集、健康检测、健康评估、个性化监看管理方案、健康干预等手段持续加以改善的过程和方法。

健康管理是对个人或人群的健康危险因素进行全面管理的过程。其宗旨是调动个人、集体和社会的积极性,有效地利用有限的资源来达到特别大的健康效果。健康风险评估是健康管理过程中关键的专业技术部分,并且只有通过健康管理才能实现,是慢性病预防的第一步,也称为危险预测模型。它是通过所收集的大量的个人健康信息,分析建立生活方式、环境、遗传等危险因素与健康状态之间的量化关系,预测个人在一定时间内发生某种特定疾病或因为某种特定疾病导致死亡的可能性,并据此按人群的需求提供有针对性的控制与干预,以帮助政府、企业、保险公司和个人,用特别少的成本达到特别大的健康效果。

健康管理是 20 世纪 50 年代末最先在美国提出的概念,其核心内容是医疗保险机构通过对其医疗保险客户(包括疾病患者或高危人群)开展系统的健康管理,达到有效控制疾病的发生或发展,显著降低出险概率和实际医疗支出,从而减少医疗保险赔付损失的目的。美国最初的健康管理概念还包括医疗保险机构和医疗机构之间签订特别经济适用处方协议,以保证医疗保险客户可以享受到较低的医疗费用,从而减轻医疗保险公司的赔付

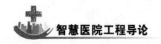

负担。

随着实际业务内容的不断充实和发展,健康管理逐步发展成为一套专门的系统方案和营运业务,并开始出现区别于医院等传统医疗机构的专业健康管理公司,作为第三方服务机构与医疗保险机构一起或直接面向个体需求,提供系统专业的健康管理服务。

相对狭义的健康管理(Health Management),是指基于健康体检结果,建立专属健康档案,给出健康状况评估,并有针对性地提出个性化健康管理方案(处方),据此,由专业人士提供一对一咨询指导和跟踪辅导服务,使客户从社会、心理、环境、营养、运动等多个角度得到全面的健康维护和保障服务。

健康管理在我国还是一个新概念,健康管理的服务对象较狭窄,主要集中在经济收入较高的人群,公众的认知度还不高,健康管理的一些理念尚未被公众所接受。

① 健康管理科学基础

疾病特别是慢性非传染性疾病的发生、发展过程及其危险因素具有可干预性,是健康管理的科学基础。每个人都会经历从健康到疾病的发展过程。一般来说,是从健康到低危险状态,再到高危险状态,然后发生早期病变,出现临床症状,最后形成疾病。这个过程可以很长,往往需要几年到十几年,甚至几十年的时间,而且和人们的遗传因素、社会和自然环境因素、医疗条件以及个人的生活方式等因素都有高度的相关性。其间变化的过程多也不易察觉。但是,健康管理通过系统检测和评估可能发生疾病的危险因素,帮助人们在疾病形成之前进行有针对性的预防性干预,可以成功地阻断、延缓、甚至逆转疾病的发生和发展进程,实现维护健康的目的。

在发达国家,健康管理计划已经成为健康医疗体系中非常重要的一部分,并已证明能有效地降低个人的患病风险,同时降低医疗开支。美国的健康管理经验证明,通过有效的主动预防与干预,健康管理服务的参加者按照医嘱定期服药的几率提高了50%,其医生能开出更为有效的药物与治疗方法的几率提高了60%,从而使健康管理服务的参加者的综合风险降低了50%。

健康管理不仅是一套方法,更是一套完善、周密的程序。通过健康管理能达到以下目的:一学,学会一套自我管理和日常保健的方法;二改,改变不合理的饮食习惯和不良的生活方式;三减,减少用药量、住院费、医疗费;四降,降血脂、降血糖、降血压、降体重,即降低慢性病风险因素。

具体而言,健康管理可以了解您的身体年龄,判断患病倾向,由医生提供健康生活处方及行动计划。长期(终生)跟踪您的健康,特别大限度减少重大疾病的发生。同时,及时指导就医,降低个人医疗花费,提高保健效率,最终达到提高个人生命质量的目的。

② 健康管理特点

健康管理是指一种对个人或人群的健康危险因素(Health Risk Factors)进行检测、分析、评估和干预的全面管理的过程。主要有以下三个特点:

(a) 健康管理是以控制健康危险因素为核心,包括可变危险因素和不可变危险因素。前者为通过自我行为改变的可控因素,如不合理饮食、缺乏运动、吸烟酗酒等不良生活方式,高血压、高血糖、高血脂等异常指标因素。后者为不受个人控制因素,如年龄、性别、家族史等因素。

(b) 健康管理体现一、二、三级预防并举。一级预防,即无病预防,又称病因预防,是在疾病(或伤害)尚未发生时针对病因或危险因素采取措施,降低有害暴露的水平,增强个体对抗有害暴露的能力,预防疾病(或伤害)的发生或至少推迟疾病的发生。二级预防,即疾病早发现早治疗,又称为临床前期预防(或症候前期),即在疾病的临床前期做好早期发现、早期诊断、早期治疗的"三早"预防措施。这一级的预防是通过早期发现、早期诊断而进行适当的治疗,来防止疾病临床前期或临床初期的变化,能使疾病在早期就被发现和治疗,避免或减少并发症、后遗症和残疾的发生,或缩短致残的时间。三级预防,即治病防残,又称临床预防。三级预防可以防止伤残和促进功能恢复,提高生存质量,延长寿命,降低病死率。

(c) 健康管理的服务过程为环形运转循环。健康管理的实施环节为健康监测(收集服务对象个人健康信息,是持续实施健康管理的前提和基础)、健康评估(预测各种疾病发生的危险性,是实施健康管理的根本保证)、健康干预(帮助服务对象采取行动控制危险因素,是实施健康管理的最终目标)。整个服务过程,通过这三个环节不断循环运行,以减少或降低危险因素的个数和级别,保持低风险水平。

③ 健康管理实施意义

生活方式包括饮食结构、工作、睡眠、运动、文化娱乐、社会交往等诸多方面。过重的压力造成精神紧张,不良的生活习惯,如过多的应酬、吸烟、过量饮酒、缺乏运动、过度劳累等,都是危害人体健康的不良因素。

例如,对于长期从事办公室工作的人来说,久坐、运动不足、长期使用计算机等,可以导致颈、腰肌劳损,颈椎病,腰椎间盘突出,便秘,痔疮,皮肤损害等,饮过量咖啡、浓茶、酒,吸烟,工作紧张、压力大,睡眠不足、睡眠质量差等,也都会不同程度地导致健康受损。长此以往,可能出现各种各样的病症。

现代医学研究也表明,不少疾病主要不是生物因素引起的,而是由不良的生活方式、心理因素、环境因素等引起的,这种新的医学观念被称为"生物、心理、社会医学模式"。

健康管理就是运用信息和医疗技术,在健康保健、医疗的科学基础上,建立一套完善、周密和个性化的服务程序,其目的在于通过维护健康、促进健康等方式帮助健康人群及亚健康人群建立有序健康的生活方式,降低风险状态,远离疾病;而一旦出现临床症状,则通过就医服务的安排,尽快地恢复健康。

健康管理不仅是一个概念,也是一种方法,更是一套完善、周密的服务程序,其目的在于使病人以及健康人群更好地恢复健康、维护健康、促进健康,并节约经费开支,有效降低医疗支出。

国内外大量预防医学研究表明,在预防上花 1 元钱,就可以节省 8.59 元的药费,还能相应节省约 100 元的抢救费、误工损失、陪护费等。

健康管理就是一种追本溯源的预防医学。它针对个体及群体进行健康教育,提高自我管理健康的意识和水平,对其生活方式相关的健康危险因素进行评估监测,并提供个性化干预,大大降低疾病风险,降低医疗费用,从而提高个体生活质量。

在最早诞生健康管理的美国,健康管理发展日益迅速。有 7 700 万的美国人在大约 650 个健康管理组织中享受医疗服务,超过 9 000 万的美国人成为健康管理计划的享用者。

④ 健康管理的未来发展

已有权威预言"21 世纪是健康管理的世纪",美国的一些研究给出了如下理由:

(a) 降低医疗费用的开支。健康管理参与者与未参与者平均每年人均少支出 200 美

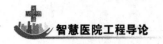

元,这表明健康管理参与者总共每年节约了 440 万美元的医疗费用。

(b) 减少了住院的时间。在住院病人中,健康管理参与者住院时间比未参与者平均减少了两天,参与者的平均住院医疗费用比未参与者平均少了 509 美元。在 4 年的研究期内,健康管理的病人节约了 146 万美元的住院费用。

(c) 健康管理是一个慢性过程,但回报很快。健康管理参与者在两年或者少于两年的时间内的投资回报为:参与者总的医疗费用净支出平均每年减少 75 美元。

(d) 减少了被管理者的健康危险因素。有 2 个或者更少健康危险因素的参与者数量从 24% 增加到了 34%(随着年龄的增长,人的健康危险因素必然会增长);有 3 个到 5 个健康危险因素的参与者数量从 56% 减少到了 52%;有 6 个或者更多健康危险因素的参与者的数量从 21% 减少到了 14%。

⑤ 个人健康管理

个人健康管理是根据个人生活习惯、个人病史、个人健康体检等方面的数据分析提供健康教育、健康评估、健康促进、健康追踪、健康督导和导医陪诊等专业化健康管理服务。哪些人士需要得到专业的健康管理服务?归纳如下:

(a) 健康人群。热爱健康的群体已认识到健康的重要性,但由于健康知识不足,希望得到科学的、专业的、系统的、个性化的健康教育与指导,并拟通过定期健康评估,保持健康危险处于低风险水平,尽享健康人生。

(b) 亚健康人群,具有长期四肢无力、心力交瘁、睡眠不好等症状的人群。由于从事的行业带来激烈的社会竞争以及家庭负担的压力,明白自身处于亚健康状态但不知道如何改善,强烈要求采取措施提高工作效率和整体健康水平。

(c) 疾病人群,在治疗的同时希望积极参与自身健康改善的群体。需要在临床治疗过程中配以生活环境和行为方面全面的改善,从而监控危险因素,降低风险水平,延缓疾病的进程,提高生命质量。

3) 咨询

咨询(Consultation)是通过某些人头脑中所储备的知识经验和通过对各种信息资料的综合加工而进行的综合性研究开发。咨询产生智力劳动的综合效益,起着为决策者充当顾问、参谋和外脑的作用。咨询一词拉丁语为 consultatio,意为商讨、协商。在中国古代"咨"和"询"原是两个词,咨是商量,询是询问,后来逐渐形成一个复合词,具有询问、谋划、商量、磋商等意思。作为一项具有参谋、服务性的社会活动,在军事、政治、经济领域中发展起来,已成为社会、经济、政治活动中辅助决策的重要手段,并逐渐形成一门应用性软科学。

咨询可分为以下几类:

(1) 传统分类

传统的企业咨询划分为两个类别:第一类是企业管理咨询,第二类是人力资源咨询。

(2) 纵向分类

咨询产业在纵向可以划分为三个层次,即信息咨询业、管理咨询业和战略咨询业。

(3) 横向分类

① 战略咨询

战略是企业的根本。在今天的商业社会中,企业为了适应外部环境的变化,必须及时准确地掌握市场动态,迅速采取与之相适应的有效措施。企业做出这种选择就是战略决策。现代企业管理的重心已转向经营,经营的重心则转向战略决策。西方企业家称当今时代为"战略制胜"的时代。因此,企业战略咨询在现代管理咨询中具有头等重要的地位。企业战略所需要回答的问题往往是包括:我们将如何进行市场竞争,保持优势? 我们将如何找出新的利润增长点? 我们将如何不断地为客户增加价值?

战略咨询是一项政策性很强的服务活动。而且,它预测着企业环境的未来变化,指明了企业经营活动的方向。因此,战略咨询项目是探索性的,提出的方案是有风险的。

经营战略不是一味地模仿别人,要成功必须有独创性。咨询顾问提出的方案,必须剖析影响企业发展的关键问题,分析其实质,真正提出既有远见,又有实际意义的新理念。

只是写在纸上的战略是没有什么用的。制定战略时要充分考虑客户的战略实施能力,使得战略能够付诸实施,这是很必要的。没有一个战略是永久有效的,市场环境急速变化的步调意味着战略的形成和检验必须是不断前进的过程。因此,咨询师不仅要保证咨询方案在一定程度上的顺利实施,还要帮助培养客户对新机会和压力的战略适应能力。

② 财务咨询

财务咨询,是指相关财务管理专家,深入企业现场进行调查研究,从综合反映公司财务管理的经济指标分析着手,寻找薄弱环节,深入分析影响这些指标的财务因素和管理因素,并找出关键的影响因素。然后,根据公司战略对财务管理的要求和公司的实际情况,提出具体改进措施并指导其实施的一系列活动。

财务咨询注重收集资料,通过财务咨询可以对企业的生产经营成果和财务状况进行客观正确的评价,以了解本企业在同行业市场竞争中的地位。财务咨询的结果将为企业经营管理其他方面的咨询提供正确的方向和目标。不可忽视的是,通过财务咨询,可以为企业从不同角度引进财务管理的新观点和技术方法,从而不断提高企业的理财能力和财务管理的水平。

③ 市场营销咨询

市场营销咨询是咨询顾问运用市场营销的理论与方法,深入调查和分析企业的市场营销环境与市场营销活动的现状,从而发现企业面临的风险、威胁、衰退危机和企业发展的市场机会,帮助企业解决现存问题,改善和创新企业的市场营销活动,使企业能够更好地规避风险、迎接挑战,战胜衰退危机,抓住并创造市场机会,促进企业获得快速、持续繁荣发展而进行的一系列活动。

不同行业的产品价值、用途、使用方法以及各种产品生命周期及其所处阶段各有不同,消费者购买不同产品的动机和习惯也有所不同,因此不同行业里,企业的市场营销会有较大差异。企业要生存,要在市场上有一席之地,就离不开与竞争对手的较量。因此市场营销咨询应该在为企业制定能够战胜现实竞争对手及潜在竞争对手,立于不败之地的竞争战略及策略上下功夫。

④ 人力资源咨询

在市场经济条件下,人力资源是特别宝贵的战略资源,是企业在竞争中生存与发展的特别重要的物质基础,它既是制定企业战略的重要依据,又是实施企业战略的支撑点。

人力资源咨询是运用人力资源开发与管理的理论和方法,对企业人力资源开发与管理进行分析,找出薄弱环节,并加以改善,以促进企业正确、有效地开发人力资源和合理、科学地管理人力资源,为企业创造永续的竞争力。

咨询内容包括:人力资源管理培训、人力资源管理咨询、人力资源职能外包、劳务派遣、

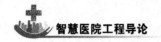

人力信息化解决方案、猎头等各种为企业人力资源管理咨询部门提供的智力咨询服务。

⑤ 企业文化咨询

企业文化咨询就是清晰组织的关键成功要素(KSF),清晰行业价值驱动要素,在组织内部形成共同的信仰,并指导统一的行动,清晰、明确组织的核心价值体系即企业文化体系。基于统一的核心价值体系,塑造组织的品牌信仰,整合企业无形资产;基于统一的核心价值体系,完善组织的基本政策与制度,有效提升组织运营协同效率,实现组织的可持续发展。

⑥ 管理咨询

指由独立的合格的个人或数人深入企业现场,运用现代化的手段和科学方法,通过对企业的诊断、培训、方案规划、系统设计与辅导,从集团企业的管理到局部系统的建立,从战略层面的确立到行为方案的设计,对企业生产经营全过程实施动态分析,协助其建立现代管理系统,提出行动建议,并协助执行这些建议,以达到提高企业经济效益的一种业务活动。主要包括综合管理咨询,战略管理咨询,生产、人力资源、财务、物流、市场营销、信息系统管理咨询。

⑦ 管理信息化咨询

管理信息化咨询是对企业管理进行一次全方位的系统改造,主要涉及企业管理模式设计、业务流程重组、管理信息化解决方案设计与管理软件系统的实施应用,最后还要帮助企业利用电子信息建立绩效分析与监控体系。

4 顶层设计概论

"顶层设计"的字面含义是自高端开始的总体构想。其思想内涵主要是用系统论的方法,以全局视角,对目标的各方面、各层次、各种要素进行统筹考虑,和谐各种关系,确定目标,选择实现目标的具体路径,制定正确的战略目标,并适时调整,规避可能导致失败的风险,提高效益,降低成本。

顶层设计是铺展在意图和实践之间的"蓝图",是具有总体明确性和具体可操作性的科学思维的理论结晶,而不是"摸着石头过河"的实践探索性产物。世界上没有一栋知名建筑是不按图纸设计施工的,世界近代成功崛起的西方大国,也都与"顶层设计"息息相关。

我国各地建筑设计布局都有建筑规划设计研究院实行,如各地省级、市级都有相关的规划设计研究院,特别对各地大中城市发展起了巨大指导作用。他们的任务就是要做好规划设计,到了现代则提升为顶层设计。

从进入 21 世纪以来,"顶层设计"的理念很快进入发展迅猛的我国,现在已成为互联网时代的热门提法。其实与当年规划设计、设计导则是同一回事,不过说法不同而已。

4.1 规划设计

制定一个完整的项目发展规划,一般要经过如图 4-1 所示过程。

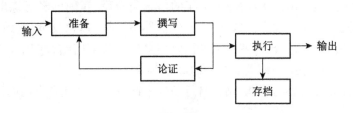

图 4-1　制定项目发展规划过程

规划制定之初,需要做好如下准备:选择制定规划的模式,分析面临的问题,建立宏观思路,做好深入细致的需求分析,对全局性问题有个明确要求。

4.1.1　规划设计的模式选择

通常有以下三种模式可供选择:

1) 完全自主制定

如果本单位有这样的人才:他们熟悉项目各项业务,熟悉 IT 技术,而且熟悉信息系统的现状及各方需求,则应该完全自主制定项目的整体规划或建设规划,由医院自己组织相关人员进行审核论证。毫无疑问,如果这些条件具备,这种模式是最佳的选择。

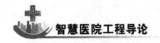

2）企业协助制定

如果医院自身实力单薄，在提出项目的目标和期望并给出可能的经费预算之后，选择合适的企业协助制定发展规划也是一种可用的模式。对于这种选择，业主方最需提防的是，承担规划任务的企业往往更多考虑其自身的利益，从而有可能使规划失去全面性、客观性及合理性。

3）邀请第三方咨询公司或专家制定

如果由于自身条件限制不能做第一种选择，则第三种模式应该说是一种更为合适的选择。采用这种模式，还需根据自身的情况，对第三方机构即常说的咨询机构的类型做出选择。

为选择恰当，下面对业已存在的三种类型的咨询机构作一评议。

（1）大型跨国咨询公司。这类咨询公司的优势是从业正规，有严格的操作程序，也常常带有先进的理念。但他们的弱点也很明显：一是对本土文化理解不深，对我国国情理解不够，多数对医疗业务、对医院信息系统的特点不甚熟悉，所以，这类咨询公司做出的规划，从操作过程、规划书的版面和格式来看都很正规，但真正落地成功率很低，实际指导力不强。二是他们的操作模式多半是初级人员到现场调研，了解需求，写出材料，随后由少数高级人员写出规划。我们知道，现场的情况是相当复杂的，涉及的人员是多方面的，如果现场调研人员缺少工程经验，对各项业务理解肤浅，势必出现对需求理解不深、访谈不深入的情况，写出的材料必然肤浅，最终给出的规划的质量可想而知。

（2）相关学府或研究机构。这些领域的专家理论根底深厚，整体规划的概念和应该遵循的套路清晰，但需要注意的是，信息系统设计和运用也是一个专门学科，特别是医院信息化建设，专业性和实践性都很强，加之今天的医院信息化建设属于进一步的发展或升级改造，面临着十分复杂的局面，如果这些专家的实践经验甚少，对医院信息系统和相应的服务市场状况不是很熟悉，将很难做出切合医院实际需求的整体规划。

（3）本土医院专家团队。经过近三十年的信息化建设，我国已经历练出一批专家型人才，这些人在医院信息化建设方面成就显著，他们熟悉国情，熟悉政策，熟悉市场，大都是业界公认的专家学者。如果请出这些专家与医院信息化主管部门结合起来，共同制定医院信息化项目发展规划，将是第一种模式之外的最好选择。

总之，业主方要按需要与可能，结合自身条件来选择一种最适合自己的模式。

4.1.2 建立宏观思路

如今，研究医院信息化发展或开展新项目建设，无论哪一级医院、哪种类型医院，都面临着比以往任何时候都要复杂的局面。如果对面临的问题认识不清楚，则规划肯定是做不好的。

不同类型的医院面临的问题大不相同，应该建立的思路也不同。这里只对大中型医院面临的共性问题和宏观建设思路进行讨论。对于大中型医院（包括县级中心医院），我们将其面临的问题归纳为如下六类。

1）功能扩展和系统升级方面的问题

时至今日，任何一所大中型医院的信息化建设面临的情况早已不是若干年前从无到有那么单纯，有的面临着功能扩展，有的面临着升级改造。所谓功能扩展，多半是临床信息系统,如检查检验信息系统、心电信息系统、手术麻醉信息系统等的增加,电子病历系统的增加及所谓医院运营信息系统(通常称为 HRP 系统)的增加。这些功能的增加,除了认真选择产品之外,需要重点研究的问题是如何建立新的业务模式、如何建立新的信息模型、如何与现有信息系统集成,建立统一的使用界面。所谓集成,就是要实现通常所说的互联互通,让系统的使用者想看到什么就能随时随地看到。集成有多种方式,有目前最流行的"集成总线"方式,有通过所谓"引擎"驱动达到互通的方式,还有一种是所有集成对象一律通过"统一接口"联结的方式。我们认为,无论哪一种方式,衡量它的指标不外乎这么几条:集成内容的完整性、联结及调整时的方便性、集成以后的系统运行速度、实现的成本。对于广为宣传的"集成总线"要注意用上述几项指标全面衡量比较,认真考察它的成功案例。

2) 电子病历系统的扩展

这是目前很多医院面临的问题,对于不同情况要用不同手段对待。一种情况是,在一个基础较好、临床信息系统已经比较完善、已经实现了互联互通且各种数据已经实现集中存储的情况下,此时,所谓电子病历系统的扩展实际上就是增加(或者更换)一套医疗文档编辑器。另一种情况是,除了引进(或更换)医疗文档书写手段之外,还包含着扩展若干种临床信息系统及考虑数据如何方便利用的情况。对于这种情况,除了增加或更换编辑器本身之外,还要完成相关的系统集成和数据中心的建设。

3) 扩展"医院运营系统"(HRP 系统)

扩展这类系统,目的是进一步实现人、财、物的精细化管理。扩展该功能,需要考虑的事情比较复杂。

就扩展方式来说,一种是在原有的以医疗业务为主体的信息系统之外另加一套 HRP 系统。这种扩展方式存在的问题之一是,HRP 系统与原有系统的数据交互量相当大,接口复杂,如果业主方对原有系统的业务流程、数据结构及数据流程不甚熟悉,系统的建立将相当困难,以至于无法实施成功。如果请承建商前来配合,则会增加实施成本。另一种扩展方式是在原有系统上直接延伸扩展,由原有系统提供人、财、物的详细记录,以备"医院运营系统"取用,并与其他有关人、财、物管理系统集成。这种扩展的基础是,原有系统的医嘱和医嘱执行系统较为完整,每个试行环节都有详细记录。如果能够用后一种方式实现扩展,则系统建立起来以后,系统的易用性、易维护性及整体的易管理性都将比前一种好得多,而且容易建成统一的医院信息系统。

所谓系统升级,也就是系统的更新换代,对于这种情况,决策时要相当慎重,就是说,是否真的需要更换要认真研究。大量经验证明,一个医院信息系统的更换是一件极其复杂、费时费力的事,没有论证清楚,不要轻举妄动。我们认为,是否需要更换,有几个基本标志:一是,原有系统可否支持完整的电子病历系统的扩展;二是,原有系统中各部分之间是否存有难以克服的严重障碍,以至于互联互通难以实现;三是,原有系统可不可以、有没有人能够继续维护。如果这几方面的问题都可以解决,建议暂时不更换;否则,必须更换。

4) "医疗联合体"引出问题的考虑

在第十二届全国人民代表大会期间,原卫生部领导提出,新医改要走"医疗联合体"的发展道路。建立"医疗联合体",意味着一个处于中心地位的大医院,将与周边医院包括二级医院、乡镇卫生院或社区卫生服务中心乃至村卫生室和卫生站,业务上应该构成一个联合体,其目的是使医疗资源得到充分利用,方便百姓就医。如果要跟踪这样一个发展趋势,则医院信息系统的发展规划,除了考虑医院内部的各种需求之外,还要考虑联合体内的有关医疗机构之间的信息共享,以实现"上传下送""代理检验""代理阅片""实时性远程会诊",以及"统一预约挂号""统一管理"等类似"区域卫生信息系统"的相关功能要求。

5) 新技术的选择和运用问题

现实发展中的一个特点是,新的软硬件技术层出不穷,如何适应这一特点成了规划制定者和信息化主管们需要认真对待的一个问题。我们的观点是:首先,要认清哪些技术是只改变信息系统的运用方式和综合运用资源的,哪些技术是丰富信息系统内涵的,要认清它们各自的价值所在,然后结合实际需要做出选择。其次,要坚持"应用创新",即运用新技术一定是为增强信息系统内涵、为提升效率效益的,而且还要认真权衡它的投入产出比,权衡它的价值所在。为"新"而用,为"出彩"而用,盲目追风是绝对要不得的。

6) 自主管理和服务外包的道路选择

随着信息系统的逐渐扩充,系统变得越来越复杂,有些医院开始实行运维服务外包。就如何管理好外包,我们提出建议如下:第一,在选择承建商时就提出这一要求,即建成后的系统运维服务也由系统的承建商承担;第二,无论什么内容什么形式的外包,在系统集成、联结方式、业务流程、系统结构、数据结构及主要数据字典等重要环节和重要内容方面,业主方都应该能够掌控和主导,否则,未来系统运行过程中出现问题将难以管理和操控。要知道,保证医院信息系统的可用性是一个十分严肃的问题,从一开始就必须认真考虑。当然,完全自主管理、自主维护是最可靠的办法。

大量事实证明,无论是自主管理还是服务外包,都必须建立一支能够驾驭和掌控整个信息系统的核心团队,这不仅是系统建设的需要,也是保障系统长久稳定服务的需要。信息系统建设和管理的人才准备也是整体规划需要考虑的一项内容。

对于乡镇或社区级医院,可以将他们面临的问题归纳为如下两类:

(1) 基本功能定位。这类医院的信息系统大体上应该是大型医院信息系统的浓缩版,例如,基本检验系统、检查系统都要有,但设备少、规模小、用户少,应尽可能简要,不再需要那么复杂的窗口服务。

(2) 系统运用模式选择。这个级别的医院,招聘并且留住能够胜任系统建设和维护的技术人员比较困难。基于这样的情况,建议采用数据和应用软件全部存储于一个地区的数据中心,即通常所说的云技术中心方案比较合适。

4.1.3 需求分析

准确的需求分析是整体规划的重要依据。规划的目标是否符合实际,提出的功能是否满足使用者的要求,规划是否真实可行,建设的系统是否具有较强的生命力,这些问题的回答,都要以需求分析作为基础。

总结我们的认识和经验,就如何获得真实的需求提出两点建议:一是做需求调研时,需要把头脑中已有的构思甚至市场中已有的产品或应用系统暂时放在一边,同时认真观察现有的业务操作和业务流程,与使用对象深入沟通时设法让他们完全敞开地提出需求和设想,听取他们的期望和要求,以便真正摸清使用者当前和潜在的期望和要求,学会透过现象看本质。二是规划的主要制定者一定要亲自深入一线调研,与使用者和基层管理者深入交流,了解真实情况,获取第一手材料。

这里提醒一点:一般的调研多数是只调研实际业务操作和管理的需求,而忽略了该项目建设应该为各级管理者提供哪些服务。不要忘了,医院里任何一个信息化项目建设,既是为提高实际业务操作的效率和质量服务,同时也是为改善管理、提升医院整体运营效率效益服务的,二者同等重要。

现场调研之后,还要进行全面的综合与分析,分析需求中哪些是合理的,哪些是不合理的;哪些是应该由信息系统解决的,哪些是要由管理来解决的;哪些该优先解决,哪些是后续解决的,以及各项功能之间应该建立怎样的关系;怎样的业务流程及怎样的功能使用配置最为合理。在这样分析的基础上提出系统的功能及其实现顺序,并描绘出这些功能实现后应该收到的效果。只有将这些都明确了,才能说是给出了需求分析。只给出需求罗列而没有作认真的分析,没有做出恰当的综合,就不能叫做需求分析。

在需求分析中,依据既定目标和要求,确定系统应该具有的功能,列出需要解决的问题,明确应该获得的效益,至于采用什么样的策略和方法实现,可在撰写规划文本时再作深入研究。

最后还要提醒的一点是,做需求分析、确定目标和功能列表时,需要在先进性和可行性之间找到合适的平衡点,对总体目标和阶段目标都要给出清晰的边界,这点是制定任何工程项目规划时都必须注意的。提出合适的平衡点、确定目标的边界就是贯彻从实际出发、实事求是,不盲目追风、不贪大求全,争取效益最大化,让项目执行者易于把控的思想。

4.1.4 对全局性问题明确要求

当前的医院信息化建设,一部分属于重建,更多的是扩建。重建也好,扩建也罢,如何避免业界现已存在的和近来扩建过程中新发现的问题,也是每一位项目规划制定者需要注意的。这方面的问题不可能一一列举,下面只举出几个典型的例子。

1) 病人唯一识别号的统一

病人进入医院就诊,无论是门急诊还是住院,只能为其分配唯一的识别号。如果是两个号,必然给病历集成和信息调阅带来很多麻烦。如果就诊者手中有多种可以挂号的就诊卡,系统必须能将这些卡都关联到唯一的识别号上。

2) 数据利用

对已经积累起来的数据的再利用和进一步的充分运用是必然要开展的。这些历史数据如何保存、如何运用、开放给哪些人,在规划中需要提出明确的要求。

3) 医院整体运营管理系统的扩建和运维管理

医院整体运营管理系统也称为医院的 ERP 系统,其目的是加强医院人、财、物的更为精细化的管理,为全成本核算和绩效考核奠定良好基础,它是医院信息化的新发展。就目前来说,这套系统的建立及建设起来的系统如何运用和管理有多种模式,规划时需结合自身实际,认真选择。我们认为,有两点认识应该予以肯定:第一,它是医院信息系统的延伸和发展,不是另外组建一套信息系统;第二,这套系统建设工作的组织及系统的运维管理都应该像扩展其他系统一样,一律交给医院已有的信息中心完成。

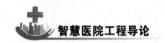

4.2 撰写规划

上面比较详细地讨论了制定整体规划前的各项准备,通俗来说这相当于完成了"十月怀胎",接下来需要进行规划的撰写,这便是"一朝分娩"。

撰写项目发展规划,没有"八股"式的格式和固定条款,但是,如下这些内容一般都是应该包括的:①项目目标;②建设任务;③条件分析;④实现策略;⑤任务的阶段划分;⑥经费概算和阶段预分;⑦效果评估;⑧风险分析和规避措施。

下面讨论几个难点问题。

1) 条件分析

即对项目建设中的已有条件和尚缺条件、有利条件和不利条件进行分析,也就是从"庙算"进而做到"知己知彼"。这里的"条件分析"包括行业发展动态分析、市场上相关产品及服务情况分析、已有设备和基础设施等资源情况的分析及自身的财力和人力资源的分析。其中人力资源分析特别重要,要想保证项目实施成功,业主方自身必须准备好能够胜任信息系统建设和运维管理的领军人才。

2) 效果评估

即项目实施的阶段效果和最终效果评估。这里强调的效果评估带有一定的逆向思维性质,即按照系统设定的目标和功能,从最终使用者——各级各类医护人员、各级管理者和医院的服务对象那里评估应该且能够得到的效率和效益、整个医院运营管理、医院的创新力和影响力能够获得怎样的提升。这种评估,能用指标加数据表明的尽可能用数据表明,有些可用场景描述表明的最好用场景表明。我们认为,目前广为流行的按照系统规划中的"功能列表"验收来代替效果评估是远远不够的。

给出形象的或量化的效果评估,不仅是对项目预期目标结果的回答,而且能让项目实施人员做到心中有数。让那些粗糙的、不严谨的工程实施没有存在空间。有了这样的效果评估,就可以大大减少工程的反复和不断的延期,可以大大降低失败的概率。

3) 风险分析和规避措施

这是指在建设过程中,对可能遇到的困难和问题做出预估,给项目实施的管理者做出提示,并设想可行的应对措施。也就是说,让项目实施人员对前进过程中可能出现的风险和问题有足够的思想准备。我们发现,很多项目管理者和现场实施人员不愿在这方面多下功夫,往往是上来就干。这样的人,看似信心十足,实则是把事情看得简单了,其结果常常是遇到新的问题时就拖延计划,要求推迟完成时间,甚至增加预算。当预算不能增加时,便有很多不愉快的事情发生:不是降低系统的实施质量,就是砍掉规划中预定的功能。这样的案例已经屡见不鲜,正所谓"人无远虑,必有近忧"。在现实中,我们发现有太多的信息化工程项目,当中途遇到了波折和难题时,由于事前缺少思想准备而导致项目延期、超出预算甚至失败。这方面的教训一定要吸取!

在以往的实践中,常见的风险还有:原定的需求与用户实际要求不符合,导致需求变更、修改设计;原定计划中给的时间太短或没有留出余地,当遇到事前没有料到的难点时,便不得已将完成时间向后拖延;项目实施中必要的条件没有准备到位,不得已只好调整计划;领导意图变更,导致规划和计划的调整,等等。当我们想到这种种可能的风险时,又将反过来促使我们在制定规划时将需求调研和需求分析做得更为深入、更为细致,促使我们在制定规划时更为严谨。

4.3 项目建设管理

项目管理本身是一个专门学科,各行各业对建设项目的管理都十分重视。为此,国家专门制定了《建设工程项目管理规范》(GB/T 50326—2017),已有众多著述专门对其进行研究和讲解,各类管理研修班更是遍布各地。在卫生信息化建设中,项目管理同样有其重要地位。所有的案例分析中,成功的也好,失败的也好,如果论功罚罪,项目管理的权重至少应该占据三分之一。

本节不想重复那些理论和方法,在有限的篇幅里只想结合本行业实际,结合以往经验和教训,概括提出项目建设管理者应该具有的理念、应该担负的任务以及需要注意的方式方法。任何一个项目管理者面对的问题都相当广泛而复杂,任何人都难以给出一对一的灵丹妙药,这里介绍一些专家的认识和体会,提出来供大家参考。

在医院信息化建设中,项目建设管理这个角色可能由信息科主任担任;而在市场化日趋发达的今天,更多的将是由企业的项目实施经理承担。本节只针对项目实施经理这一角色,就以下三个方面概括性地提出若干要求和建议。

4.3.1 项目管理基本理念

项目实施经理是为企业"创造价值"这一主题思想的主要践行者。在这里,其主要任务是实现项目的整体规划或整体设计提出的目标和各项要求,把系统建设得实用、好用,尽一切可能为用户创造更多的价值,让用户满意。

让用户满意,这一总的目标是毋庸置疑的,但用户的需求,深究起来是无止境的。作为项目建设的管理者,需要在整体要求、用户需求和实施成本之间找到合适的平衡点,并设法加强组织管理,提高工作效率,为企业争取应有的效益。

无论哪家医院都有其个性化要求,任何产品也不可能"放之四海而皆准"。作为项目实施经理,既要让客户满意,又要控制实施成本,处理好这两个相互对立的矛盾体是考验项目经理技术能力的关键点。他所面对的不只是目标、任务、实施团队、相关的财和物,还有各方的利益以及想法和要求各不相同的各类人群,项目经理不仅要具有较高的"智商",而且还应该具有良好的"情商"。

项目实施也是一个"系统工程"。任何一个医院信息化项目,大都涉及甲方多个群体,也可能涉及乙方多个合作伙伴,这就要求项目实施经理既要考虑各类系统和技术的融合,又要考虑各个环节的难度和工作量,恰当安排实施团队的力量,以及安排好实施顺序。应对这样一种复杂局面,除了必需的勇气和韧性之外,还应具备运用"系统工程"理念和方法筹划整个项目实施的能力。系统工程的理念是什么?简单地说,它是组织管理系统的规划、研究、设计、制造、试验和使用的科学方法论。它的诸项特征中有两项对我们的项目实施管理最有针对性,其一是强调"一个系统,两个最优",即追求总体效果最优及实现的方法和途径最优;其二是强调"以软为主,软硬结合,物理—事理—人理相结合",即强调方法的综合性。

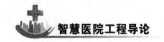

项目实施管理的工作同样充满挑战性和创造性。

著名的软件工程管理专家弗雷德里克·布鲁克斯在他的《人月神话》中有这样一段论述值得我们参考:"在很多方面,管理一个大型的计算机编程项目和管理其他行业项目很相似——比大多数程序人员认为的还要相似;在另外一些方面,它有差别——比大多数职业经理人所认为的差别还要大。"

对于团队管理者,下面这个故事也可能对项目管理有一定的启发和帮助:

一个人见到三个石匠,分别问他们在做什么。第一个石匠回答:"我在养家糊口。"第二个石匠边敲边回答:"我在做全国最好的石匠活。"第三个石匠仰望天空,目光炯炯有神,说道:"我在建造一座大教堂。"显然,第三个石匠的理念才是项目管理者期望和要求的。

4.3.2 项目管理的主要任务

项目管理的任务艰巨而复杂,这里只针对医院信息化工程的实际情况,总结以往的经验和教训,概括出 10 项任务。

1) 建立组织

但凡大一点的信息化项目建设,都应该建立项目领导小组。领导小组的组成一般是医院主管领导担任组长,项目管理者作为主要执行人担任副组长,成员应该包括相应的业务主管和必要的保障人员。小组成立的同时有两件事必须落实:一是明确小组成员的分工,责任到人;二是建立例会制度,工程的整体设计、计划安排、预算分配、项目招标等决策性事项都必须在小组会上研究讨论,执行过程中出现的重要问题的解决——无论是甲方的还是乙方的,都需要在例会上报告和讨论。

2) 制定计划

项目建设管理者总的任务是把整体规划或整体设计提出的任务、进度和质量要求变成现实,使其着实落地。为此,项目建设管理者必须充分运用可以利用的各种资源制定具体可行的实施计划,其中包括经费使用计划。一般来说,一个项目建设计划包括几个大的阶段:准备阶段、执行阶段、测试阶段、验收交付阶段。其中,执行阶段可根据实际需要分为多个阶段;执行阶段应该包括使用培训;验收交付阶段应该包括知识转移。

3) 消化产品

为落实好计划,项目建设管理者必须充分理解即将落地的全套产品的设计理念、功能结构、功能含义及运用方法,以便将产品功能与用户需求作最恰当的匹配,将产品性能发挥到最充分的地步。为理解这一要求,再次举出曾多次听到的类似的故事:

一线实施人员常常不断叫喊:用户的这一要求、那一要求系统不能实现,要求软件开发者修改软件。而当真正熟悉系统功能细节的人到达现场后,稍加指点或说明、无须修改程序,所提问题就解决了。在这样的事实面前,用户常常埋怨:你们这些熟悉产品的人为什么不早来!

这样的事例充分说明,负责项目实施的管理者熟悉系统的设计思想、设计理念和功能运用是多么重要。实际上,让每个软件研发者都到现场实施是不现实的,也不符合现代分工原则。如果项目管理者肯在深入消化产品这一点上多花一些工夫,则不仅会使项目实施顺利进行,而且一定会降低实施成本。

4)掌握进度

掌握进度,不必多说,这是任何项目管理者都十分重视的。为掌控得好,做如下提示:一是对进行中的工程任务的难易程度做出准确分析,知人善任,安排好团队的分工;二是当发现进度可能拖延时,多作提示、指点、鼓励和帮助,宁可鼓励加班也不要轻易换人和加人。

5)保证质量

保证质量天经地义,只有保证质量才能保证用户满意。保证质量贯穿于工程实施的全过程,每个细节都要做到。针对信息化工程项目,对质量的保证做如下提示:一是加强测试,包括单个功能测试和整体功能测试,并且尽可能在仿真环境下测试;二是常与使用者沟通,必要时请使用者参与功能测试;三是对于任何影响质量的因素紧抓不放,决不敷衍,决不拖延,决不让质量问题成堆。

6)协同伙伴

时至今日,实施医院信息化的任何项目,几乎都涉及相关的多种产品或系统,协同相关的产品承建商一起配合将是不可回避的任务。为做好这类协同,须规划各方任务、提出包括接口在内的各项要求、排定实施顺序并求得各方认可,这是项目管理者必须做好的事情。

7)问题管理

在实施过程中,无论什么样的项目、什么样的产品,各式各样的问题总归是要出现的,甚至天天出现、处处出现。及时收集问题,分析问题,设法研究解决问题,这就是各种项目管理中一致强调的"问题管理"。

8)及时报告

作为项目建设经理,应该将项目的进度情况、质量情况、经费使用情况、出现的问题及问题的解决情况,以及自己解决不了的问题、下一步进展中预估出的问题,都及时地或定期地向自己的上级和甲方主管领导报告。

9)转移知识

使用培训、协助制定系统的使用制度和管理制度、给出使用说明和运维所需的操作说明都属于知识转移。项目实施负责人常常忽视这一要求,但是,大量事实证明,做好知识转移,对提升系统的运维效率、有效使用和提升系统运行效益乃至延伸系统的生命周期,都有重要作用。

10)完成验收

作为项目实施经理,把握好阶段验收和最终验收是一个重要环节。为迎接验收,必须做好充分准备,包括自己测试、用户测试,写好验收文件。凡是为追赶进度而仓促应对,幻想侥幸过关的,最后大都没有好的结果。如果首次验收不过,不仅会使进度大大拖延,还会伤害双方信心。

4.3.3 项目管理需要注意的方式方法

方法学是需要学习的,但是讲起方式方法,还是强调"一把钥匙开一把锁",这里提出的方式方法,只是一些提示。

1)谋定而后动

项目正式实施之前,对医院目前环境、业务流程、操作方法、人员分工、岗位职责、规章制度及现有条件等作充分调研之后再确定实施方案。

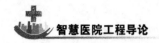

2）建立模拟环境

信息系统的基础数据准备、系统的参数设置、软件个性化调整，直至应用软件测试和系统运行模拟，都需要这样一个环境。实际上这也是一个完整的系统演示和使用培训的环境。这套模拟环境的运用将贯穿始终。

3）与用户交朋友

信息系统建设项目是全员参与的项目。与用户深度沟通，把需要动员的用户全部动员起来，让他们一起参与，特别是医院信息科的同志尽可能参与，以使建立起来的应用系统变成"共同的儿子"，这是建设优秀应用软件系统的有效方法。这样做也有利于日后的系统交接，更有利于未来系统的稳定运行和使用维护。

4）慎重上线运行

某位元帅曾有一句名言叫"三快一慢"，即战斗的各项准备工作要快，而发起总攻的时刻选择要慎重。系统上线时间的选择也是这样，即各项准备要充分，万事俱备才能上线运行。如果准备不足，仓促上线运行，当暴露出严重问题时不得已再退下来，这对各方都十分不利，不仅拖延进度，还会影响士气。

5）重视管理者的需求

实施工程师往往只注重各项业务管理内容的完成，而各级管理者的需求经常被轻视，甚至被忽视。我们特别提醒现场实施者，知道这方面的需求也是任务的一部分，更要知道，一旦领导者感觉到你的系统对他们的管理工作有帮助，使他们从项目建设上得到了益处，反过来你将会得到更强有力的支持，结果将是事半功倍。

5 智慧医院顶层设计

数字医院建设方兴未艾,现在全国各地又掀起了建设智慧医院的热潮。智慧医院乃是在数字医院的基础上进行建设的,因而如何设计,如何建设智慧医院,智慧医院如何管理运营,最终实现的目标是什么等等一系列问题都值得探讨。提出进行顶层设计的概念,就是一步步地来理顺这些问题。下面首先分析一下我国医院发展过程中出现的一些问题,以此作为智慧医院建设的出发点。这样,智慧医院的设计和建设工作才会落到实处。

5.1 我国医院发展过程中的问题和思考

智慧医院是城市化发展的需要,是数字医院的发展和继续,其以物联网技术为基础,通过更深入的感知和智慧化、更全面的互联互通、更有效的交换共享、更好的协作和关联应用,最终成为一个高效安全、学习创新、和谐友好、智慧开放的类生命体。因此,发展成熟的智慧医院具有像生命体一样的特征,如具有较为完善的行为意识和调控能力、智能感知、情景感知与认知能力,成熟的信息知识智能转换机制及决策能力,一定的自我学习、自我成长和自我创新能力。显然,智慧医院的成长不是一蹴而就的,像一个生命体的成长过程一样,将经历一个长期的建设发展、学习创新、自我完善的过程,仍将遵循智慧医院发展的基本规律,经历起步、发展、成熟三个不同阶段。

5.1.1 我国医院发展遇到的问题

20 世纪末,我国医院发展进入加速期,城市基础建设加快,大批农民工涌入城市,特别是 21 世纪初城市商品房的大量开发,城市圈开始急速扩大,逐步形成了许多人口过百万、超千万的大中城市,因而形成了中国城市发展的特色。

(1) 城市人口高度集中,城市交通拥挤,居住困难,能源短缺,环境污染严重,老百姓小病大看,看病难,看病贵问题严重,等等。

(2) 城市发展速度过快,各种配套设施建设跟不上,购物、上学、生活保障都存在问题。

(3) 公共安全事件频发,应急处置跟不上,三甲医院人满为患,社区医院冷冷清清。

(4) 医院管理手段落后,问题得不到及时处理。

(5) 没有完善的医院发展规划,需求变化过快,顶层设计几乎没有,严重影响了医院的进一步发展。

(6) 城市建设"摊大饼"式发展,各城市发展模式几乎相同,没有突出地方特色,城市建设布局不合理,产业发展的后劲不足,也严重影响了医院的发展。

我国城市化发展遇到的问题催生了智慧医院建设发展的需求。

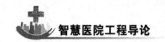

5.1.2 对医院发展遇到问题的思考

上面只简单列举了医院发展过程中出现的一些问题。在过去的数字化、信息化建设过程中同样暴露了不少问题。这些问题不解决就会阻碍智慧医院的建设和发展。

在智慧医院的建设过程中,由于多种新技术的应用和新技术应用产生的对医院管理的新的要求,智慧医院的建设将会遇到更多的挑战。提出"智慧医院必须要做顶层设计"要求,研究顶层设计方法,就是要强调在智慧医院建设时,用系统论的方法,以全局视角,对智慧医院建设的各方面、各层次、各种要素进行统筹考虑,为"智慧医院"的建设提供一个框架性的规划蓝图。

5.2 智慧医院建设首先必须做好顶层设计

为避免重复建设、信息孤岛林立等问题,智慧医院建设从一开始就要特别强调顶层设计。

什么是智慧医院顶层设计?

第4章开篇明义:"顶层设计"的字面含义是自高端开始的总体构想。其思想内涵主要是用系统论的方法,以全局视角,对智慧医院建设的各方面、各层次、各种要素进行统筹考虑,和谐各种关系,确定目标,选择实现目标的具体路径,制定正确的战略目标,并适时调整,规避可能导致失败的风险,提高效益,降低成本。

顶层设计是铺展在意图和实践之间的"蓝图",是具有总体明确性和具体可操作性的科学思维的理论结晶,而不是"摸着石头过河"的实践探索性产物。世界近代成功崛起的医院大厦也都是"顶层设计"的杰作。

为什么要进行顶层设计,这是大家关心的问题。先从重大灾害给了我们深刻的教训谈起。以2008年年初的冰雪灾害为例,据国家民政部统计,截至2008年2月23日,2008年年初这场五十年不遇的雨雪冰冻灾害,已经导致129人死亡,1.78亿亩农作物受灾,48.5万间房屋倒塌,直接经济损失1 516.5亿元。灾害造成我国南方十多个省(区)的大多数高压电线和输变电铁塔被覆冰压断、倒塌,致使大面积电力供应瞬间中断。没有电,京广铁路中断,物流、人流受到严重阻滞,电煤告急,人民正常生活秩序受到影响。甚至影响到后来我国对宏观经济形势和国际金融海啸的判断。

反思这场灾害造成如此深重的影响,既有不可抗拒的自然灾害原因,也有我国经济发展和社会运行系统,包括应急指挥等信息系统在内的脆弱、灾害预警和应对能力不足等诸多问题叠加的原因。

产生这些问题的原因是我们过去对应急系统和信息系统顶层设计重视不够,没有把上述问题进行分解并对应落实到相关部门和环节。应急系统在设计上存在着缺失。实际上应急系统也是一个供应链,乃至一个产业链的业务协同与有效整合问题。因此,这些问题如果不从全局和竞争力的角度去进行思考、分析和解决,那势必从战略和整体上影响应急系统的运营、绩效和可持续发展。

同样的问题发生不仅仅是一次。2003年我国的非典疫情和2004年印度洋海啸发生后,也发生过类似的问题,这就表明在信息化战略、信息化与创新、信息化与业务重组之间都还存在着不同程度的问题。这也表明,只重视和关注信息设备采购、单一应用建设而忽视顶层设计和信息集成的不完整,都是不可取的。

这仅仅是一个方面的例子,就不难看出顶层设计的重要性和为什么要进行顶层设计了。

5.3 智慧医院顶层设计的主要内容

顶层设计是对发展战略在时间、空间的展现形态和发展路线的整体设计,不仅取决于技术,更取决于理念和人。一般而言,顶层设计应基于现状,开展体系需求分析、体系架构设计、体系方案验证等工作,提出建设目标、应用需求、能力要求、技术体制、实施途径等总体构想,以便多、快、好、省地提升体系化智能化服务能力。

医院发展战略顶层设计在整个医院建设流程中的位置如图 5-1 所示。

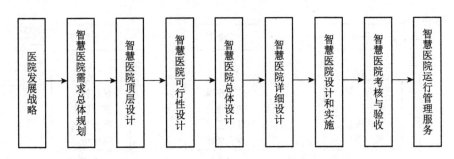

图 5-1　顶层设计在医院建设流程中的位置

一般来说,每个医院都会请一些专家根据国家医院发展规划制订医院发展战略,但是也有少数医院把它转变成总体要求,不进行顶层设计和系统规划,就开始项目实施,就会变成信息孤岛。这个教训必须吸取。

从内容上看,顶层设计主要包括业务架构设计、信息架构设计、系统架构设计、技术架构设计,力图通过图形、文本、表格等形式,提供准确直观的体系结构框架、科学有效的体系设计过程、规范标准和设计参考资源,以实现各相关人员对顶层设计的一致理解,给相关主管部门及领导提供一个建设"蓝图",便于审批和决策。

5.4 顶层设计要关注的几个问题

在进行"智慧医院"顶层设计时须关注以下几个问题:

(1) 核心技术有待突破,如智能识别、移动计算、信息融合、云计算及信息的互通互联。

(2) 发展动力要素分析了解不够,如医院规模、医院资源、医院环境、医院能源、医院交通等。

(3) 智慧医院建设理念有待统一,如什么是智慧医院,如何建设,如何管理与运营,采用什么标准等。

(4) 智慧医院建设涉及法律、法规不健全,如与智慧医院建设、管理、运营相关的法律、法规等尚不健全。

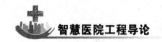

（5）智慧医院运营的管理机制有待建立。智慧医院是一个新鲜事物,有关的建设、管理、运营机制要跟上。

通过以上问题的分析和了解,智慧医院建设做好顶层设计的必要性就十分清楚了。

5.5 智慧医院顶层设计方法概述

目前智慧医院建设已经进入起步期,要把握智慧医院综合体系建设基本规律,采用科学的顶层设计方法来回答智慧医院建设"为什么""是什么""怎么建"等重大理论和实践问题。

智慧医院建设的顶层设计方法,通常与智慧医院建设规划体制与决策机制密切融合在一起。智慧医院顶层规划三阶段法包括战略规划、建设规划和服务规划,如图 5-2 所示。

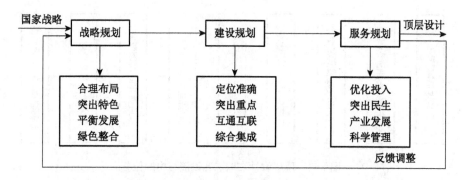

图 5-2 智慧医院顶层规划三阶段法

规划是愿望和目标,顶层设计是实现需求目标的途径,顶层设计方法是实现需求目标的具体方法。顶层设计有多种分析方法,这里重点介绍两种方法。

5.5.1 发展路线图法

发展路线图法起源于 20 世纪 70 年代现代企业管理研究领域提出的技术路线图法,经过不断的创新发展,目前已经逐渐演变为一种成熟的方法,在各个行业、不同层面、不同发展阶段得到运用。该方法注重体系演化分析,利用整体性的框架,采用多种决策分析方法、制定规范化的流程,可为智慧城市的顶层设计提供一种实用方法和管理工具。

1) 基本概念与框架

发展路线图法是一般用于对某一领域发展前景进行分析,并明确实现该前景的手段方法。由于其主要目标是要形成对发展前景的共识,因此在制定发展路线图的过程中,必须要聚集关联领域的利益有关方参与工作,以便达成"共识"。发展路线图法在不同国家、不同领域的运用有多种形式,但是通常都是采用图形和表格的形式回答三个简单的问题——目前水平如何?未来去向何方?何时到达目的地?它的一般框架包括时间线、组成要素、节点与链接和优先度等内容。时间线,明确解决各项问题的时间表;组成要素,明确业务需求、主要任务、方案选择、发展计划和资源保障;节点与链接,节点表示在确定时间内需要完成的任务目标和时间顺序,链接主要表示要素之间支持和推动关系;优先度,表示多种任务的优先次序和重要程度。

2) 具体方法

目前,从应用案例分析出发,制定发展路线图过程中所采用的具体方法,基本都是综合利用已有的各种决策分析方法,包括:

(1) 情景分析法,是一种直观预测方法;

(2) 层次分析法,是一种定性、定量相结合的决策分析方法;

(3) 德尔菲法,是一种非见面形式的专家意见收集方法;

(4) 头脑风暴法,是一种激励和引发创新观念的思维共振方法;

(5) 态势分析法(SWOT 分析法),是一种通过分析优势(Strength)、劣势(Weakness)、机会(Opportunity)、威胁(Threat)等内外因素,对发展趋势进行综合预测的方法。

3) 实施的一般流程

发展路线图法应用的一般流程可分为四个阶段:

(1) 启动阶段:明确需求、组建团队、确定范围和界限;

(2) 任务界定阶段:确定任务并识别风险和机遇、评估现有能力和差距、确定发展目标;

(3) 对策制定阶段:确定实现发展目标的对策、确定各项对策的优先顺序、制定综合进度时间表、制定发展路线图报告;

(4) 路线图执行阶段:审查并发布路线图报告、制订发展路线图实施方案、定期对发展路线图重新评估与修正。

从应用分析来看,发展路线图法短期应用是 5～15 年、较长应用是 20～30 年,虽然应用范围和时间跨度不同,但是都基于不同利益方的共同观点,提供了一套机制,可在一定的目标范围内,预测发展方向;提供了共同的发展框架,可协同各方的行动。

5.5.2 体系结构法

体系结构法起源于 1987 年 John Zachman 在复杂系统工程研究中提出的 Zachman 框架,经过 20 多年的创新发展,目前已经成为国内外信息化体系建设普遍应用的顶层设计方法。该方法注重采用规范化的设计过程,从多个视角对体系建设进行描述,不仅关注整体架构、要素关系和主要功能,更强调要适应技术发展和演化规律等内容。从顶层设计内容上看,体系结构法主要包括业务架构设计、信息架构设计、系统架构设计、技术架构设计,力图通过图形、文本、表格等形式,提供准确直观的体系结构框架、科学有效的体系设计过程、规范标准的设计参考资源,以实现各相关人员对顶层设计的一致理解。

1) 业务架构设计

业务架构是采用有效的建模技术,规范化地描述业务发展战略、业务运作模式、各个业务之间相互作用的关系结构,它从战略任务出发,以业务活动和要素为主线,以完成任务的信息为支撑,描述基本业务模型。业务架构设计结果通常包括:

(1) 通用任务列表;

(2) 智慧医院概念图;

(3) 系统节点连接图;

(4) 系统关系图;

(5) 系统活动模型;

（6）业务协作流程模型等。

2）信息架构设计

信息架构设计主要是建立信息模型、描述信息流程,并依据业务架构分析信息的集成、共享、高效利用方式,进而实现业务流程的优化和重组,提高信息集成和共享能力。信息架构设计结果通常包括:

（1）共享数据环境;

（2）信息交换关系;

（3）信息标准(逻辑数据模型、物理数据模型等);

（4）信息服务模型等。

3）系统架构设计

系统架构设计主要说明多个系统如何连接和互操作,描述信息化体系的结构和运行。把系统的物理资源及其性能特征与业务架构及由技术架构所定义的标准要求联系起来。系统架构设计结果通常包括:

（1）系统组成描述;

（2）系统连接关系图;

（3）系统通信描述;

（4）系统关联矩阵;

（5）系统功能描述;

（6）系统功能和活动映射矩阵;

（7）系统演化模型等。

4）技术架构设计

技术架构设计提供了系统实现的技术基础和建设的指南,包括一系列技术标准、惯例、规则和准则,以及相关法律、法规,决定了特定系统架构的功能、接口和相互关系。技术架构设计结果通常包括:

（1）技术体系组成;

（2）技术标准配置;

（3）技术发展预测等。

目前,智慧医院体系建设的基础是信息网络设施,灵魂是软件系统,关键是提高信息集成和共享能力,核心是提升体系管控能力,目标是形成基于信息系统的体系管理优势,这是研究体系结构性的起点和归宿。

5.5.3 顶层设计层次关系

体系架构之间的层次关系主要指体系架构设计的前后顺序,首先要考虑智慧医院的需求目标体系,只有工程的需求目标弄清楚并取得了共识才能进行设计开发总体架构。在开发系统总体架构的过程中,首先看有无关键系统要进行系统模拟,只有关键系统模拟实验成功,总体架构才算基本可行。

总体体系架构开发完成后,必须对总体架构进行评价;总体架构进行评价通过后,才能作为系统总体设计的框架依据。它们之间的层次关系和先后开发顺序大体如上所述。智慧医院的顶层设计必须按顺序按层次进行开发设计,只有这样才能保证顶层设计的作用和效果。图 5-3 是智慧医院顶层设计架构模型体系之间的层次关系。

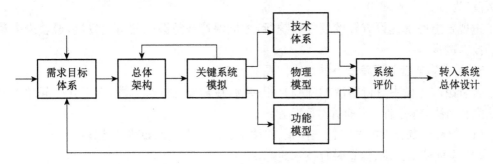

图 5-3 智慧医院顶层设计架构模型体系之间的层次关系

5.5.4 智慧医院顶层设计要注意的几个问题

前面简要地讲述了智慧医院顶层设计有关问题及顶层设计方法概念,这只是从技术角度进行了说明,实际上智慧医院的顶层设计还必须把握好以下几个问题,才能保障智慧医院的顺利进行。

智慧医院在弄清医院发展需求规划后,首先要进行顶层设计,通过顶层设计来确定系统的总体架构、目标、技术路线和体系架构。

1) 智慧医院顶层设计要贯彻一个特色、三个坚持

智慧医院顶层设计要贯彻一个特色,即医院特色。每个医院所处的历史背景、生态环境和发展基础不同,遇到的问题也不同。

进行顶层设计要贯彻三个坚持:

(1) 坚持整体战略。顶层设计一定要整体全面考虑,不能为设计而设计,要服务于工程发展全局。

(2) 坚持共同参与双向反馈。顶层设计除了有技术专家、工程技术人员外,系统顶层设计还要取得医院主管领导、中层和信息中心人员的认同和参与,中层与基层的需求要反馈给决策层,进行双向反馈。

(3) 强调和坚持战略执行。经过缜密研究后形成顶层设计,如果没有准确到位的执行,必然是海市蜃楼。因此,要加强内部协调、沟通和控制,不断提高管理水平,使顶层设计真正成为智慧医院建设上下共同的思想基础和执行规范。

2) 坚定不移地以科学发展观为智慧医院建设方针

智慧医院的建设方针是促进智慧医院健康发展的基础,这样才可能充分挖掘智慧医院建设给社会发展带来的巨大经济效益,规避智慧医院建设发展中出现的其他问题和困惑。

智慧医院建设方针如下:

(1) 以科学发展观为纲领,坚持实事求是,解决医院发展中暴露出的问题;

(2) 以国家卫计委《2006—2020 年国家信息化发展战略》为指南;

(3) 以《国家卫计委十三五规划》为依据;

(4) 以《中国信息化城市发展指南(2016)》为基础;

(5) 以医院发展战略规划为起点,建设有地方特色的智慧医院;

（6）以打造和谐社会、绿色环境、节能减排可持续发展，突出民生，建设中国特色的"智慧医院"为目标。

重视智慧医院建设方针的建立和执行，才能保持智慧医院的持续发展，成就未来革命性的技术进步。

3) 重视影响智慧医院发展的几个问题的研究

智慧医院建设中有待解决的问题是很多的，在建设的起步阶段，以下几个问题需要认真研究和解决，将有助于当前智慧医院建设。

（1）智慧医院建设的技术标准体系、法律、法规、人文道德规范的建设；

（2）全面感知技术、信息融合技术研究；

（3）多种传输方式融合技术研究；

（4）信息互通互联技术研究；

（5）智慧云计算、智能分析和决策技术；

（6）智慧系统的综合集成技术；

（7）总体规划、顶层设计、总体设计技术；

（8）智慧城市应用、管理和运维技术等。

智慧医院建设是一个巨型复杂的系统工程，系统的形态是集成系统的综合集成，其本质是集成创新。顶层设计方法研究的基本思路也应该是创新性地综合利用已有的方法解决智慧医院建设中的实际问题。

智慧医院顶层设计的实质是解决系统建设和实现中出现的各种矛盾，优化利用发展新技术，提出研究实现需求要突破的技术和最终实现预定的目标。

6 智慧医院设计实例

本章以江苏南工科技集团有限公司设计的启东市妇幼保健医院为例进行介绍。设计时将智慧型医院分两部分,第一部分为数字化医院,包括智能化和信息化;第二部分为智慧化医院。

6.1 工程概况

启东市妇幼保健医院位于启东市汇龙镇城东村,牡丹江路南侧,城东四路北侧,丁仓港路西侧。总用地面积 151 亩,总建筑面积 94 909 平方米,地上面积 77 835 平方米,地下面积 17 073 平方米。建设内容包括:门急诊、医技、病房、行政办公、后勤保障等功能,规划床位 500 床。启东市妇幼保健医院采用一次整体规划,分期建设的方式。建设目标为智慧型妇幼保健专科医院。工程概况如图 6-1 所示。

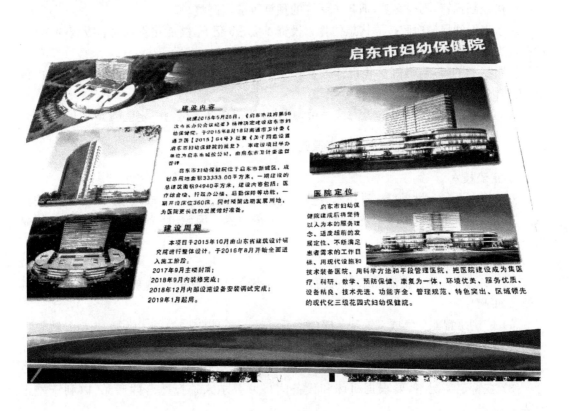

图 6-1 工程概况

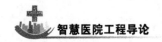
智慧医院工程导论

6.1.1 设计指导思想

(1)"以人为本、按需设置、量身定做、适度超前"十六字方针。
(2)采用主流技术和主流产品。
(3)明确工程特点、重点、亮点和难点以及解决方法。
(4)强调合理的投入、良好的产出。

6.1.2 国内部分医院投资概况(表 6-1)

表 6-1   国内部分医院智能化投资概况

单位	建筑面积	智能化投资
上海第十人民医院	8 万 m²	1 400 万元
上海同济医院	10 万 m²	1 800 万元
上海长海医院	18 万 m²	3 000 万元
上海妇产科医院杨浦分院	6.162 4 万 m²	1 700 万元

6.1.3 智能化系统投资估算

原则:强调"合理投入,良好产出"。

严格控制预算,不得突破,但各子系统的预算可适当调整。

启东市妇幼保健医院按原构想估算总投资 4 亿~5 亿元,智能化投入为总投资的 5%~7%,最少投入 2 400 万元;中等投入 2 800 万元;高投入 3 200 万元。

按照我们的经验,做好优化设计方案和深化施工方案,采用中等投入达到高投入的效果,创建优质工程是可以做到的。

智能化系统投入约 2 800 万元人民币,我们认为只要各方努力一定能够实现上述目标。

6.1.4 系统主流技术与主流产品选择原则

1) 主流技术

工程技术可分为世界最先进技术、过时淘汰技术以及先进实用成熟技术三大类。我们认为工程必须采用先进实用成熟技术,常称为主流技术。因此,每个子系统都必须同样采用主流技术。

2) 主流产品选型要求

主流产品就是符合主流技术要求的,性价比高、可靠性好的成熟产品。主流产品的具体要求如下:

(1)能满足智能化集成系统和各应用子系统设备选型的要求、技术性能、规格参数等。

(2)每个子系统选择三个同档次品牌入围,技术性能、规格参数,以及线缆敷设和监控或信息点位安装符合要求。

(3)在特定情况下,要根据机房和设备间尺寸要求来选择适合的产品,以利于施工安装。

(4)系统设备选型应保证产品的应用技术是成熟的,具有先进性、可靠性、通用性和可扩展性。

（5）按照按需设置的原则，在经济条件允许时，可以采用国外名牌产品。鉴于国外名牌产品生产基地不少设在国内，因此不必强调产地在国外，也不必强调必须具备进口关税单，这样可以在保证质量前提下节省业主方的投资。

（6）重点系统可采用性价比较高的国产优质产品。国内已达到世界一流性能的产品，建议尽量采用，既保证了质量，又保护了民族工业的发展。

（7）目前国际主流是 BIM 系统应用，本项目尽可能采用，以符合住建部有关要求。

6.1.5 设计要点

1）设计要点

设计要点如图 6-2 和图 6-3 所示。

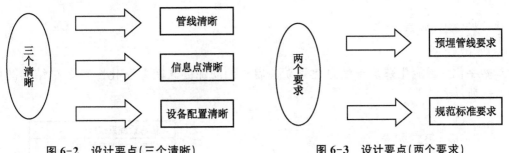

图 6-2　设计要点（三个清晰）　　　图 6-3　设计要点（两个要求）

2）具体目标

具体目标有如下六个方面：

（1）能够提供高度共享的信息资源；

（2）确保提高工作效率和舒适的工作环境；

（3）高效节能，节约管理费用，减少物业管理人员；

（4）适应管理工作的发展需要，具有可扩展性、可变性，能适应环境的变化和工作性质的多样化；

（5）各种系统设备使用管理方便、安全可靠；

（6）投资合理，符合区域发展的需求，达到短期投资长期受益的目的。

3）服务功能

服务功能有如下四项：

（1）安全性；

（2）舒适性；

（3）便捷性；

（4）灵活可用性。

4）设计需求特点

设计需求特点如下：

（1）总体的规划是基础；

（2）以人为本，按需设置，量身定做，适度超前；

（3）基于网络建设,实现综合信息集成系统;

（4）各项界面的正确划分是设计和施工过程顺利实施的保障,如图 6-4 所示。

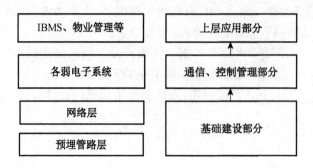

图 6-4 各类系统层次结构

6.2 数字化医院

数字化＝智能化系统＋信息化系统。启东妇幼保健医院数字化医院系统结构图如图 6-5 所示。

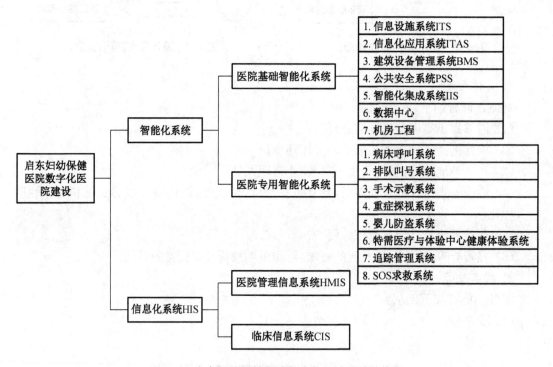

图 6-5 启东妇幼保健医院数字化医院系统结构图

6.2.1 医院基础智能化系统

医院基础智能化系统如表 6-2 所示。

表 6-2 医院基础智能化系统

医院基础智能化系统	1. 信息设施系统 ITS	通信接入系统	
		电话交换系统	
		信息网络系统	
		综合布线系统	
		移动通信覆盖系统	
		有线电视系统	
		会议系统	
		多媒体教学系统	
		远程会诊及视频会议系统	
		背景音乐及紧急广播系统	
		信息引导及发布系统	LED 大屏幕显示系统
			多媒体信息显示系统
		室内综合管网系统	
		室外管道工程	
	2. 信息化应用系统 ITAS	智能卡一卡通系统	一卡通综合管理平台
			门禁系统
			考勤系统
			消费系统
			图书管理系统
		信息安全管理系统	网络安全管理系统
			桌面安全管理系统
		物业运营管理系统	
		办公自动化系统	
	3. 建筑设备管理系统 BMS	楼宇设备自控系统	电梯及扶梯控制系统
			变配电系统
			空调机组控制系统
			给排水控制系统
			新风机组控制系统
			送排风机控制系统
		智能照明系统	
		能源管理系统	
		能源计量系统	

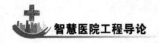
		安防系统集成	
医院基础智能化系统	4. 公共安全系统 PSS	火灾自动报警与消防联动系统	
		入侵报警系统	
		视频安防监控系统	
		出入口控制系统	
		电子巡更系统	
		周界电子围栏系统	
		汽车库监视报警管理系统	
		门禁一卡通系统	
		火灾探测报警系统	
		温湿度监测系统	
		重点部位监控报警系统	
		保安无线对讲系统	
		防爆安全检查系统	
		应急指挥系统	
	5. 智能化集成系统 IIS		
	6. 机房工程	机房装修	
		机房电气照明系统	
		机房 UPS 系统	
		机房防雷接地系统	
		机房空调系统	
		机房新、排风排烟系统	
		机房综合布线系统	
		机房安全防范系统	
		机房环境监控管理系统	
		机房气体灭火系统	
		机房 ECC 显示系统	
		机房 ECC 存储系统	
		监控机房屏幕墙显示系统	
		机房 KVM 管理系统	

6.2.2 医院智能化系统设计内容

医院智能化设计内容如图 6-6 所示。

6.2.3 3S 集成系统

3S 集成系统如图 6-7 所示。

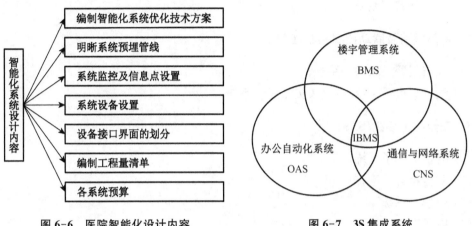

图 6-6 医院智能化设计内容

图 6-7 3S 集成系统

6.3 系统功能组成

综合信息集成系统(IBMS/BMS)如图 6-8 所示。

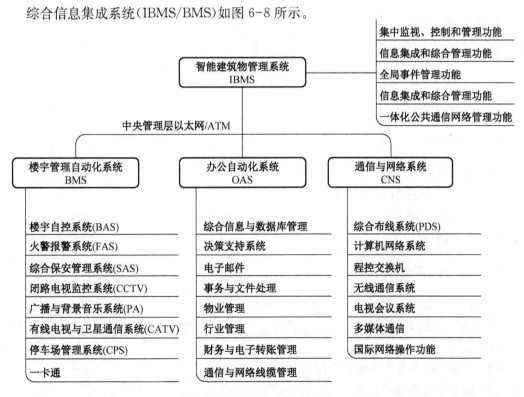

图 6-8 综合信息集成系统

6.4 智能化子系统分类

6.4.1 设备自动控制与管理系统(BAS)

(1) 楼宇自动控制子系统;

(2) 空调计费子系统。

6.4.2 消防报警及联动控制系统(FAS)

(1) 火灾报警及联动子系统;

(2) 气体灭火子系统/电气火灾报警子系统。

6.4.3 安全防范系统(SAS)

(1) 电视监控子系统;

(2) 防盗报警子系统;

(3) 门禁子系统;

(4) 电子巡更子系统;

(5) 无线对讲子系统。

6.4.4 结构化综合布线系统(PDS)

电子会议子系统。

6.4.5 通信网络系统(CAS)

(1) 计算机网络子系统;

(2) 有线电视子系统。

6.4.6 机房工程

(1) 机房装修子系统;

(2) 电气安装子系统;

(3) UPS 供电子系统;

(4) 弱电防雷接地子系统。

6.4.7 一卡通子系统

(1) 公共广播子系统;

(2) 停车场管理子系统;

(3) 卫星电视接收子系统;

(4) 多媒体信息发布查询子系统;

(5) 物业管理信息子系统。

6.4.8 智能物业及设施管理系统(IPMS)

智能物业及设施管理系统如图 6-9 所示。

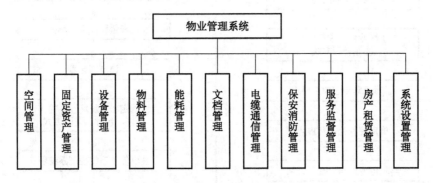

图 6-9 智能物业及设施管理系统

6.4.9 智能化集成管理系统网络拓扑图

智能化集成管理系统网络拓扑图如图 6-10 所示。

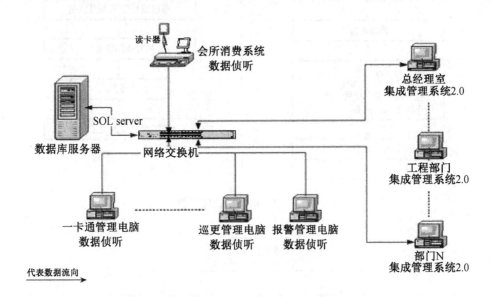

图 6-10 智能化集成管理系统网络拓扑图

6.4.10 楼宇机电设备自控系统(BAS)

BAS 系统结构如图 6-11 所示。

6.4.11 综合安全防范管理系统(SMS)

1) 闭路电视监控系统(CCTV)
闭路电视监控系统(CCTV)如图 6-12 所示。

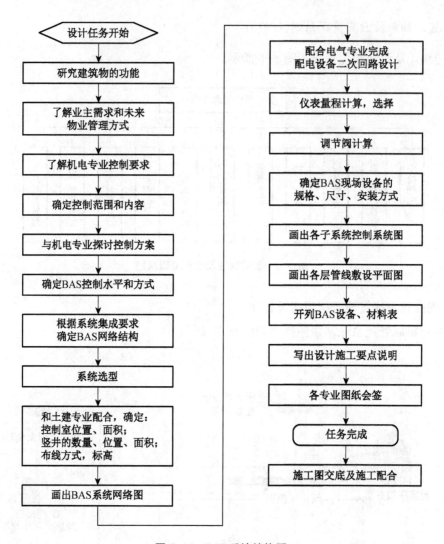

图 6-11　BAS 系统结构图

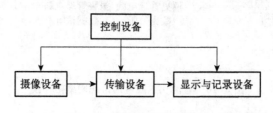

图 6-12　闭路电视监控系统

　　闭路电视监控系统应采用浏览器/服务器(B/S)结构的闭路电视监控与管理的软件版本,可通过监控网络对医院内的主要进出口通道、人行楼梯、主要区域(门诊区、急诊区、病房区、手术区、计算机主机房、药房、药品库等)、重要非技术区域(财务办公区、档案室等)、电梯前厅及轿箱进行电视图像监视,监视图像传送到综合安全防范中心。

2) 监控中心系统示意图

监控中心监控系统如图 6-13 所示。

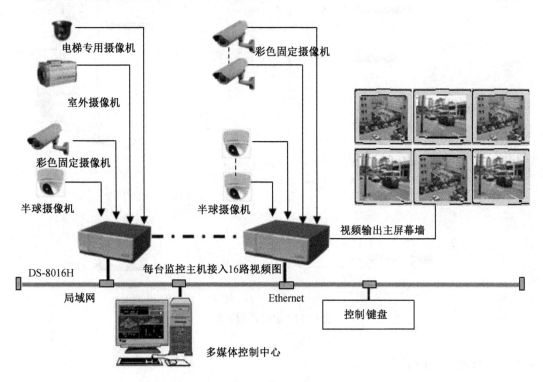

图 6-13　监控中心系统示意图

6.4.12　消防报警及气体灭火监视管理系统平台

1) 系统功能

由于消防规范要求消防系统要单独设置,现代传媒中心只建立消防报警联动控制及气体灭火系统(FAS)监视管理平台。通过通信接口方式与 BMS 连成一体,将消防系统的运行情况实时地传输到楼宇设备管理主计算机上,完成对 FAS 系统的二次监测。

2) 技术应用要求

启东市妇幼保健医院火灾报警系统与 BAS、SMS 系统有机结合,提供 BMS 监视与快速联动响应的能力。

启东市妇幼保健医院火灾报警系统建立在计算机网络平台上,并具有通过桌面系统浏览器在网络安全管理的授权下实现火灾报警的监视能力。

启东市妇幼保健医院火灾报警监控与管理软件具有与 BAS 和 SMS 系统以及 BMS 系统集成的通信接口协议。

启东市妇幼保健医院火灾报警系统网络可以与公共通信网络(如电话网络)互联组网。

6.4.13　公共广播系统(PAS)

公共广播系统如图 6-14 所示。

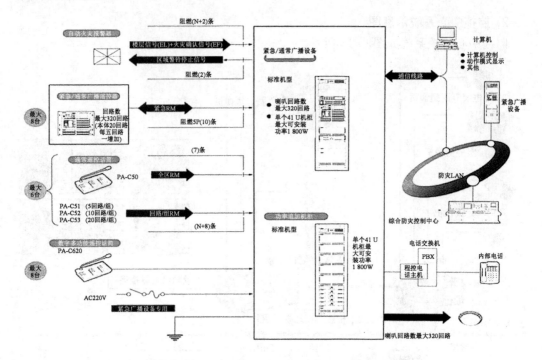

图 6-14　公共广播系统

6.4.14　停车场管理系统(CPS)

停车场管理系统示意图如图 6-15 所示。

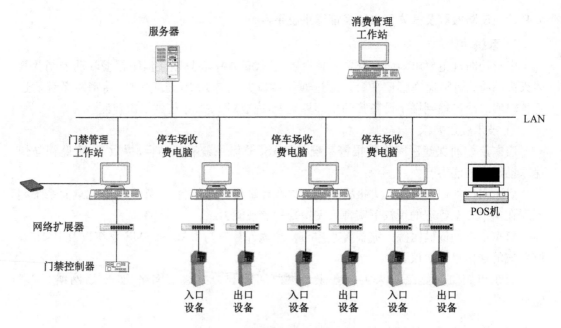

图 6-15　停车场管理系统示意图

6.4.15 门禁系统(DSS)

门禁系统如图 6-16 所示。

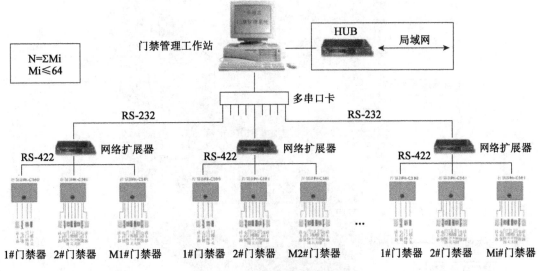

图 6-16　门禁管理系统结构图

6.4.16 一卡通管理系统(ICMS)

一卡通管理系统如图 6-17 所示。

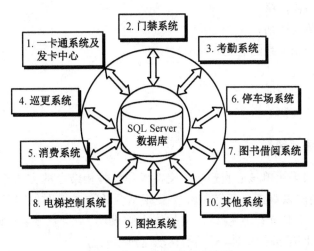

图 6-17　一卡通管理系统图

6.4.17 综合布线系统(PDS)

综合布线系统组成如图 6-18 所示。综合布线系统主要完成现代医院内的管道预埋和线缆敷设,主要包括以下方面:

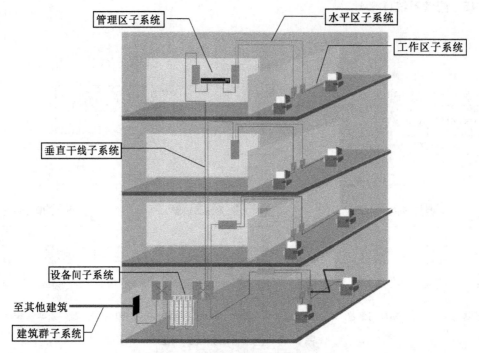

图 6-18　综合布线子系统组成图

（1）弱电室、间、井的桥架安装，综合弱电配线箱安装；

（2）计算机宽带网络；

（3）电视信号传输网络；

（4）电话语音传输网络；

（5）监控系统控制网络的管道；

（6）内部时钟系统（RTS）；

（7）内部专业通信调度；

（8）系统的管道预留。

6.4.18　计算机网络系统

对外部网络部门采用单核心直连接入交换机和堆叠相结合的方式组网，并通过防火墙与服务器群连接；内网以双核心双链路和堆叠相结合的方式组网，通过防火墙与服务器群相连，下属机构租用 ISP 光纤连接到外网的接入防火墙。一些公共区域和布线不易的地方，用 AP 来对有线网络进行延伸，提供给移动用户接入。

外网的核心层使用网关热备份 VRRP 来保证其冗余，链路则通过生成树协议作故障切换，外网出口申请双 ISP 接入的方式来实现出口的负载均衡和备份。

对于出差在外的用户，可通过在 IPS 后端搭建一个 VPN 接入平台以提供远程 VPN 接入服务。

计算机网络系统拓扑图如图 6-19 所示。

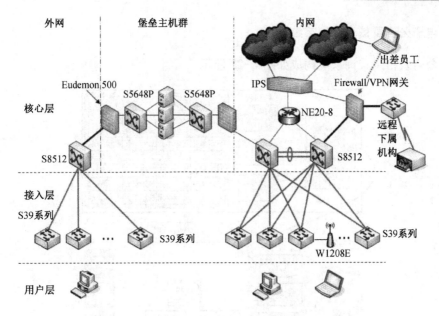

图 6-19 计算机网络系统拓扑图

计算机网络系统功能图如图 6-20 所示。

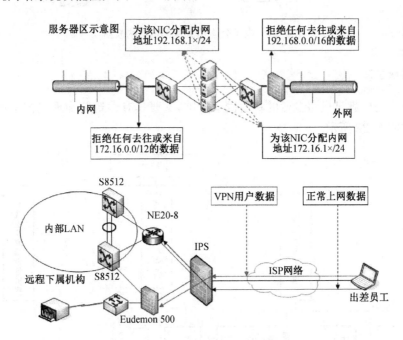

图 6-20 计算机网络系统功能图

6.4.19 电子会议系统(EMS)

电子会议系统功能设计包括:大屏幕显示功能、综合会议信号处理功能、发言及表决功能、视频会议功能、扩声及音响功能、影像自动跟踪功能、会议设备集控功能、会议室门禁及预定功能。

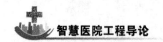

6.4.20 电子公告及信息查询系统

电子公告及信息查询系统构成如图 6-21 所示。

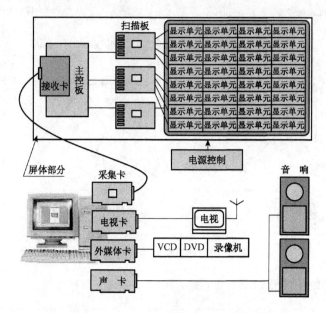

图 6-21 电子公告信息查询系统构成图

6.4.21 机房工程

机房建设既要满足机房专业的相关国家标准,又要具有建筑装饰现代艺术风格。机房工程组成如图 6-22 所示。

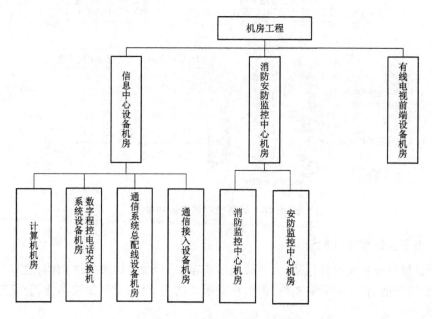

图 6-22 机房工程组成图

机房设计要求科学性和系统性、经济性和适用性、美观性和舒适性并存。具体要求如下：

（1）满足国家有关"计算机机房设备防雷接地技术规范"；

（2）满足医院楼综合弱电配线箱的防雷接地要求；

（3）满足国家有关医疗建筑防雷接地的技术要求。

6.4.22　建筑物综合防雷系统

建筑物综合防雷系统结构组成如图 6-23 所示。

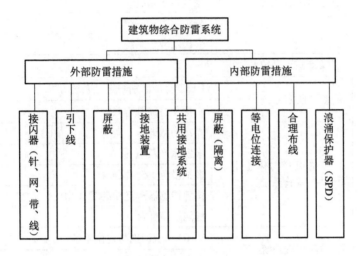

图 6-23　建筑物综合防雷系统结构组成图

6.5　医院专用智能化系统

医院专用智能化系统如图 6-24 和表 6-3 所示。

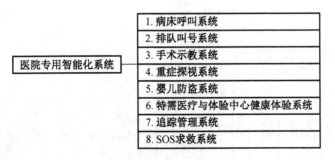

图 6-24　医院专用智能化系统

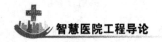

表 6-3　医院专用智能化系统

医院专用智能化系统	1. 呼叫系统	紧急求救系统
		手术区医用对讲系统
		病房呼叫对讲系统
		医护呼叫对讲系统
		洁净区群呼专呼系统
	2. 排队叫号系统	
	3. 手术示教系统	手术室子系统
		网络传输子系统
		服务器子系统
		分组示教子系统
		会议示教子系统
	4. 重症探视系统	
	5. 婴儿防盗系统	RFID 身份识别与定位系统
		新生儿追踪管理系统
	6. 特需医疗与体验中心健康体验系统	互动动感地带
		多媒体展示柜
		虚拟漫游＋健身器材
		体感传感器＋互动游戏
		智能触摸灶台
	7. 追踪管理系统	RFID 身份识别与定位系统
		患者追踪管理系统
	8. SOS 求救系统	

6.6　医院信息化系统

医院信息化系统如图 6-25 所示。

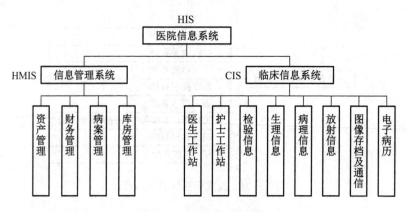

图 6-25　HIS 系统组成图

6.7　智慧化医院

智慧医院通过强大的医疗及管理信息系统,将医疗系统中的医疗基础设施、信息基础设施和医院运营基础设施通过医院业务连接起来,成为新一代的智慧医院。

6.7.1　业务范围

业务范围有以下几项:
(1) 病人智慧化服务;
(2) 药品智慧配发;
(3) 患者智慧输液;
(4) 智慧导医。

6.7.2　医护人员智慧化服务

医护人员智慧化服务有以下四个方面:
(1) 手术麻醉系统;
(2) 视频监控系统;
(3) 检验信息;
(4) 移动查房。

6.7.3　医院管理人员智慧化服务

医院管理人员智慧化服务有以下两个方面:
(1) 账务管理系统;
(2) 人事管理系统。

6.7.4　远程会诊智慧化服务

远程会诊智慧化服务有以下两个方面:
(1) 专家系统;
(2) 医院协作系统。

6.7.5　智慧子系统分类

智慧子系统分为以下两大类:
(1) 门诊智慧化系统,如图 6-26 所示;
(2) 患者分诊台就诊流程。

6.7.6　门急诊输液智慧化系统

门急诊输液智慧化系统如图 6-27 所示。

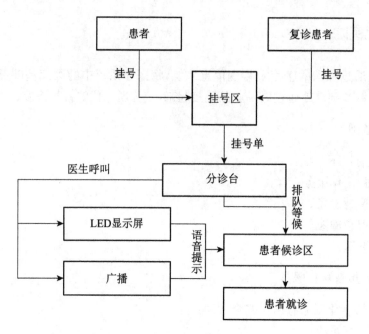

图 6-26　门诊智慧化系统

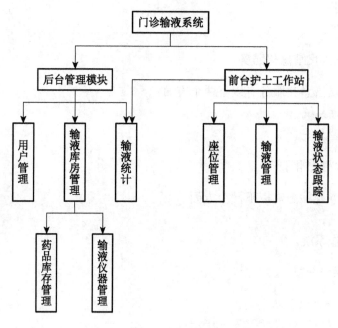

图 6-27　门急诊输液智慧化系统

6.7.7　预约与挂号智慧化系统

预约与挂号智慧化系统如图 6-28 所示。

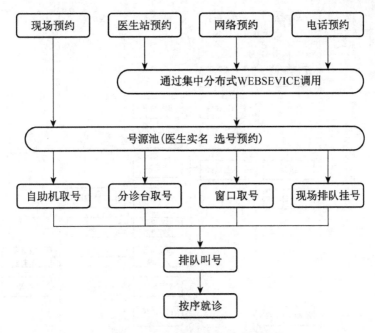

图 6-28　预约与挂号智慧化系统

6.7.8　住院登记智慧化系统

住院登记智慧化系统如图 6-29 所示。

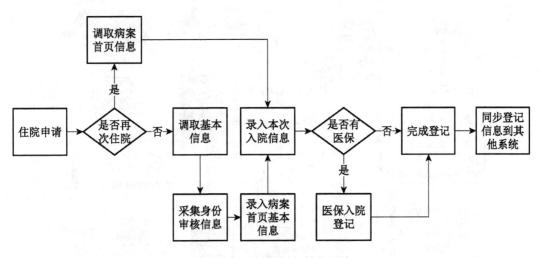

图 6-29　住院登记智慧化系统

6.7.9　住院电子病历智慧化系统

住院电子病历智慧化系统如图 6-30 所示。

6.7.10　医技信息检验智慧化系统

医技信息检验智慧化系统如图 6-31 所示。

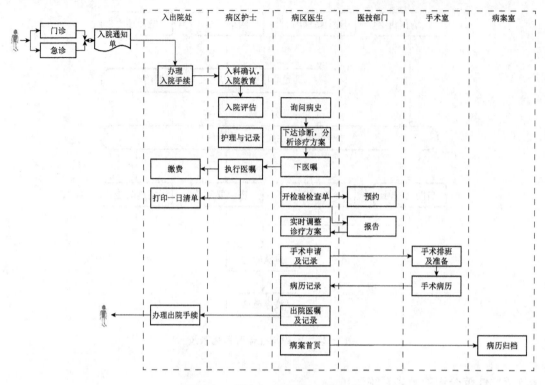

图 6-30　住院电子病历智慧化系统

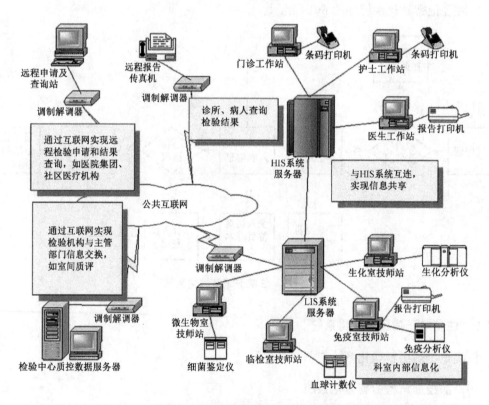

图 6-31　医技信息检验智慧化系统

6.8 启东市妇幼保健医院建成智能化优质工程的要点

6.8.1 优质工程质量三角图

优质工程质量三角图如图 6-32 所示。

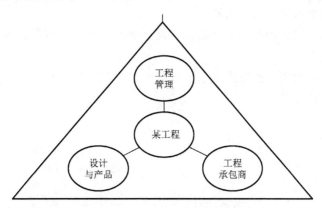

图 6-32 优质工程质量三角图

6.8.2 绿色智能建筑三角图

绿色智能建筑三角图如第 2 章图 2-6 所示。绿色建筑是目的、总纲和方向,而智能化技术是手段、措施和方法。

6.8.3 智能建筑四方关系管理三角图

智能建筑四方关系管理三角图如图 6-33 所示。建设业主是工程最高领导,是投资与使用的代表,负全权责任。建筑设计院是业主需求的集中体现者,是灵魂。监理则代表业主按设计图纸指导施工全过程。咨询顾问为业主出谋划策,确保优质工程和节省投资。业主领导其他三方,用实线表示。其他三方之间通过业主沟通,用虚线表示。

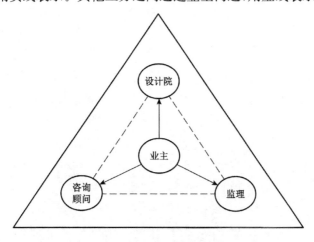

图 6-33 四方关系管理三角图

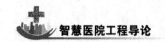

6.9　总结

启东市妇幼保健医院智慧化系统符合以下目标：

（1）三满意：病人满意、医务人员满意、领导满意。

（2）达到国家《智能建筑设计标准》(GB 50314—2015)和《综合医院建筑设计规范》(GB 50139—2014)双重设计规范标准要求。

（3）达到江苏省优质智能化工程奖和建设部优质智能化工程奖标准，确保江苏省扬子杯，争创国家鲁班奖。

（4）期望本项目的完成能促进启东市智慧医疗工程健康发展，对江苏省乃至全国智慧医疗工程起一定的启示作用。

7 电子病历、门急诊及住院信息系统

7.1 电子病历信息系统

7.1.1 电子病历的定义与内涵

电子病历是指医务人员在医疗活动过程中,使用医疗机构信息系统生成的文字、符号、图标、图形、数据、影像等数字化信息,并能实现存储、管理、传输和重现的医疗记录,是病历的一种记录形式。必须注意,使用文字处理软件编辑、打印的病历文档,不属于电子病历。

上述电子病历的定义是一个相对笼统的概念,要正确理解和掌握电子病历的真正含义,应注意以下几个要点:

(1)电子病历不是单纯的电子文档。电子病历并不是简单地在计算机上完成病历的书写,就像使用 Word 或者一些电子表单编辑框那样自由地录入病历内容,而是更加注重病历信息的结构和内容。病历的内容以计算机可检索和处理的数据形式存在,其广度和深度取决于病历信息的结构和内容,这些内容通过统一的病历结构模型有机地组织起来,形成高度结构化、数字化的病历数据资源库。

(2)电子病历是服务医疗质量管理的重要依据。电子病历按照时间序列,详实地记录了病人在院期间疾病发展动态以及临床治疗情况,是反映临床医疗服务过程的重要信息载体,通过对电子病历数据的分析,不仅能够帮助医护人员有效改善临床记录质量,更重要的是通过预置的临床事务规则,如临床路径、合理用药监测等,提高临床决策水平,做到医疗质量控制关口前移,同时可以促进临床诊疗标准、规范在临床实践中的应用,形成闭环、循证的医疗质量改进体系,不断提高医疗质量和安全水平。

(3)电子病历是开展临床科学研究的重要支撑。临床科学研究是现代医学研究的重要组成部分,临床研究工作开展需要以病例个体为单位完成相关科研数据的收集和管理,这些科研数据很多可以从电子病历中抽取,而不用二次人工录入,既提高了数据收集效率,又能够保证科研数据的可回溯性。另外,基于电子病历也能够帮助研究人员开展回顾性研究以及临床流行病学方面的研究。

(4)电子病历是推动区域卫生信息化的关键。区域卫生信息化强调区域内各级医疗机构间的信息互联互通,病人或者居民的健康资料、问诊记录、检查检验情况、治疗信息是区域卫生信息共享的主要内容,电子病历不仅为区域卫生信息化提供了有价值的数据资源,同时也为区域医疗协同服务,如远程会诊、双向转诊等提供了重要依据。

(5)电子病历是标准化的医疗记录。应用电子病历的主要目的是为病人提供连续、高效、高质量的医疗服务。电子病历将伴随着病人的流动,在不同的专业部门、不同的医疗机构之间进行共享,一个部门或机构记录的病历信息需要被其他部门或机构理解。另外,在群体层面,也要求能够对同类病人的病历信息系统进行横向对比和分析,以发现疾病的内在规律。这些都要求电子病历无论是在信息组织上,还是在内容定义上都应该遵循一定的标准规范。

(6) 电子病历是纵向的医疗记录。电子病历的内容要求按照时间纵向进行组织和管理,病历的记录和内容扩展伴随着病人疾病发生、发展的全过程,能够全面、真实地反映病人的疾病状况、干预和结果。

(7) 电子病历需要隐私保护。电子病历详细记录了一个病人的疾病诊疗过程信息,其中很多信息涉及病人的个人隐私。因此,围绕电子病历的采集、传输、存储和二次应用,应建立有效的隐私保护和信息安全机制,以避免信息的不恰当使用给病人带来的伤害。

(8) 电子病历与电子健康档案。电子病历与电子健康档案在概念上没有本质的区别,只是内容、范围有所不同。电子病历更加侧重于在医疗机构内产生的医学记录,而电子健康档案则是电子病历的延伸和扩展,包含更多有关健康管理、疾病管理、疾病预防等方面的内容,可以说电子病历是电子健康档案的核心组成部分。

(9) 电子病历的颗粒度。电子病历内容的颗粒度决定着病历数据资源的详细程度,颗粒度的定义和划分取决于电子病历的实际应用需求。因此,在不同的组织环境下实施电子病历,其颗粒度都会有所不同。

7.1.2　电子病历系统的作用与功能

电子病历系统是指医院内部支持电子病历信息的采集、存储、访问和在线帮助,并围绕提高医疗质量、保障医疗安全、提高医疗效率而提供信息处理和智能化服务功能的计算机信息系统。它既包括应用于门(急)诊、病房的临床信息系统,也包括检查检验、病理、影像、心电等医技科室的信息系统。电子病历系统主要有以下作用:

(1) 引入新思想、新观念。电子病历系统将帮助临床工作者提升对病人的服务意识,从系统提供的信息中可以了解到病人需要怎样的帮助;帮助医生提高医疗质量意识、规范医疗行为,如临床路径(clinical path)概念的引入;提高目标管理意识,电子病历系统将要求对病人的治疗进行阶段评估与效果预测,即治疗工作要达到的目标。计算机还可以帮助计算出由于个体差异或医生治疗方式等原因造成的偏差,这样有助于医生思考自己的治疗方案与标准方案之间的不同,并给出合理的解释和调整。

(2) 病人服务更加周到。实现病人管理后,对病人的服务将更加周到,如系统可以实现对病人的追踪,在病人注册登记后(如门诊挂号、入院登记),各个为病人服务的部门就能获得丰富的病人信息,这些信息包括病人的输送方式(借助轮椅或是推车等)、方向辨识能力障碍等,相关的服务人员从电子病历系统获取这些信息后就可以针对病人给予相应帮助。在放射科,由于有了病人追踪,医生可以了解病人为了检查所等候的时间,如果超过某一限定的时间,系统会自动提醒医生。另外,还可以根据不同的优先级别为病人安排好检查预约的时间。病人需要短期离开医院,病人管理系统会要求对病人的病情进行评估,判断是否可以短期离开医院,有哪些注意事项,以及负责医生和病人的最快捷的联系方式。临床事件提醒功能可以提醒医生和护士及时执行已下达的医嘱等。

(3) 病人信息共享,及时、准确、全面地为临床医生提供病人信息。电子病历系统有能力收集分散在各个信息点上的医疗信息,它记录了病人一生的健康信息,其基本结构如下:①病人主索引信息;②病人访问信息;③电子病历。通过病人的主索引,能查询到病人一生的就诊记录,包括每次就诊的病历、治疗措施、处方、各种检查报告和结果(如 X 线片、CT、心电图、脑电图、实验室检验结果),特别监护数据等信息。医生确定病人访问记录后,就可以像翻阅纸张病历一样查阅包括病历首页的详细病历记录。电子病历系统不仅提供传统的阅读方式,而且提供更加方便的检索功能,帮助医生在很短的时间内了解病人的健康状况的变化,如可以要求电子病历系统绘制病人一生中反映肝功能的某些指标的曲线图,这样医生就可以很快得知该变化是否与季节、年龄段有关;可以要求电子病历系统给出胸部影像学检查索引图,粗略了解病灶的增加或减少以及病灶的大致部位等信息。

(4) 质量管理理念融进电子病历系统,增强医疗保健质量意识。电子病历系统引入面向问题的医学记录 POMR(Problem Oriental Medical Record)新思想,这一功能将用在现在的病程记录上,系统要求首先要明确存在的问题,确认问题的证据,针对病人的病情提出要达到的目标,包括阶段目标。针对问题和目标提出措施、在处理该问题时可能的并发症以及怎样避免并发症的产生、进一步的研究等,都是 POMR 所涉及的内容。应该说 POMR 非常符合临床医生思考问题的方法,也使病历记录更加规范。

(5) 医患关系更加密切。利用电子病历系统,临床医生可以在最短的时间内获得更多的信息,有学者研究表明,此时,医生会有更多的时间与病人交流以获得信息,从而改善医患之间的信任关系,使病人从内心接受医生,医生在心理和治疗两方面获得病人更多的配合。

(6) 资源预约能更有效地管理和利用资源。医院为病人服务都需要配备相应的资源,资源包括人、场地(床位、房间)和设备等,资源本身需要安排日程,即可以服务的时间段和不能提供服务的时间段。预约资源可以使病人得到更加明确的服务时间,避免长时间的等待,医生亦可以预先熟悉病人的资料,有计划地安排工作。

(7) 信息资源的开采将给医院和社会带来巨大的价值。电子病历储存有大量的临床信息,这些信息不仅可以为本医院的病人服务,也可以为其他医疗服务机构提供咨询服务,包括医疗诊断水平的提高、优化治疗方案,病人个性化健康教育、药物作用分析、流行病学调查等。

(8) 为临床工作的管理决策提供科学依据。

7.1.3　电子病历与电子病历系统的关系

虽然电子病历是电子病历系统的产物,但电子病历能够不依赖于电子病历系统而独立存在。电子病历拥有自己的结构,遵从开放的电子病历信息模型,并能够被不同的电子病历系统所使用。

电子病历主要指所有包含的信息内容,是静态的概念。电子病历系统主要指系统功能方面,是动态的概念。尽管从概念上可以严格区分电子病历与电子病历系统,但由于两者关系非常紧密,有时并不严格区分,而用电子病历来统称电子病历与电子病历系统。

7.2　住院电子病历系统

搭建以电子病历系统为核心的医院临床信息平台,有机地将医院的临床、教学、科研、保健等信息融合为一个有机的整体,是有效提升医院综合实力,建设智慧医院的有力保障。

系统覆盖范围广,业务涉及医疗与护理文书书写、医务/护理质控、门/急诊应用、闭环医嘱、手术管理、用血安全监管、抗生素管理、不良事件管理、会诊/查房管理、院领导查询统计等。系统可将各类数据管理或采集系统串联起来,实现互连互通,无缝串联门急诊电子病历、CPOE、临床路径应用等,同时系统具备合理用药、数据挖掘、电子签名、各种移动应用等支持功能。

7.2.1　CPOE 系统功能模块

《电子病历系统功能规范》《电子病历系统功能应用水平分级评价方法及标准》《临床路径管理指导原则(试行)》中都明确提到了电子医嘱。电子病历系统的建设和发展离不开电子医嘱,反过来医疗质量的提升尤其是围绕医嘱的诊疗方案离不开电子病历记录内容(临床辅助决策)的支撑。

电子病历中的计算机医生医嘱录入系统 CPOE(Computerized Physician Order Entry)是专门面向临床医生使用的医嘱录入系统,其整合各种医学知识库、临床路径、医疗保险信息与患者病历信息,不仅使用方便,更能提高临床医生的工作效率,可对医嘱内容进行自动逻辑检查、智能纠错和主动提醒,减少医疗过程中的差错。在医生下医嘱的时候,系统会参考病人的过敏史、诊断等信息,对医生的用药作出提示。这样把医嘱内容和病人的症状以及治疗结果进行关联,为临床医生提供决策支持的依据。见图 7-1。

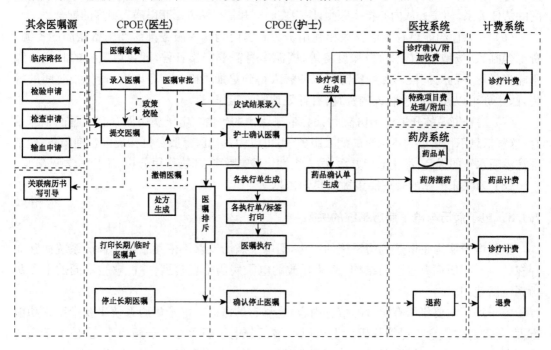

图 7-1　CPOE 功能结构图

由医生通过电子病历系统编辑和下达医嘱。医生在编辑医嘱时,也可以通过与药房的接口,实时查看到药房模块中的药品库存量,进而选择和下达医嘱。医生提交医嘱后,医嘱信息会传递到住院护士的执行医嘱功能模块中,由护士确认和执行医嘱。护士可以针对每日的医嘱进行各种医嘱执行单的查看和打印。条形码、二维码的成熟应用,使得医院可以使用 PDA 等无线设备对医嘱的执行情况进行床边跟踪,留下病人的处置记录,作为诊疗的证据和病历的一部分记录下来。同时提交的医嘱可以传递给计费模块,系统即可自动完成医嘱的计费。这样就完成一个医嘱的闭环流程。

医嘱和病历书写等其余临床事件间也存在关联性,也存在闭环的需求。例如,高压氧舱治疗医嘱的下达,必然会带来要求跟病人进行"高压氧舱治疗前谈话"的业务需求,也会存在需要有高压氧治疗过程及治疗后效果描述的病历书写要求,这些事件间也有必要形成一个完整的闭环,以便对医嘱的执行及效果进行有效的对比管理,确保医疗的质量。

1) CPOE 与电子病历结合的优势

包含 CPOE 的电子病历系统能够让各个临床事件形成完整的闭环,并且更好地对诊疗过程中医嘱的合理性、规范性和治疗流程进行精细化的管控,能够更好地规范和提高临床诊疗水平和诊疗质量。

2) CPOE 发展前景

未来电子病历(高端电子病历)的发展不单单是临床的病历书写和病历治疗管理,而是延伸到整个诊疗过程中所对应的诊疗记录、诊疗工作流程、诊疗方案及数据存储利用等临床工作的方方面面,在病历书写的过程中完成医嘱的录入。目前在美国等国家,已经实现将在病历内容中录入的医嘱内容自动下达到医嘱模块并推送给护士执行。国家卫生管理部门和越来越多的医院临床管理人员开始重视电子病历在临床医疗质量管理中的作用,更进一步认识到基于电子病历与 CPOE 相结合的医疗质量管理的重要性。在瑞典,约 85% 的医生使用电子病历。最新的电子病历系统能把临床决策支持系统结合到整个医疗服务过程和工作流程中去,并使用标准的医学词汇来规范医学概念,实现计算机化医嘱录入CPOE,而且还具备定量分析错误和方法有效性的基本体系,可以达到减少超过一半的可避免的医疗错误的效果。可以看出,在医疗和信息化水平较发达国家的理解中电子病历系统包含着医嘱录入的功能模块。

3) 闭环医嘱

从闭环医嘱的概念上不难看出医嘱真正的闭环管理,应该是将医嘱从下达到最终执行的每一个执行、诊疗、管理环节流程性地关联起来,进行计算机化的管控,实现医嘱下达之后的每一个环节的合理化(合法化)。

这就非常明显地涉及医嘱与患者诊疗记录之间的闭环关联,如输血、高压氧舱等医嘱的下达和执行(尤其是执行)必须要得到患者或患者家属的同意,签署同意书,否则系统在医嘱执行环节将进行严格的控制。

传统的 HIS 系统中的电子医嘱是做不到这一点的,而包含 CPOE 的电子病历系统则能够对闭环医嘱模式实行更加精细化的环节和流程管控,做到该类医嘱下达后明确要求医生填写相应的治疗同意书,完善该医嘱的执行环节。

7.2.2 住院医生电子病历

电子病历医生工作站功能主要覆盖本院各种医学文档的内容,主要病历内容包括:患者首次病程记录(病史概要、诊断依据、治疗计划);入院记录(主诉、现病史、既往史、个人史、家族史、体格检查、辅助检查);病程记录(普通病程记录、上级医师查房记录、术后病程记录、诊疗操作记录等);住院长期和临床医嘱;检验、检查(电子申请);手术相关记录;会诊

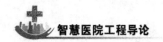

记录;转科记录;出院记录;死亡记录;病案首页等。

1) 病历输入

书写各类病历资料是临床医生或护士十分重要,同时也是比较繁琐的一项工作。电子病历系统根据《病历书写规范》的要求,将各类病历资料都整理到系统中,并进行结构化处理,提供了方便、快捷和准确的填写方式。这样,既能提高医生的工作效率,又能满足病历书写的要求。电子病历系统提供填写的病历资料包括首次病程记录、入院记录、病程记录(分病程记录、上级医师查房记录、术后病程记录、诊疗操作记录等)、术前小结、手术记录、各种谈话记录、会诊记录、出院记录、死亡记录、病案首页以及各类护理资料,如体温单、入院评估单、一般护理记录单、特别护理记录单、各类动态观察表等。

电子病历系统提供病历模板配置工具,允许医院统一或各科室自己维护各种结构化病历模板,支持将现有病历内容保存为病历模板。病历输入时能够插入文字、图片、表格等内容,对图片可以进行编辑,提供上下标及其他特殊字符的支持。提供常用药使用维护、医嘱组套、中药协定处方等编辑功能,自动将医生的实际使用医嘱保存为模板。

在使用结构化模板的时候,系统可以根据医院的要求,不设置初始值,而由医生按照病人的实际情况顺序录入。同时,为了保证医生录入的项目不出现遗漏和差错,系统还设置有校验的功能,能够对录入内容进行检查,以满足病历书写质量的要求。

系统支持病历书写规范要求;提供成熟的各种模板资源供参考;诊断名称支持西医ICD—10标准和中医诊断国家标准,同时能够满足临床描述的准确性要求,并支持自定义扩展诊断编码。提供全院各专科病历的支持和识别,可以根据性别、年龄段、病种等要求来规范病历的输入内容,支持对男性和女性病历的自动筛选;支持产科以及各种专科疾病的特殊病历输入和输出要求;支持产科多胞胎病历的同步在线书写。

实现临床数据的"一处输入,全程共享",能够采用自动导入和选择导入相结合的方式,实现各病历项之间数据的充分衔接。系统中对病历资料进行了结构化和数据化的处理,病历资料中重复的内容可以由系统自动生成,避免医生二次输入,从而大大节省了时间。系统屏蔽不同病人病历的复制,但允许同一患者资料的内部复制。

系统有严格的病历编辑的权限控制,上级医师能够修改下级医师书写的病历,同级医师不能互相修改,带教医师能够修改实习生、轮转生、进修生写的病历,历次修改都需要留痕,并可查看修改痕迹。

2) 病历打印

由于目前电子病历还没有通过国家法律认可,所以,病历资料内容仍然需要纸质保存和存档。电子病历系统提供所有病历资料的打印功能,并可以按照医院对打印格式的要求进行定制。电子病历系统支持病历的整体打印、选页打印和续打等功能。打印功能分为两种形式:一种是整份打印,如入院记录、手术记录、出院小结等,医生可以一次性填写完成后打印;另一种是实时打印,如病程记录,医生每填写完一次病程记录后,就可以打印出来进行手工签名,在系统中是使用续打功能来完成这一操作过程的。同时能支持病人转科转床等各种实际情况,实现病历数据的不失真。保证病历的真实性,不因为病历样式或模板的调整而影响历史病历的原样输出。

3) 诊疗记录轴

电子病历系统可以通过集成平台完成各种诊疗信息的交互,在医护工作站主界面上将每个病人的诊疗信息通过记录轴的界面方式集中展示。电子病历系统的记录轴展示是以患者住院时间为横轴,显示为住院日、手术日和元年时间,以患者在院期间全部临床诊疗事件为纵轴,包括患者的体征、病历、病程、护理、处置、手术、用药、检验检查等。

电子病历系统中的病人诊疗项目的时间轴展示具备以下功能:

(1) 在一个界面上以时间轴的形式展示当前病人的所有诊疗信息;

(2) 在鼠标移至某一诊疗项目时,显示此诊疗项目的概要信息,比如诊疗项目名称、诊疗时间、执行状态、开单医生等等,显示信息可由用户定义;

(3) 在双击某一诊疗项目时,将进入此诊疗项目的展示页面,查阅此诊疗项目的详细信息。

电子病历系统的主界面是统一的电子病历集成视图,兼容各种数据类型的展示,将检验检查数据、影像数据、多媒体数据、表格、图形等集成到病历界面中。其集成整合的诊疗信息包括:LIS 系统产生的申请单、检验报告信息等;RIS 系统中的申请单、预约单与检查报告信息等;手术申请单、手术排班信息和手术记录等;用血申请单、血样报告等;体检申请单、体检报告等;PACS 系统中的医学影像信息等;HIS 中护士站做记录的膳食单、执行单、体温表信息等;麻醉记录、麻醉心电图信息等;病案影像系统中的各种数据信息等;在数字化手术室系统中的影像信息和数据信息等。

4) 检查、检验

电子病历系统支持检查检验手术的电子申请,实现在电子病历系统中向 PACS 系统、LIS 系统申请信息,能够实现与 PACS 系统、LIS 系统间的数据整合。

医生可在电子病历系统中为病人申请检验、检查、手术项目,申请信息将通过接口传给 LIS 系统、PACS 系统、手麻系统。当 LIS 系统或者 PACS 系统得出检验检查结果后,再通过接口将报告数据传给电子病历系统,医生就可以通过电子病历系统查看病人的检验检查结果。

5) 会诊、手术申请和院感上报

电子病历系统提供会诊申请、提示及会诊记录功能,提供配套的权限授权及收回处理,提供会诊工作量统计、汇总和统计报表的功能。系统支持手术电子申请,并实现手术的等级管理控制;能实现与手术室系统的整合,查看手术排班和麻醉记录单;可编辑手术相关资料,并可以插入手术示意图。系统可以实现与院感、传染病等相关信息的提醒功能,并进行上报。

6) 病历归档

电子病历系统提供病历归档功能。病人在出院后,由系统对出院病人的病历进行检查,在没有质量问题的情况下,根据医院医务管理部门决定的病历归档时间,系统会自动对病历进行归档。具体的时间可以由医院自己设置。归档后的病历将只能够进行查询,而不允许临床科室的医生进行修改。如果需要对已经归档的病历进行修改的话,则需要通过医务管理部门的病历召回功能来执行。召回病历时,系统会记录下召回用户、召回时间和召回原因,以供质量检查。召回后的病历,在修改完成后,同样能保留修改痕迹,并经过医务处审核,最后再次归档。

7) 病历资料的借阅与共享

使用电子病历系统后,所有病人的病历资料都以电子的方式存放在数据库中,这样就为病历资料的借阅与共享带来了方便。传统的纸质病历都是保存在病案室中,医生要查看时,需要到病案室去借阅,而且每次只可以借阅给一位医生使用。而通过电子病历保存的病历资料,则不需要医生去病案室,只需要通过网络进行借阅查看,而且可以满足多人同时

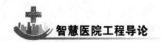

借阅查看的要求。同时,电子病历系统还提供了病案借阅的审核功能,即对于未经授权的用户,是不能进行病案借阅和查看的,从而保障了病历的安全性以及病人的隐私权。

7.2.3 住院护理电子病历

俗话说"三分治疗,七分护理"。几乎所有的诊疗工作都有护士参与。护理是医疗工作中非常重要的部分。从病人接待、医嘱执行、疗效跟踪评估、生活护理和心理护理等都和护理工作紧密相关。护理工作既繁琐,又直接关系着病人的健康与生命,所以在其准确性、完整性、可靠性方面对信息管理提出了非常高的要求。

《电子病历功能规范》第二十七条护理记录管理功能,必须包含以下功能要求:①提供病人生命体征记录功能,生命体征包含体温、脉搏、呼吸和血压等;②提供自定义生命体征项目的功能;③提供手术护理记录单录入功能;④提供危重护理记录单录入功能。

在实际应用的护理业务模块中,主要包括临床护理和护理管理两部分,随着移动设备在护理日常工作中发挥的重要作用日益普及,移动护理成为护理业务的重要补充。实现完整有效的全护理服务信息化,集中体现在以护理电子病历为核心,以病人为中心,为病人提供与医疗服务紧密衔接,准确、安全、高效的全护理信息一体化服务上。

1) 各类护理资料记录

临床工作中,护士需要填写大量的各类护理资料,如体温单、一般护理记录单、各种动态观察表、特别护理记录单等。住院护士电子病历系统提供以上各类护理资料的录入功能,提供多种方式的病历书写模式,提高护士的编写效率和质量,提供计算机手工录入、自动计算、移动平台录入、条码扫描等多种录入模式。同时,系统中还设置了整体输入功能,护士可以对整个病区的病人进行整体操作,从而能将更多的时间用在对患者的护理中。

2) 病区管理

病人入院登记后,电子病历系统通过与医院 HIS 系统的 ADT 接口,取得病人住院的基本信息。即病人的所有 ADT 执行工作均在 HIS 系统中进行,电子病历系统会同步病人的这些数据,保证两个系统的一致性,从而保障电子病历系统的正常使用。

电子病历系统中的床位管理同样需要通过与 HIS 系统的接口,达到病人所处床位的一致性。当病人出现转床情况时,病区护士同样在 HIS 系统中操作,电子病历系统能够同步 HIS 系统数据,保证病人转床成功。

系统必须按照卫生部医疗文书书写规范的要求,提供完整及规范的护理电子病历系统的应用。主要护理病历包括入院护理评估单、体温单(三测单)、一般护理记录单、特殊护理记录单、科室专病使用的护理记录单等。

7.2.4 病历质量控制工作站

电子病历系统提供完整的医务科、护理部、病案科工作站,能够对病历质量进行全面监控。实现全过程病历质量管理,做到监测控制前移,早期发现质量安全隐患;一定时间内各科、各医师的各项指标情况综合查询统计分析,实现以医疗质量和安全为核心的数据分析(全院范围内的数据共享和通信),建立信誉度良好的质量指标。

1) 病历书写时间

病历资料的书写都有其时效性,每份医疗相关方面的资料都要求对其填写的时间进行严格控制,需要在规定的时间内完成。如住院病历根据病案质量要求必须在住院 24 小时内完成。传统病历在这方面就只有通过人工方式进行控制,临床医生可以根据自己的情况选择任意时间来书写病历,而病历质量管理部门不可能按时去检查所有的病历,只能通过抽查的方式来进行随机检查,造成了部分病历书写时间的不准确。

电子病历系统则可以根据记录的病人入院时间来判断什么时候该填写哪些资料,并主动发出提醒信息到该医生的工作站中。在有无线网络的医院中,系统还可以把该提醒信息以短信的形式直接发送到医生的手机上。

医院的病历质量管理部门可以通过电子病历系统的统计查询功能,随时从系统中查询到在规定时间内病历填写的情况。对于在规定时间到达时,病历中还没有填写完成的医疗文书,系统将自动关闭该部分医疗文书的填写功能,必须在得到科室上级医生的批准,同时还需在系统中注明没有按时完成的原因后,该部分医疗文书的填写功能才能重新开通。

2) 病历书写流程

病历书写是具有流程性的,不可以任意无序地填写。比如不可以在医嘱执行后再去补开医嘱的申请。传统病历在这方面也无法进行控制。电子病历系统具有流程控制功能,每个医院都可以按照自己的流程在电子病历系统中进行预先定义,定义完成后,电子病历系统就将按照这个流程来对病历的书写进行控制,避免了病人在出院的时候,医生才去补写一些相关的医疗文书。

3) 病历完整性

病历中所有相关的医疗文书都是需要完整齐全的,特别是像手术同意书这类需要病人签署的知情通知书。所有的医疗文书在发生医疗纠纷的时候,都可以作为有效的法律证据。由于医生的遗忘,可能会造成病历中某些医疗文书的遗漏。传统病历在这方面是无法进行保证的。

电子病历系统可以在某项特殊治疗进行的时候,对其相关医疗文书的内容进行检查,确定其是否完整齐全。如果缺少的话,系统会自动发出提醒信息到医生的工作站中,提醒医生缺少哪些相关的医疗文书。

4) 三级质控

三级查房是病历质量控制中一个重要的环节,是各医院病历质量控制关注的重点。在传统病历中对三级查房的控制没有办法在过程中进行,只能在病历归档后,由病案管理部门对每份病历进行检查,才能确定该份病历是否满足三级查房的规定。

电子病历系统就可以做到在中间过程及时进行管理监控,由系统根据病程记录中记录的上次主任医生查房的时间来自动判断下次需要主任医生查房的时间。到了下次查房的时间,如果主任还没有来查房,系统就会发出提醒信息,提醒管床医生去通知主任来查房。

系统设置有三级医师的权限功能模块,即同级别医师书写的病历是不可以互相修改的,只有上级医师才能够进行修改。同时,系统会保留修改的痕迹,以备查询。平常情况下,系统会显示出最终修改后的病历内容,如果要查看修改情况,可点击审阅修订功能,系统会采用颜色加标注的方式来显示出三级医生对病历的修订情况。最后,病历的打印输出还是以最后修订好的病历内容为标准。

5) 病历修改控制

传统病历在上级医生检查、审核,并进行修改的时候,都是在原病历上直接修改,并在修改处签名确认。这样的做法,在修改次数多的时候,对于病历的查看有一定的困难。电子病历系统提供病历留痕功能,并可对病历痕迹进行查阅。如果重新打开电子病历进行更改操作,电子病历系统会针对不同的更改人进行不同的处理,对上一级医师就病历内容进行删除或增加内容时,系统自动将删除的内容变红且在文字中间加一条横线,对新加的内容变红且在文字下面加一条横线;如果是主任医师对病历内容进行删除或增加内容时,系统自动将删除的内容变红且在文字中间加两条横线,对新加的内容变红且在文字下面加两条横线。同时,病历的修改由系统日志自动记录,记录每次修改的内容和修改时间,以及修改人。医生在查看病历的时候,通过把系统日志记录的内容进行还原,可以查看到最新的修改内容,同时也可以通过对照的方式直接查看修改的过程,检查修改的原因。

6) 病历冻结

电子病历系统提供病历冻结功能,即对于出现医疗纠纷或者需要封存病历的病人,可以进行病历的锁定处理。对于被锁定的病历,仅允许新增,不允许对原有书写内容进行修改。如果需要对病历的内容进行修改,则必须由医务处对封存的病历进行解封,之后方可进行。解封时系统记录解封用户、解封时间和解封原因。

7) 病历安全存储

传统病历在存储上都是采用纸质病历保存的方式,这样的方式对存储的条件要求比较高,而且存储的病历数据不太安全,容易丢失和损坏。

电子病历的存储采用在线和离线,本地和异地等多种组合的方式进行。在线存储是保存六个月内的病历数据,并采取措施以保证在线数据的可靠性。离线存储是指六个月以上的数据,采用光盘塔等永久保存的方式存储,通过电子病历系统可以快速地访问查询。

8) 病历查阅管理

传统病历在病历查阅上没有一个有效的管理方法,任何能够进入医生办公室的人员都有机会查看到病人最新的病历资料,没有办法保障病人的隐私。电子病历系统在病历的查阅管理上通过权限控制的方式进行管理,每个病人的病历通过权限管理,只对具有一定权限的医护人员开放;而且权限还细分为查看、修改、删除等不同的级别,只有具有相应级别的人员才能对病历进行操作。这样可以有效保障病人的隐私,同时也保证了病历数据的安全。

7.3　门诊电子病历系统

门诊电子病历系统提供门诊管理功能模块,能够满足门诊诊疗工作的实际需要,帮助门诊医生查阅历史病历,记录病人的诊疗经过及随访资料,下达医嘱,申请检验检查项目并查看报告,开处方等。通过门诊系统的使用,医护人员可以减少许多不必要的工作环节,完成日常的门诊医疗工作,提高个人和医院的整体工作效率和管理水平。

门诊模块主要任务是处理门诊记录、诊断、治疗处方、检验检查结果等信息,流程如图 7-2 所示。

门诊医生工作站有两种方案,一种是采用 HIS 系统的医生工作站,将电子病历系统中的门诊病历编辑模块嵌入到门诊医生站里,另一种是完全采用电子病历系统的门诊管理模块,医生通过电子病历系统中的医嘱和处方功能下达医嘱信息,然后由接口程序将医嘱信

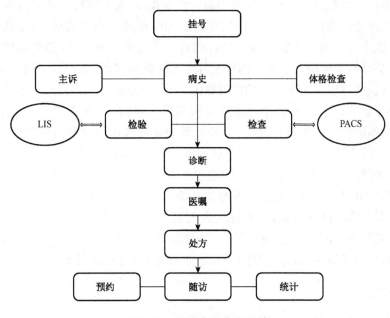

图 7-2　门诊电子病历系统

息传递给 HIS 系统进行计费和收费工作,从而完成整个就医流程。

7.3.1　门诊病历

门诊病历的主要功能是记录病人在整个门诊诊治过程中的各种病历资料,包括主诉、病史、体格检查、诊断、治疗计划等内容。整份病历都是采用的结构化输入和存储方式,不仅方便门诊医生的录入,而且有利于今后科研和教学上的病例查询、分析及统计。门诊病历还需支持初诊和复诊病历分类处理。在病人初诊时,即建立用户档案,并可在今后的诊治过程中直接查看和引用。主要内容有:个人信息(姓名、性别、年龄、联系方式、出生地等),家族史(相关疾病如高血压、肾脏病、糖尿病等上两代与下两代及同代中患病人数),既往病史(过去所患相关疾病及发病年月),个人生活史(如吸烟史、饮酒史等),症状等。复诊时只需提供上次挂号单,信息即可全部导出。

7.3.2　查阅历史病历

医生在看病时,需要对病人的既往病情作一定了解,就要查阅病人既往的病历。系统提供病人历次病历的查阅功能,如果是复诊病人,可以直接引用历史病历的资料。历史检验检查结果对当前病人病情的判断也起到了关键作用,为了节省病人的医疗费用,或者少受一次辐射,或对历史检验检查作出比较和借鉴以往的处方处置等,记录下患者之前的检验检查尤其是 CT 等信息异常重要。对于具有历史疾病或者是具有周期性发病规律的疾病的诊治具有很高的价值。

7.3.3　门诊医嘱

门诊医嘱可采取两种方式,一种是使用 HIS 系统的医生工作站,另一种是采用电子病历系统提供的门诊医嘱及处方功能。采用第一种方式,病人的医嘱和处方内容是在 HIS 系统的门诊医生站进行编辑,如果医生在编辑病历的时候需要查看的话,电子病历系统可以通过接口,让医生调出该病人的医嘱和处方内容。采用第二种方式,是使用电子病历系统中的门诊医嘱功能,编辑病人在本次治疗过程中的医嘱信息,包括用药、检验、检查、嘱托等内容。所有的医嘱内容都采用标准的医嘱数据字典,并通过快速的拼音首字母检索方式进行录入,缩短了录入时间。为了进一步缩短医嘱录入时间,系统提供了医嘱组套的功能。即由医生根据不同疾病的需要以及个人经验,事先将一批医嘱维护成医嘱组套,在需要的时候直接调用,并作适当的修改后进行下达;同时,也可以将以往治疗过程中的医嘱内容导入后,再修改编辑。有些药物会对病人产生很大的危害,因此在使用药物时会有很多的限制。在编辑药品医嘱时,系统还提供药物安全检测功能,即能够对药物的禁忌证、相互作用、副作用等多项内容进行检测,以确保病人的用药安全。对于一些需要采用特殊用法的药物,在医嘱功能中也进行了特别的处理。如胰岛素的使用,可以设置为在三餐前使用,或者在不同的时间频率下使用,每次使用的剂量也可以采取不同的设置。

7.3.4 电子处方

电子处方的功能主要是将医嘱中的药品内容转换为处方,并把处方信息发送到医院的收费系统和药房系统中,以便于病人缴费和取药。

使用电子处方功能可以有两种方式:一种方式是由门诊医生在系统中编辑完处方内容后,将处方打印出来,然后进行手工签名或盖章,交给病人。病人拿处方去收费处缴费,然后再去药房取药。另一种方式是要将电子病历系统与 HIS 收费系统以及药房系统相对接。这样,在医生编辑完处方后,提交处方信息,处方信息传递到收费系统,病人到收费处缴纳费用后,该处方信息再传递到药房系统中,由药房工作人员按方拿药后交给病人。这样操作的好处是能够有效解决处方流失问题。下达电子处方,支持依据药品属性实现自动拆分处方,避免处方和医嘱的重复录入。处方和医嘱中的药品内容是相同的,因此系统中提供了处方和医嘱的转换功能。即医生可以选择首先编辑医嘱还是处方,然后将相同的内容转到另一个模块中,避免了重复录入。

7.3.5 检验检查

门诊电子病历系统提供检验检查报告查阅功能。通过网络接口将实验室系统(LIS)或影像系统(PACS)的检验和检查结果返回到电子病历系统中,方便医生的查阅。例如对于辅助检查信息,如 B 超、放射科造影、病理活体组织检查等,系统可以直接从相应的 PACS 系统中将检查结果导入并保存;对于 PACS 系统中保存的图片信息,系统采取远程调阅的方式供医生查看。

提供检验数据的智能处理功能。系统中记录并实时保存病人每次的检验结果,包括血尿常规、生化、肝功能、肾功能、血糖等常用检验项目结果。对于保存的结果,系统中提供了一些实用和方便的处理功能。如对异常结果采用特殊颜色标记,便于医生一目了然。还可以根据医生的要求,按照报告时间或者单据项目将病人长期的检验结果进行排序,并动态显示出历史趋势图,这样可以让医生更直接地了解病人检验指标的长期变化情况。

检验套餐的使用。由于病人往往会需要进行很多项目的检验,因此,在系统中又提供有检验套餐功能。即由门诊医生将不同类别的检验单据事先维护成一个检验组套,如初诊病人组套、复诊病人组套,在需要时可以直接下达全部申请,而不需要单独下达。

7.4 急诊电子病历系统

急诊医学科或急诊医学中心是医院中重症病人最集中、病种最多、抢救和管理任务最重的科室,是所有急诊病人入院治疗的必经之路。因此,急诊科的工作可以说是医院总体工作的缩影,直接反映了医院的急救医疗、护理工作质量和人员的素质水平。20 世纪 90 年代的急诊科突出了科室的特色和融入了重症监护的优势,因而在现代急救医疗体系中占有重要地位。21 世纪现代急救医学已发展为集治疗抢救、医疗转诊、技术指导,融合急诊、急救与重症监护等功能于一身的大型急救医疗技术中心和急救医学科学研究中心,可以对急、危、重病人实行一站式无中转急救医疗服务,被喻为现代医学的标志和人类生命健康的守护神。

随着社会的发展,公众对急性病早期快速救治、争取良好的临床预后效果有了越来越深的认识,对急诊医疗服务也有了越来越高的需求。虽然我国的急救体系近年来已有了很大的提高,但还是不够完善,特别是院前急救尚处于发展的初级阶段,不符合社会发展的要求及民众日益增长的急救医疗需求。随着信息技术的发展,数字化医院建设的逐步推进,以患者为中心,以电子病历为核心的新型急诊信息系统的开发应用正在兴起。医院的急诊部门,因其需要对患者进行快速反应和及时的诊治,因而针对医院的急诊特色,专门设计符合医院急诊临床工作开展及管理要求的系统,旨在围绕急诊医护人员的日常临床工作和管理职能进行全新业务功能设计,确保功能的完整覆盖,推动急诊活动更流畅、更智能、更闭环,实现全急诊周期管理。通过急诊信息管理系统的使用,提高急诊病历的书写质量,优化急诊工作流程,加强对急诊工作的监管,提高医院急诊工作的效率和质量。急诊电子病历系统架构如图 7-3 所示。

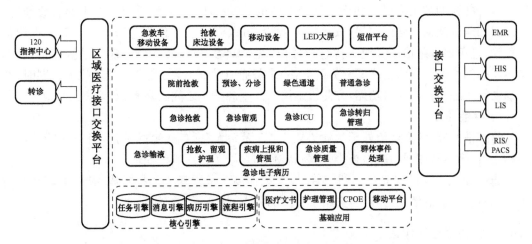

图 7-3 急诊电子病历系统架构图

7.4.1 院前急救

通过与区域内 120 急救中心的联动,可以实时获取救护车的出诊安排、所处位置,能够

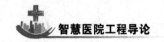

在第一时间准确知道病人的基本情况和病情,提前做好充分的接诊准备。

1) 院前抢救记录

在急救车上完成病人基本病史的采集,并给予初步的诊断和急救处理。能够实时将这些数据通过网络传回医院急诊部门,让医院接诊的医护人员及时获取病人最新的病情情况,并有针对性地做好应急准备工作。急救车上的院前抢救记录是病人急救过程中的第一手资料,需要完整地保留在急救系统中,并能够与院内急诊系统的数据进行共享和整合,确保病人资料的完整性。

2) 急救车上移动设备的使用

数据的无线传送。救护车上急救人员随身携带一套便携式远程监护设备,在急救现场可以将采集的病人各项生理指标如心电、血压、血氧、血糖等,通过 3G 网络实时传送给院内急诊医生,不受时空地域的影响,实时得到专家的指导。病人进入救护车就相当于进了急诊室,得到与急诊病房同样的监护与抢救条件,大大提高了抢救成功率。

7.4.2 分诊工作站

1) 基本信息

急诊病人的信息通过接口,进入急诊信息管理系统中,分诊台的护士可以查看病人的基本信息,尤其对于"三无病人",可以补充完善病人的基本信息,确保病人身份准确。

2) 病情评估

系统提供各种危重症病人病情评估表维护功能,可以根据急诊科室的特色,维护相应的病情评估表来进行填写。分诊台的护士可以现场采集病人的基本生命体征,填写表单,对其进行病情评估。

3) 分诊

病人挂号后,在候诊室候诊时,由急诊护士通过急诊护士工作站的分诊功能对病人进行管理。各科的护士可以看到当天挂到本科的急诊病人名单,然后根据医生的就诊情况,以及根据病人病情评估的结果,安排病人就诊,可以有针对性地将急需处理的病人提前优先就诊,避免出现急诊患者地等待时间过长,耽误就诊,以及减少以往病人排队拥挤,影响医生看病的情况。分诊情况又分为两类:一是普通急诊病人,二是专家急诊病人。同时,在分诊功能中还包括有叫号功能,方便诊室里的医生和护士之间的联系,安排病人就诊。

4) 绿色通道

给病情特殊、急需救治处理的病人或者"三无病人"绿色通道的标记,对有该特殊标记的病人,在缴纳费用或检验检查排队、药品使用时,给予特殊流程处理。

通过绿色通道的建立和不断完善,极大地提高了危重病人的抢救成功率,尤其是突发事故、突发疾病、群体伤的救治,突出了"急"的特点,达到了"救"的目的。

7.4.3 急诊医生工作站

1) 诊疗计划

系统提供诊疗计划轴,可以通过预先的设置,为急诊的每个病种配置标准的诊疗计划流程表。急诊医生在接诊病人后,要严格按照相应的诊疗计划表执行。在诊疗计划轴上,以时间为纵坐标,可以查看急诊病人需要完成的任务以及已经完成的医疗处理措施。

诊疗计划轴展示具备以下功能：

（1）在一个界面上以时间轴的形式展示单病人的所有诊疗信息；

（2）在鼠标移至某一诊疗项目时，显示此诊疗项目的概要信息，比如诊疗项目名称、诊疗时间、执行状态、开单医生等等，显示信息可由用户定义；

（3）在双击某一诊疗项目时，将进入此诊疗项目的展示页面，查阅此诊疗项目的详细信息；

（4）点击任务可直接进入相关填写操作页面。

急诊系统的主界面是统一的电子病历集成视图，兼容各种数据类型的展示，将检验、检查数据、影像数据、多媒体数据、表格、图形等集成到病历界面中。其集成整合的诊疗信息包括：LIS 系统产生的申请单、检验报告信息等；RIS 系统中的申请单、预约单与检查报告信息等；手术申请单、手术排班信息和手术记录等；用血申请单、血样报告等；PACS 系统中的医学影像信息等；HIS 中护士站做记录的膳食单、执行单、体温表信息等；麻醉记录、麻醉心电图信息等；在数字化手术室系统中的影像信息和数据信息等。

2）急诊病历

急诊病历的主要功能是记录病人在整个急诊诊治过程中的各种病历资料，包括普通急诊病历、抢救病历、留观病历、抢救小结等内容。整份病历都是采用的结构化输入和存储方式，不仅方便急诊医生的录入，而且有利于今后科研和教学上的病例查询、分析及统计。系统中配备有多个标准的诊断库，包括西医 IC09、IC010、病理诊断编码，以及自定义的诊断库。临床医生可以根据需要选择使用，方便了临床操作。

急诊病历可以进行实时的打印输出，最后进行统一归档。同时，系统还提供有专门的病历资料输出格式，以及 PDF 文件格式等其他输出方式，并可将该文件刻录到光盘上，提供给病人，便于病人保存。

3）查阅历史病历

支持历史病历、检验检查结果的引入功能。医生在看病时，需要对病人的既往病情作一定了解，需要查阅病人既往的病历。系统提供病人历次病历的查阅功能，如果是复诊病人，可以直接引用历史病历的资料。历史检验检查结果对当前病人病情的判断也起到了关键作用，为了节省病人的医疗费用，或者少受一次辐射，或对历史检验检查作出比较和借鉴以往的处方处置等，记录下患者之前的检验检查尤其是 CT 等信息异常重要，对于具有历史疾病或者是具有周期性发病规律疾病的诊治同样具有很高的价值。

4）急诊医嘱

系统提供急诊医嘱功能，编辑病人在本次治疗过程中的医嘱信息，包括用药、检验、检查、嘱托等内容。所有的医嘱内容都采用标准的医嘱数据字典，并通过快速的拼音首字母检索方式进行录入，缩短了录入时间。根据急诊的特色，系统提供急诊医嘱的特殊操作方法：

（1）可以支持抢救后补录医嘱，也可在抢救过程中由护士先录入医嘱，待抢救结束后由医生进行医嘱确认提交。

（2）医嘱编辑页面，在医嘱内容提交时，要求录入用户名和密码（支持刷卡、条码确认身份），确认提交者身份，避免多个用户频繁切换登录页面。

（3）提供特殊医嘱录入模式，列出常用的急救用药或处理、检验检查项目，直接让用户勾选即可完成医嘱的下达,减少医生拼音码检索的操作时间,支持语音录入和留痕。

(4) 急救用药,支持药品先借后还。

(5) 提供批量下达医嘱、检验检查申请的功能,并提供医嘱组套。为了进一步缩短医嘱录入时间,系统提供了医嘱组套的功能,即由医生根据不同疾病的需要以及个人经验,事先将一批医嘱维护成医嘱组套,在需要的时候直接调用,并作适当的修改后进行下达。同时,也可以将以往治疗过程中的医嘱内容导入后,再修改编辑。

(6) 提供各种治疗单的下达功能。

(7) 提供用药安全检测、医生用药权限定义及校验处理支持。有些药物会对病人产生很大的危害,因此在使用药物时会有很多的限制。在编辑药品医嘱时,系统还提供药物安全检测功能,即能够对药物的禁忌证、相互作用、副作用等多项内容进行检测,以确保病人的用药安全。对于一些需要采用特殊用法的药物,在医嘱功能中也进行了特别的处理。如胰岛素的使用,可以设置为在三餐前使用,或者在不同的时间频率下使用,每次使用的剂量也可以采取不同的设置。

(8) 提供对医嘱的医保政策符合性进行自动检查和提示的功能。明确区分医保用药和非医保用药。

5) 电子处方

(1) 电子处方的功能主要是将医嘱中的药品内容转换为处方,并把处方信息发送到医院的收费系统和药房系统中,以便于病人缴费和取药。使用电子处方功能可以有两种方式:一种方式是由急诊医生在系统中编辑完处方内容后,将处方打印出来,然后手工签名或盖章,交给病人。病人拿处方去收费处缴费,然后再去药房取药。另一种方式是要将急诊系统与 HIS 收费系统以及药房系统相对接。这样,在医生编辑完处方后,提交处方信息,处方信息传递到收费系统,病人到收费处缴纳费用后,该处方信息再传递到药房系统中,由药房工作人员按方拿药后交给病人。这样操作的好处是能够有效解决处方流失问题。

(2) 下达电子处方,支持依据药品属性实现自动拆分处方。

(3) 避免处方和医嘱的重复录入。处方和医嘱中的药品内容是相同的,因此系统中提供了处方和医嘱的转换功能,即医生可以选择首先编辑医嘱或是处方,然后将相应的内容转到另一个模块中,避免了重复录入。

6) 检验检查

(1) 提供检验和检查申请的下达功能,病情相关资料可以自动带入。

(2) 提供检验检查报告查阅功能。通过网络接口将实验室系统(LIS)或影像系统(PACS)的检验和检查结果返回到急诊系统中,以方便医生查阅。例如对于辅助检查信息,如 B 超、放射科造影、病理活体组织检查等,系统可以直接从相应的 PACS 系统中将检查结果导入并保存;对于 PACS 系统中保存的图片信息,系统采取远程调阅的方式供医生查看。

(3) 提供检验数据的智能处理功能。系统中记录并实时保存病人每次的检验结果,包括血尿常规、生化、肝功能、肾功能、血糖等常用检验项目结果。对于保存的结果,系统中提供了一些实用和方便的处理功能。如对异常结果采用特殊颜色标记,便于医生一目了然。还可以根据医生的要求,按照报告时间或者单据项目将病人长期的检验结果进行排序,并动态显示出历史趋势图,这样可以让医生更直接地了解病人检验指标的长期变化情况。

（4）检验套餐的使用。由于病人往往需要进行很多项目的检验，因此，系统中又提供了检验套餐功能，即由急诊医生将不同类别的检验单据事先维护成一个检验组套，如中毒病人组套、心梗病人组套，在需要时可以直接下达全部申请，而不需要单独下达。

7) 疾病评估

系统提供维护功能，可针对不同的病种或专病，以及疾病所处的诊疗阶段，设置不同的评估表，以及评估表的各个项目。选择相应的评估表，对病人的病情严重程度进行评估，或对急救的治疗效果进行评估。针对评估结果，系统可根据判断规则，自动发出任务，提醒、提示医护人员根据当前病人的评分情况采取下一步的诊疗措施和计划。系统可对评估表进行查询统计和分析，亦可针对评估表的项目得分及总分等进行单独的查询统计，或联合病人的病情评估结果和其发病症状和治疗的转归进行关联统计。

7.4.4 急诊管理工作站

1) 急诊病历的质量控制

针对急诊病历的编辑，急诊信息管理系统还提供了急诊病历的质量控制功能。首先，通过默认的模板配置功能，可以保证不同的专科使用自己科室预先定义好的模板，能满足临床实际要求。同时，预先做好的模板内容全面，可以帮助医生在询问病史、专科检查以及体格检查的时候不会出现遗漏。

系统能够对医生书写的病人病历进行检查，医生必须填写主诉、现病史、体格检查等内容，并达到规定的字数要求后，才能够保存进行下一流程；否则系统会给予提示，要求医生补充完整。

在模板中，还可以设置一些必填的选项来控制病历的书写质量。如病历中的红色区域，即为病历模板中要求医生必须填写的内容，一旦医生填写具体内容后，红色即消失，从而帮助医生完整地填写了病历，提高了急诊病历的质量。

2) 工作量统计

为了方便急诊科室的管理，系统中设计了工作量统计功能，能够让急诊管理人员很方便地了解到当天本科的急诊病人量、各个医生诊治的急诊病人量等统计信息。

（1）急诊日志，按日期查看急诊病人的日志，列出每天每个科室的急诊清单（分普通急诊、抢救、留观等），急诊病人的基本信息等；

（2）急诊病人统计，按不同科室、出诊医师、病人分类（普通、留观、抢救）统计例数；

（3）每天每个科室，急诊转归病人统计；

（4）按班次统计急诊病人数、各种工作量统计（抽血检送次数、完成比例，送检查次数、完成比例等）。

3) 审批

（1）绿色通道病人审批

针对护士标记的绿色通道病人，给予审批确认，确定病人可以享受绿色通道治疗流程。

（2）费用审批

设定病人的欠费上限，超过某一设定值后，则显示病人欠费，需要上级领导审批通过后，方可继续欠费就诊。

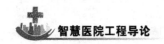

7.5 门诊信息系统

7.5.1 门诊分诊叫号系统

医院在使用门诊分诊叫号系统前,病人候诊排队通常有两种方式:一是自发排队;二是由分诊护士按挂号序号先后安排病人进入医生诊室就诊。由于排队次序不确定,病人不知道前面的排队人数,又随时有急症病人优先,导致病人等候时情绪焦虑,排队秩序混乱。

排队叫号系统对创造良好的就医环境,提高病人满意度有重要意义。病人在挂号、候诊、缴费、取药、抽血、检查和治疗等各个环节的排队等候时间和感受,是病人评价医院满意度的主要指标之一。

随着生活水平的提高,人民群众也开始更加关注自身的健康程度,到医院定期检查的人数也不断上升,从而大大增加了医院的门诊量。门诊量的增加给医院的管理带来了巨大挑战。一方面是患者在就诊时希望得到最优质的医疗服务;另一方面在面积不是很大的医生办公室,就诊患者"围医"现象越来越常见,严重影响了医生的工作环境,降低了医生工作效率,更加不利于保护病人的隐私。如果单靠分诊护士来管理就诊秩序存在很多缺点,不仅效率低而且非常容易因为人多而出错,最重要的是靠人工来管理会大大增加护理人员的工作强度。患者分诊台就诊流程如图 7-4 所示。

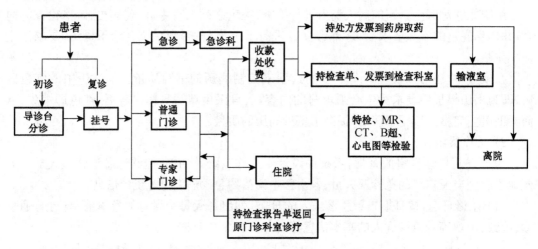

图 7-4　患者分诊台就诊流程图

排队叫号系统的应用从根本上解决了上述问题,该系统不仅提高了患者就诊的效率,减轻了护理人员的劳动强度,改善了医生的工作环境,更重要的是它为病人营造了一个舒心、良好的就医环境。

排队叫号系统在国外早就应用到银行、医院等领域,目前国内的一些知名大型三甲医院也相继投入使用了排队叫号系统,它的作用越来越得到医院管理者的重视,表现出良好的发展势头。

1) 门诊分诊叫号系统的发展和组成

门诊分诊叫号系统的发展经过以下四个阶段:

第一代即人工叫号,没有软件系统支持,完全依靠人工呼唤病人名字的方法叫号;

第二代即采用语音录音技术的叫号系统;

第三代即采用语音自动合成技术的语音叫号系统;

第四代即融合了健康视频宣教、专家介绍等多媒体内容的叫号系统。

现代门诊叫号系统由硬件、管理软件和数据库三部分组成。其中硬件环境包括 PC 机、LED 显示屏、语音设备和集线器。管理软件包括在分诊台部署的排队系统和医生使用的叫号系统,该部分负责协调整个系统的正常工作。

2) 门诊分诊叫号系统基本功能设计

(1) 数据中间接口表的设计

现在大型三甲医院都会有一套运行非常稳定的 HIS 系统,亦称医院管理信息系统,是指利用计算机软硬件技术、网络通信技术等现代化手段,负责门诊、住院、药房的数据信息的采集、存储、处理、提取、汇总等,从而为医院的整体运行提供全面的、自动化的管理及各种服务的信息系统。排队叫号系统是针对门诊挂号病人的数据进行收集和处理的,因此有必要在 HIS 系统和排队叫号系统之间通过数据中间接口的设计来实现数据的提取,排队叫号系统通过该接口可以实时获取门诊挂号病人的数据信息。

排队叫号系统从 HIS 系统中提取的信息一般分为两种:第一种是基本配置信息,比如医生基本信息、医生坐诊信息等;第二种就是实时的病人挂号信息。根据医院的实际就诊情况来分析,该接口只需要从 HIS 系统中提取第二种信息即可,也就是 HIS 数据库中挂号表中的数据信息。

门诊挂号记录表的每条记录反映病人一次就诊或者挂号的基本信息,当病人在窗口或者自助机上挂号时即产生。该表包括就诊日期字段、姓名字段、就诊序号字段、就诊时间描述字段、就诊科室字段以及就诊医生字段等。这些字段的信息完全可以满足排队叫号系统的使用需求。为了实现排队叫号系统从 HIS 系统中提取数据,可以在排队叫号系统数据库中建立一张中间表 Disp,插件程序向其写入病人挂号信息,之后排队叫号系统服务器程序从中读取病人数据。数据中间接口的设计如图 7-5 所示。

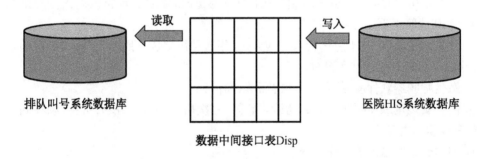

图 7-5　数据中间接口设计

(2) 排队子系统的设计

护士站分诊台排队子系统是整个排队叫号系统中的核心,因为该子系统负责与 HIS 数据库建立连接,并实现从中提取相应数据到本地数据库中。除此之外,护士还可以在这个子系统中进行病人的呼叫、病人的弃号和病人换科室等操作。

排队子系统采用以窗口的方式来显示当天就诊医生的队列信息,在这个窗口中,会显示当天挂了该医生号的病人列表。为了实现该窗口中数据的提取,在数据库中设计了两个表:GroupSet 和 WaitQue,其中 GroupSet 表存储号别代码和号别名称等信息,WaitQue 表存储各个科室所有号源信息,包括病人信息和医生信息等。这两个表中的数据在系统登录初始化时进行提取和过滤。

该窗口中的数据要实时更新,因为随时有可能会增加病人挂号信息,或者医生看完病人后,该病人的信息要立即从窗口中删除。为了实现该功能,在程序中新增一个 Time 控件,Time 控件可以有规律地间隔一段时间执行一次代码。在 Time 控件的事件处理程序中,可以根据不同情况来编写相应事件处理代码,典型的事件有如下几种:如果有病人新挂号时,则作增加处理;如果病人被呼叫或者有病人退号时,则作删除处理;如果护士做了队内转移和复诊召回时,要做更新操作。

(3) 呼叫子系统的设计

医生呼叫子系统是整个系统中的客户端软件,它要实时和服务器端进行通信,因此在程序设计中需要使用 Winsock 控件。

当医生点击【顺呼】按钮时,会向分诊台服务器发送消息数据,分诊台收到呼叫器的"呼叫"请求时,查询数据库,同时通过串口发送相应的就诊信息到 LED 显示屏,并给出友好的语音提示。

(4) 分诊叫号系统服务端程序

分诊叫号系统服务端程序需要重点实现以下功能:

① 同步门诊数据,需要从 HIS 系统中同步获取患者的挂号信息和医生信息等;

② 根据系统设置的时间自动清空前一天的挂号信息。

(5) 分诊叫号系统客户端程序

分诊台管理程序需要重点实现以下功能:

① 查看当前叫号、就诊信息,即列表显示出当前就诊医生的姓名、患者姓名和就诊时间等内容;

② 分派医生,当病人指定需要某位医生对其检查时,需要实现将该病人分配到指定医生的名下,其他医生不能呼叫该病人;

③ 优先调号功能,对于急诊转入的病人、老年人等需要优先照顾的病人,可以通过分诊台进行调号,使其等待的时间更短;

④ 医生呼叫器软件应尽可能设计得简单、简洁;

⑤ 需要实现按顺序呼叫病人的功能,当呼叫一次后,病人如果没有听见,则在间隔一段时间后需要重新复呼。

3) 门诊分诊叫号系统工作流程

(1) 生成患者队列数据

患者来院就诊首先需要在窗口进行挂号,患者的挂号信息存在 HIS 系统的数据库中,门诊叫号系统通过与 HIS 系统接口程序实时读取患者的挂号信息,并将其存储到本地的 SQL Server 数据库中。然后分诊台管理程序根据设置的队列信息自动将患者的挂号信息过滤到护士站分诊台的主机上,这样就将本科室的所有患者的挂号信息抓取到本地数据库的相关表中,并在前端界面进行显示。

（2）就诊信息显示

当医生用自己的工号登录呼叫器软件时，点击【顺呼】按钮，此时医生呼叫器界面显示当前就诊病人的姓名和就诊序号；分诊台处显示该病人正在就诊，并且可以查看其就诊时间和接诊医生等信息，候诊区的大屏幕上会显示"请××号×××患者到××诊室就诊"的文字说明，并伴随语音提示。门诊分诊叫号系统应用排队叫号管理信息系统包括分诊台护士使用的排队子系统和医生使用的叫号子系统，其中在分诊台使用的排队子系统又作为整个排队叫号管理信息系统的数据库服务器。

当分诊护士登录到排队子系统中时，系统会显示当天该科室的所有病人挂号信息，以独立的小窗口的形式来呈现当天就诊医生的病人列表，排队子系统运行界面如图 7-6 所示。

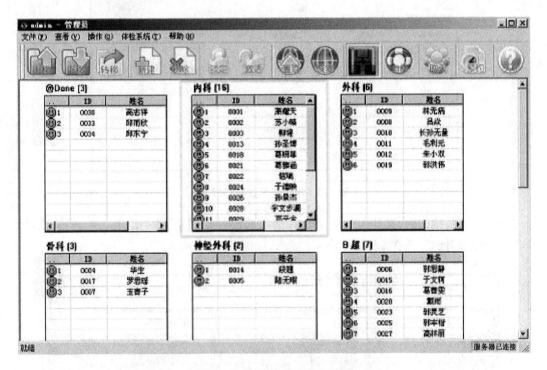

图 7-6　排队子系统运行界面

排队子系统的应用功能有以下几点：

① 数据复位：一般在下午上班前由分诊台护士操作，该功能可用来清除上午未叫的号码信息。

② 呼叫病人：初诊病人一般由医生呼叫，护士也可以在排队子系统中呼叫。

③ 复诊召回：当病人没有在挂号时间段内及时就诊时，分诊护士在排队子系统中可以使用复诊召回功能重新呼叫病人信息。

④ 弃号：当病人由于长时间没有来就诊或者病人退号后，护士可以在排队子系统中作弃号操作。

⑤ 队内转移：征得医生同意后，护士在排队子系统中可以针对某病人做队内转移操作，将该病人的信息提前或者延后呼叫。

⑥ 常规管理：根据门诊排班信息，护士可以在系统中增加医生队列，或者修改医生队列

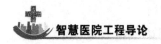

信息；也可以修改医生或者护士的账号信息。

当医生登录到叫号子系统中时，系统会显示该医生所有的病人挂号信息，医生可以在系统中作顺呼、复呼、清屏以及后移并顺呼操作，还可以选中【查看】选项卡，查看还有多少病人在等候。呼叫子系统运行界面如图7-7所示。

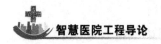

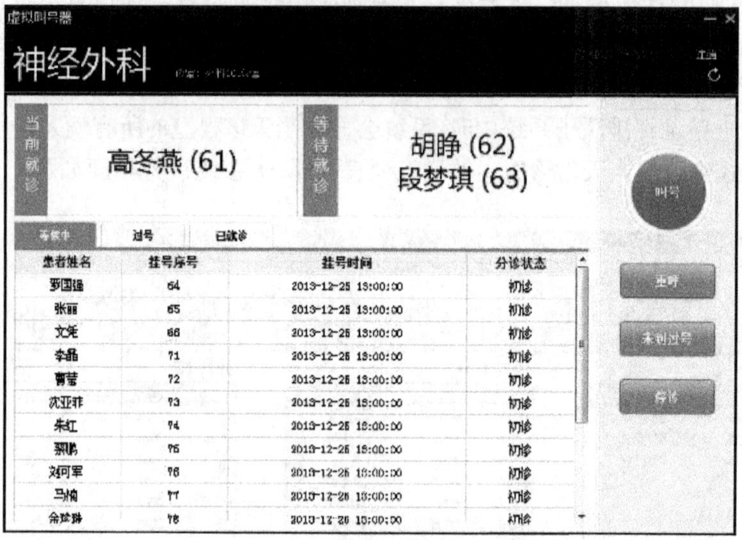

图7-7 呼叫子系统运行界面

当医生点击按钮时，系统向服务器发送消息数据并给出语言提示"请×××号患者到×××号诊室就诊"，并在LED大屏幕上显示，如图7-8所示。

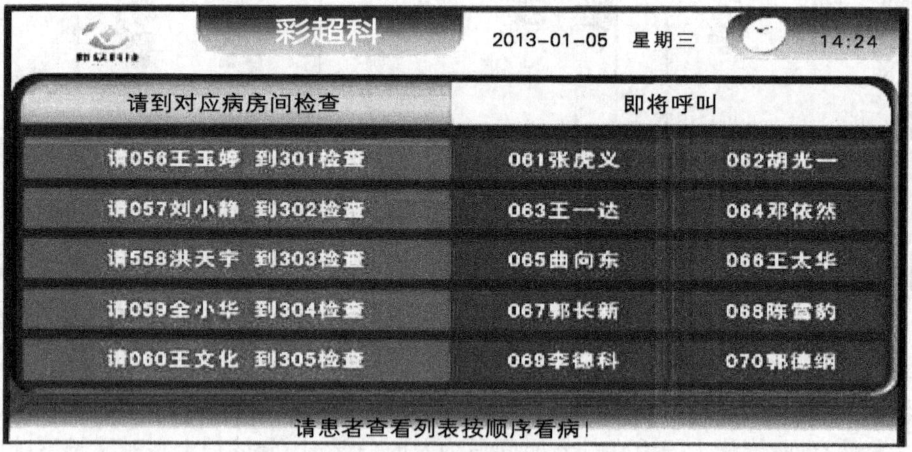

图7-8 LED提示信息界面

7.5.2 门急诊输液管理系统

门急诊输液是当前医疗活动的重要组成部分，门急诊输液工作量大，业务繁琐，与病人接触时间短，一旦出现差错，可能危及病人的生命安全。由于每天需要接诊大量的病人，其家属以及过往的其他行人数量众多，致使医院的门急诊输液室成为人群相对集中而流量较大的场所。门急诊输液系统能够保证病人安全,减少医疗差错和医疗纠纷。

1) 门急诊输液室业务模式

门急诊输液管理系统就是门急诊治疗室针对需要进行皮试、输液和注射的门急诊患者进行统一管理的信息系统。门急诊输液系统虽然可以单独应用,但是只有和医院现有的 HIS 系统配合使用才能实现其最大应用效果。从业务上看,门急诊输液主要包括接单、配药、输液及巡视、输液后护理这四个重要环节。可由多个护士协同完成,也可以指定专职护士负责。

(1) 接单

护士检查病人所持药品是否与处方一致,核查缴费数据,收取药品进行统一管理。检查无误后,接单打印输液瓶签、输液单。最后给患者分配座位。

(2) 配药

护士再次核对药品信息,按输液单进行配药。

(3) 输液及巡视

输液前再次核对病人身份标签及药品瓶签,无误后进行输液。

在患者输液过程中,护士需要定时巡视,观察输液部位有无疼痛、皮疹、肿胀、液体滴注不畅以及针头是否有移位等,及时发现及时处理。

(4) 输液后护理

按输液预计的时间,输液完毕后及时拔针,并告知病人输液后的相关注意事项。

2) 门急诊输液管理系统组成与业务流程

门急诊输液管理系统主要由以下几个方面组成:用户管理、输液库房管理、病人席位管理、输液统计数据、输液状态跟踪等。其结构如图 7-9 所示。

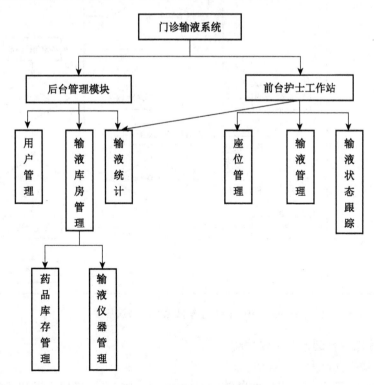

图 7-9　输液管理系统结构图

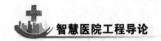

首先医生在电子病历系统中开具输液医嘱信息,然后患者去窗口缴费,缴费完成后直接去输液室大厅等候护士输液。护士在输液管理系统中输入患者 ID 号或者姓名就可以查询该患者的输液信息,最后护士选择输液医嘱并保存打印瓶签。门急诊输液管理系统的业务流程如图 7-10 所示。

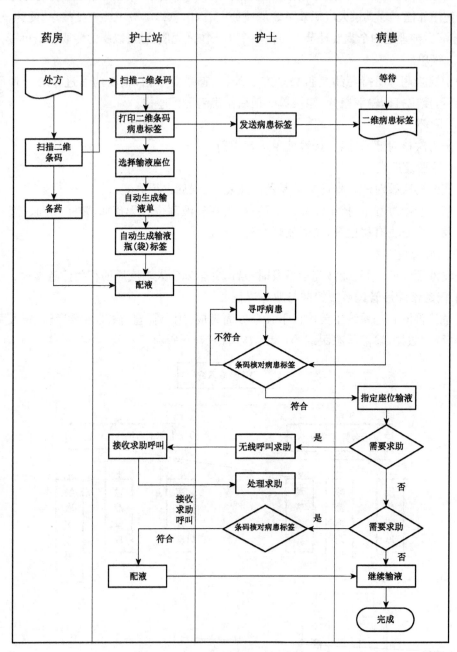

图 7-10　门急诊输液系统业务流程图

3) 门急诊输液管理系统主要功能

(1) 病人身份标示及输液瓶签生成

病人的输液信息和系统产生的瓶签关联,并且具有唯一性,确保患者和药物一一对应。

（2）病人信息的实时更新和查看

病人输液信息产生后，护士在系统中查询并生成输液信息瓶签。在输液药物核对确认后，系统将自动生成药物执行清单，记录执行护士姓名及执行时间，便于药物执行信息核实。病人输液结束后，系统将自动刷新病人列表。

（3）基于条形码技术的病人及药物信息核对

在门急诊输液管理系统中，引入二维条形码技术对病人身份进行识别，核对医嘱，实现患者与输液药物的精确匹配。

（4）计费执行

护士在给患者进行输液的过程中，如果需要额外的治疗，护士可以通过计费执行给患者进行其他治疗项目的计费操作。

（5）儿科叫号登记

为更方便和有效地管理儿童病患就诊，护士在系统中可以对儿童进行抽血登记、输液登记和雾化登记，家长按照儿童登记的顺序依次就诊，维护了医院就诊正常秩序。

4）门急诊输液管理系统特点

（1）安全，自动匹配病人和输液

使用输液管理系统前，医护人员只能通过人工方式来核对病人身份，存在人为差错隐患。使用系统后，病人和输液通过条形码自动匹配，消除人为差错隐患。

（2）准确，自动记录输液全过程

使用输液管理系统前，护士手工记录和签名，存在忘签漏签的情况，且往往字迹潦草，不容易辨识。使用系统后，系统自动生成相应的记录，护士姓名和操作时间等信息一目了然。

（3）快速，提高护士的工作效率

使用输液管理系统前，护士人工核对病人身份，手工记录操作过程费时费力。使用系统后，只需要轻轻一扫，一切信息尽在掌握，可节约护士的核对记录时间。

（4）规范，完善护士的内部管理

使用输液管理系统前，手工统计护士工作量，费时费力，且数据难以做到清晰准确。使用系统后，系统自动统计护士的工作量，绩效考核更有依据。

（5）有序，提升医院的整体形象

使用输液管理系统前，输液室环境嘈杂，难以做到以病人为中心，给患者创造幽雅舒适的就医环境。使用系统后，无线呼叫改善输液室嘈杂的环境，真正做到输液的信息化管理，提升医院的整体形象。

7.5.3 诊疗一卡通系统

在门诊就诊过程中，利用卡介质（如磁卡、IC卡等）载体，通过计算机系统传递患者基本信息、医疗信息和费用信息等，从而达到优化就诊流程，规范医嘱行为，规范收费行为，方便患者就诊等目的，简称门诊"一卡通"。目前，门诊就诊卡有两种使用方式，即预存费用和不预存费用。而相比于采用充值模式进入门诊就诊流程，后者将就诊人群从门诊大厅分流到医嘱执行部门，从而能让患者更快地进入诊疗过程。

与院内就诊卡相比，居民健康卡技术可借鉴的经验不多，医院内部健康卡信息化改造相对进展可控。健康卡要用好，不仅需要多部门、多单位积极参与，更需要密管系统、卡管

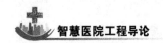

平台、银行平台多方发力，这是现行面临的主要问题。而探索更便捷的支付、结算方式将是未来的趋势和方向。

一卡通的核心内容是利用卡片这种特定的物理媒介，实现从业务数据的生成、采集、传输到汇总分析的信息资源管理的规范化和自动化。对医院诊疗一卡通而言，其核心内容是利用诊疗卡为媒介，实现预约、挂号、就诊、缴费、检查、检验、结果查看、下诊断、开处方、随诊等医疗的闭环管理。同时，诊疗一卡通作为医院信息化管理的一部分，和医院的ERP系统、财务系统以及HRP系统有着密不可分的联系。

1）诊疗一卡通系统的功能

应具有并不限于以下功能：建卡、充值、卡支付、挂失、预约、结算、查询等，并能与EMR、CIS、医保等系统进行数据交互。

诊疗卡中预存足够的金额可以使挂号预约更具灵活性，实现以下可选挂号预约方式：门诊收费窗口挂号；诊区分诊台挂号；自助设备挂号预约；网络、手机App挂号预约等。也可以将卡支付模块部署到医嘱执行点，如诊区分诊台、门诊治疗室、门诊化验室、检查科室、门诊药房等，划卡扣费并打印收费清单提供给患者。患者就诊结束，持卡在门诊收费处打印结算发票，患者可选择是否退卡中余额；就诊卡不退，由患者保管；也可当日不打印结算发票。支持就诊卡挂失功能，挂失后所发新卡仍采用原卡号。

2）诊疗一卡通系统的管理结构

就系统结构层次而言，其中管理结构应分为设备管理与业务管理。

设备管理由医院信息中心负责，主要承担医院一卡通系统的平台维护，包括系统建立与升级、网络设备的运行维护、数据库的维护、系统参数的维护、读写卡机具的维护、卡片的维护、操作培训等。

业务管理是医院一卡通系统应用功能的直接体现，由各使用部门的操作人员负责。

3）诊疗一卡通系统的软件结构

软件系统结构可分成数据层、应用层和客户层三层结构。

（1）数据层：主要由数据库服务器组成。

（2）应用层：为各操作管理工作站。应保证各子系统具有相对独立性，同时具备紧密关联性，这样系统功能才能可多可少，系统规模可大可小，才能给医院提供广泛的功能选择余地；各子系统的功能与各部门的职责应相对应，这样能更好地规范医院的工作流程；各子系统之间既要充分共享数据信息，又要保证相对安全；系统的功能应具备良好的可扩展性，适应性强，方便医院根据需要不断完善性能和扩大应用范围，避免因系统改扩建而浪费投资。

（3）客户层：主要是各种读写卡机具。对于像医院一卡通这样一个覆盖大部分市民，发卡量可能超过几十万人的大型复杂软件系统，必须选用高起点、高标准、成熟的软件技术和技术力量雄厚、有经验的提供商来实现。医院一卡通系统涉及面广，其应用功能还在不断发掘和扩展中，同时还需要与医院HIS系统对接。因此，要求一卡通提供商具备硬件开发、软件开发和系统集成能力，否则，医院一卡通系统很难发挥优势，甚至会成为医院的包袱。

4）诊疗一卡通系统的安全体系

就安全体系而言，应从硬件安全、数据安全、网络安全等各个环节采取不同措施。

（1）硬件的安全性：应能设定读写卡机具只能识别本系统的用户卡，对于非本系统的卡片拒绝接受刷卡请求；应有防止非法更改机具参数的措施；每台机具应有唯一的通信地址，计算机与机具之间的数据通信应有访问权限核对机制，机具应能拒绝非法访问；机具应能拒绝黑名单卡、失效卡和无权限卡的刷卡请求，必要时应有报警或提示；计算机与机具之间的通信数据应有防止非法套用的加密措施，以保护敏感信息。

（2）数据的安全性：数据中心的建筑应满足各医院场地技术条件要求，并有防止非法闯入和一般自然灾害影响的措施，保证良好的运行环境；服务器端应尽量采用双机集群服务器、磁盘阵列纠错技术，保证服务器数据的准确性；数据库采用多种数据备份方式，包括在线数据备份、异地远程数据备份；应支持快速灾难恢复，确保数据的绝对可靠。数据库模型设计方面：设计数据库表时应将重要数据与普通数据存放在不同的表中；重要的数据库表尽量使用电子签名，建立必要的视图，以隔离一些重要数据；设计必要的日志跟踪。

（3）网络环境的安全性：系统依赖的网络环境是系统中最薄弱环节，容易受到攻击。一卡通系统应采用有效措施阻止和隔离非授权访问，保证数据传输的安全性。

（4）应用系统的安全性：一卡通系统应封闭运行，多级密钥管理，不是一个系统的卡片、机具和软件不能混在一起使用；应有防止非法启动一卡通软件程序和越权使用软件操作功能的措施；空白卡需要先作格式化处理后才能发行为用户卡，避免因非法发行用户卡而造成系统混乱；应用系统的操作功能应采用分级、分组授权，屏蔽未授权的功能操作项，杜绝越权操作使用；系统应有严格的用户账号和密码管理机制。所有操作都应有日志跟踪。

随着医疗体制改革的不断深入，解决广大群众"看病难，看病贵"的问题，是当前政府和医院最为关心的事情。据统计，病人在一次医疗过程中，花在排队的时间占总时间的 70% 左右。其中门诊挂号排队，取化验单排队，以及交费排队，是医院解决看病难问题首先会考虑的。一卡通一站式流程就医服务能很好地解决这些问题。

7.5.4　门诊预约与挂号系统

随着我国医疗信息化建设的不断发展，各大型医院信息化平台一体化逐渐健全，功能模块及信息的互联互通已经为智能化就医和电子化就医铺平了道路。如何进一步提高医院的医疗服务质量已成为各大医院现阶段排在首要的目标和方向。就门诊就医体验而言，门诊流程的合理性及功能布局的完善性已直接影响到病人的就医体验，侧面反映出医院管理水平的高低。

为解决传统模式窗口挂号方案中门诊病人挂号难、排队多的问题，弥补现代化通信手段下手机预约、网上预约、电话预约的功能性不足，体现全国医疗改革环境下"先就诊、后付费"的优质便民服务理念，各大医院开展多种途径的预约与挂号模式，为进一步优化和调整门诊就医流程，缩短非诊疗环节时间，改善就医环境，提高医疗服务质量，提升医院管理水平做出新的尝试。

就医院信息化形式下的预约挂号功能而言，为方便门急诊患者就诊，各大医院信息系统基本都已搭建全院一卡通就诊系统，从挂号、就诊、取药、检验、检查、结果查看实现闭环服务，就诊信息的连续性极大地方便了患者顺利完成整个诊疗过程，也方便了医生追溯病情、提高效率。然而与此同时，患者大量扎堆在清晨排队挂号，其无计划的挂号导致等候就诊的时间较长，致使大量患者滞留在医院，耽误患者宝贵的时间，其满意度不高；且财务窗口人力紧张，压力大，不利于服务质量的提高。

　　针对这一问题,近年来,多途径、自助式预约挂号、诊间预约挂号等新形式、新方向、新思路下的独立闭环式预约挂号系统应运而生。这些相辅相成的功能和就医模块的出现,致力于减少患者在候诊区的无效等待时间,营造更加文明有序的就医环境,实现"就诊分时段,预约选时段"的精细化服务,落实"一切以病人为中心"的服务理念。

　　从医院信息建设的长远考虑,预约平台应该也必须满足多种途径多种方式的并行预约挂号,更要适应使用过程中新的预约平台或其他途径挂号快速平稳的接入,这不仅限于自助设备,更需要更好地与互联网技术等无缝对接。

　　1) 门诊预约与挂号系统的设计

　　(1) 数据准备

　　建立统一的预约挂号资源池(简称"号源池"),号源池数据反映医院详细的排班信息,含预计就诊时间点、就诊医生和科室地址信息、资源所处的各种状态标记等。

　　一方面,号源池由医院统一维护,医院系统、自助终端及各个预约平台实时调取号源池的数据,平等共享预约资源;另一方面,对资源的释放、调整进行统一维护,设定新预约数据的开放时间、开放比例、身份验证、黑名单等的统一控制,合理有序地规范整套预约挂号体系;最后,通过号源池进行预约比率、爽约率、就诊率等指标的统计,为不断改善门急诊信息系统功能提供数据依据。

　　每个医生每次排班按就诊时间点依次生成一组数据,最后组成整个预约挂号资源数据池。就诊前现场、电话、网络、医生站预约均可调取号源池中释放的预约资源信息,可以选择具体的医生、确定就诊的时间点,实现真正意义上的选号预约。就诊当日预约患者按预计就诊时间点到达医院,在自助设备或分诊台报到后即可到指定医生处看诊。预约与挂号流程见图7-11所示。

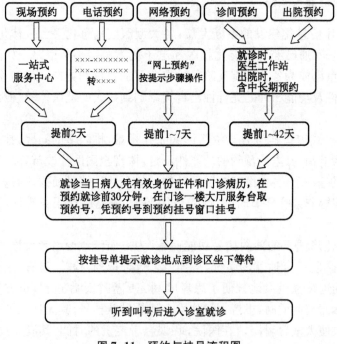

图 7-11　预约与挂号流程图

（2）多途径预约与挂号方式的实现

① 本系统预约：应用于医院内部使用 HIS 系统的部门。

直接利用门诊挂号预约系统，通过调取 HIS 系统中号源池数据、扣取诊疗卡费用的方式预约；其中，电话预约与 24 小时电话预约管理系统对接，提供更优质的预约服务。

② 异构系统预约：应用于院外预约平台、自助设备、掌上 App、医生站等异构系统。

HIS 系统中封装统一的预约接口，供第三方平台调用后实现预约；其中，院外系统利用自身安全合理的付费模式先代收预约费，医院通过与第三方平台对账的方式实现资金的回收。

2）门诊预约与挂号系统的实施

对于门急诊服务系统的实施，不同于其他系统的上线实施，它需要满足一定的要求和客观条件。在整个实施过程中，不仅需要项目领导、院领导、主要职能科室领导、临床科室领导等相互协调、配合，还需要项目实施及技术组（包括信息中心、医生、护士、门诊部、出入院管理科、药剂科、医保办、病案室、检验科、检查科室等使用科室）的支持。

在实施系统前，由项目负责人和技术组维护用户身份、权限、诊断名称字典库、医嘱字典库、收费标准字典库、药品字典库等，帮助用户建立诊断模板、医嘱模板等；并模拟实际环境讲解应用系统工作流程、软件功能、基本操作及注意事项等，对受训人员进行测试，以保证培训效果。在系统实施中，跟踪用户实际使用情况，再次进行针对性培训。

在试用系统环节，为检验门急诊服务系统上线的实际效果，根据不同医院的实际情况，需要达到以下目的：向社会宣传新的就诊模式；在新就诊模式下，解决科室间相互协作问题，并使工作人员逐步适应新的工作模式；进一步改进就诊流程；检验、改进软件的功能和系统的性能；为门诊各诊室的全面上线积累经验；同步进行全员培训。在总结试用经验的基础上，加强社会宣传，严格全员培训管理，经过充分准备，在试用时间过后，统一召集相关使用科室和技术科室负责人，召开协调会，总结系统实施过程中存在的问题，协调解决科室间的配合问题，落实解决改进流程、软件修改、人员再培训等问题，使系统实施处于可控、可管和有序的状态。

多途径自助式预约挂号是医院便民服务的一种全新的变革和尝试。这些功能服务的开展，有利于保证就医流程和就医环境的优化和改善，在很大程度上体现了以病人为中心的工作原则，使病人享受到优质、高效、便捷的人性化服务。医院的细节服务意识被强化和落实，医院和病人实现了双赢，为创建服务质量和医德双良好的医院奠定了基础，患者就医更方便，医院的医疗服务和管理水平得到很大提高，并可尝试将此模式进一步推广与发展。

7.6 住院信息系统

7.6.1 住院登记管理子系统

住院登记管理子系统是用于医院住院患者登记管理的计算机应用程序，包括入院登记、床位管理、住院病历管理、病人身份审核信息采集等功能。方便患者办理住院手续，支持医保患者就医，促进医院合理使用床位，提高床位周转率是该系统的主要任务。

其基本功能有：

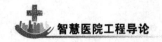

1) 入院登记管理

系统根据入院申请建立病人住院的病案首页信息、采集身份审核信息并进行医保登记。在 HIS 完成入院登记时,系统自动将登记信息同步到 EMR、LIS、PACS 系统,保持各个系统中的登记信息互联共享。入院登记流程详见图 7-12 所示。

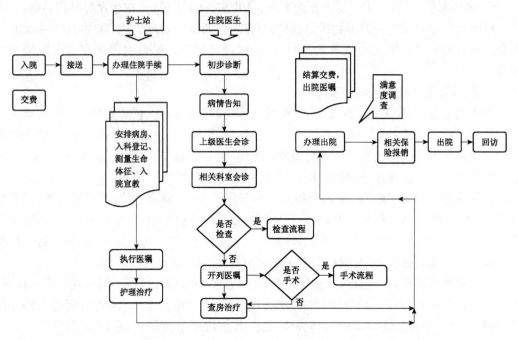

图 7-12　入院登记流程

入院登记过程中主要完成以下操作:

(1) 办理入院登记工作,在 HIS、EMR、LIS、PACS 系统中形成住院记录,后续病人的医疗行为都依据该入院记录进行关联。

(2) 按照病案首页要求规范建立病案首页,在入院登记的同时完成病案首页基本信息的录入,支持打印病案首页。

(3) 形成病案号,该病案号作为病人在医院住院的唯一标识,与病人一一对应,通过病案号＋入院次数标示病人每次住院记录,保持病人就诊记录的连续性。

(4) 支持医保患者按医保规定程序办理入院登记,通过入院登记时录入的医保类型调取医保接口通信进行医保入院登记,从医保中心获取住院医保登记流水号,作为后续医保核算的唯一标识。

2) 住院病历管理功能

(1) 在入院登记时为首次住院病人建立住院病历。

(2) 病案号维护功能:可以进行合并病案号管理;可以制定病案号生成规则;支持清理空余的病案号。

(3) 检索病案号。

3) 出院管理

(1) 出院登记;

（2）出院召回；

（3）出入院统计。

4）查询统计

（1）统计各个操作员办理入院登记的情况，实时反映操作员的工作量；

（2）统计各个科室入院登记及出院信息，实时统计科室床位周转情况及病人流量情况；

（3）病人查询，查询患者的住院信息、打印清单。

7.6.2 住院收费子系统

住院收费子系统是用于住院病人费用管理的计算机应用程序，包括住院病人结算、费用录入、打印收费细目和发票、住院预交金管理、欠款管理等功能。住院收费管理系统的设计应能够及时准确地为患者和临床医护人员提供费用信息，及时准确地为患者办理出院手续，支持医院经济核算、提供信息共享和减轻工作人员的劳动强度。住院收费子系统设计应符合国家、地方有关法律、法规、规章制度的要求。

1）设计要求

（1）收费录入，无论从何处、以何种方式录入病人费用，应保留录入者痕迹。费用修改必须有原始单据为依据，以补充原始单据录入进行更正。

（2）安全管理，处理数据应准确无误、保密性强。

（3）满足医疗保险对收费和打印票据的要求。

（4）打印住院预交金收据、汇总单。

（5）严格住院费的日期管理，预交金、结账单、退款单日期不得改动。

（6）严格退款管理，必须核对预交金、结账单、退款单，方可办理退款。

（7）严格发票管理，建立严格的领取和交还发票管理制度，建立机器核对制度。

（8）严格交款管理，财务处需要使用计算机复核交款单。

（9）支持财务处定期复核在院病人预交金。

2）基本功能

（1）病人费用管理

① 读取医嘱并计算费用；

② 病人费用录入，具有单项费用录入和全项费用录入功能选择，可以从检查、诊察、治疗、药房、病房费用发生处录入或集中费用单据由收费处录入；

③ 病人结账，具备病人住院期间的结算和出院总结算，以及病人出院后再召回病人功能；

④ 住院病人预交金使用最低限额警告功能；

⑤ 病人费用查询，可供病人/家属查询自己的各种费用使用情况；

⑥ 病人欠费和退费管理功能。

（2）划价收费功能

包括对药品和诊疗项目自动划价收费。

（3）预交金管理

① 预交金管理，打印预交金收据凭证；

② 预交金日结并打印清单；

③ 按照不同方式统计预交金并打印清单；

④ 按照不同方式查询预交金并打印清单。

（4）住院财务管理

① 日结账，包括当日病人预交金、入院病人预交金、在院病人各项费用、出院病人结账和退款等统计汇总；

② 旬、月、季、年结账，包括住院病人预交金、出院病人结账等账务处理；

③ 住院财务分析，应具有住院收费财务管理的月、季、年度和不同年、季、月度的收费经济分析评价功能。

（5）住院收费科室工作量统计

① 月科室工作量统计，完成月科室、病房、药房、检查治疗科室工作量统计和费用汇总工作；

② 年科室工作量统计，完成年度全院、科室、病房、药房、检查治疗科室工作量统计、费用汇总功能。

（6）查询统计功能

包括药品、诊疗项目（名称、用量、使用者名称、单价等相关信息）查询、科室收入统计、患者住院信息查询、病人查询、结算查询和住院发票查询。

（7）打印输出功能

① 打印各种统计查询内容；

② 打印病人报销凭证和住院费用清单，凭证格式必须符合财政和卫生行政部门的统一要求或承认的凭证格式和报销收费科目，符合会计制度的规定，住院费用清单需要满足有关部门的要求；

③ 打印日结账汇总表；

④ 打印日结账明细表；

⑤ 打印月、旬结账报表；

⑥ 打印科室核算月统计报表；

⑦ 打印病人预交金清单；

⑧ 打印病人欠款清单；

⑨ 打印月、季、年收费统计报表。

7.6.3 护士工作站子系统

护士工作站子系统是协助病房护士对住院患者完成日常的护理工作的计算机应用程序。其主要任务是协助护士核对并处理医生下达的长期和临时医嘱，对医嘱执行情况进行管理。同时协助护士完成护理及病区床位管理等日常工作。

1）系统设计要求

（1）护士工作站的各种信息应来自入院登记、医生工作站和住院收费等多个分系统，同时提供直接录入。护士工作站产生的信息应反馈到医生工作站、药房、住院收费、检验检查等分系统。

（2）医嘱经过护士审核后，方可生效，记入医嘱单，并将有关的医嘱信息传输到相应的执行部门。未经护士审核的医嘱，医生可以直接取消，不记入医嘱单。

（3）系统应提示需要续打医嘱单的病人清单，并提醒续打长期或临时医嘱单的页数。

系统应提供指定页码的补印功能,保证患者的长期、临时医嘱单的完整性。打印的长期、临时医嘱单必须由医生签署全名方可生效。

（4）护士站各种单据打印应提供单个病人或按病区打印等多种选择。

（5）护士站收费时,应提示目前已收的费用,避免重复收费。

（6）护士站打印病人检查化验申请单时,应提醒目前已打印的申请单,避免重复打印申请单。

（7）护士填写的药品皮试结果必须在长期、临时医嘱单上反映出来。护士的每一项操作,一旦确认,不允许修改,系统记录的操作时间以服务器为准。

（8）网络运行,数据和信息准确可靠,速度快。

2）基本功能

（1）床位管理功能

① 病区床位使用情况一览表（显示床号、病历号、姓名、性别、年龄、诊断、病情、护理等级、陪护、饮食情况）；

② 具有增加、删除、定义床位属性功能；

③ 处理病人选床、转床、转科功能；

④ 打印床位日报表。

（2）医嘱处理

① 医嘱录入；

② 审核医嘱（新开立、停止、作废），查询、打印病区医嘱审核处理情况；

③ 记录病人生命体征及相关项目；

④ 打印长期及临时医嘱单（具备续打功能），重整长期医嘱；

⑤ 打印、查询病区对药单（领药单），支持对药单分类维护；

⑥ 打印、查询病区长期、临时医嘱治疗单（口服、注射、输液、辅助治疗等），支持治疗单分类维护；

⑦ 打印、查询输液记录卡及瓶签；

⑧ 长期及临时医嘱执行确认；

⑨ 填写药品皮试结果；

⑩ 打印检查化验申请单；

⑪ 打印病案首页。

（3）护理管理

① 护理记录；

② 护理计划；

③ 护理评价单；

④ 护士排班；

⑤ 护理质量控制。

（4）费用管理

① 护士站收费（一次性材料、治疗费等），具备模板功能；

② 停止及作废医嘱退费申请；

③ 病区（病人）退费情况一览表；

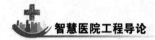

④ 住院费用清单（含每日费用清单）查询打印；

⑤ 查询病区欠费病人清单，打印催缴通知单；

⑥ 病区一次性卫生材料消耗量查询，卫生材料申请单打印。

（5）药品管理

① 摆药申请：护士选择要申请摆药的医嘱类型，然后选择摆药药房申请摆药，药房收到护士站的摆药申请后根据申请内容进行摆药操作。

② 摆药情况查询：护士可以查询摆药记录，也可以查看未摆药情况及未摆药原因，便于及时进行后续处理。

③ 晚上临时紧急用药情况处理：晚上病室药房不上班，病房需紧急用药时可以通过生成处方发送到急诊药房领取病人药品。

8 医技检验、药品、HRP、体检、临床数据信息、移动医疗和远程医疗系统

8.1 医技检验系统

实验室信息系统从 80 年代末期开始在国内兴起,在为医学实验室及临床带来极大方便的同时,也在近十多年内取得了巨大的发展。当前在国外,特别是在日本,很多实验室已经实现了全实验室自动化(Total Laboratory Automation,TLA),但在国内,受许多条件,特别是硬件设备的制约,目前仍无一家医院能够实现全实验室自动化,只有少数的几家实验室实现了模块式实验室自动化(MLA),但因其他条件的制约,实际意义也显得相当有限。在最近的几年中,医院以及临床实验室是在不停地发展的,发展之快甚至超出我们的想象。医学实验室将来面临的挑战是:预期随着时间的推移,服务逐渐增加,周转和测试需求增加,但支出逐渐减少,时效性要求提高。实验室需要进一步规范化,完善服务。高质量、高效率、高自动化将是实验室未来的发展方向。

通过调查研究我们发现,根据国内实验室的具体情况,可以分阶段地去实现全实验室自动化。我们可以将全实验室自动化分成两大部分,即硬件部分(自动化设备),如标本运送系统、标本容器自动准备系统、前处理系统、自动化分析系统和后处理系统等;以及软件部分,如实验室信息系统、条形码管理系统、标本存储管理系统、标本运送管理系统、标本前处理管理系统、实验室办公自动化系统等。受资金等因素的影响,在最近的几年中,很难有实验室有实力采购昂贵的整套的自动化设备,实现全实验室自动化。因此我们的建设重点将放在软件部分。虽然国外已有较为成熟的实验室信息系统,但受国内外实验室结构、布局、人员配置等的不同,国外的产品不适合在国内实验室中应用,因此,建设符合国内实验室应用的实验室信息系统就显得十分必要。

8.1.1 系统整体要求和目标

构建先进的信息平台整体架构设计,信息平台整体根据检验流程进行搭建,涉及检验分析前、中、后各环节,及各机构间的信息互联互通、实时交换,并进行信息跟踪和质量监控。基本流程环节包括:医嘱申请、样本条码产生、样本采集信息记录、样本转运跟踪、样本接收确认、样本检测记录、结果审核、结果多级回报、结果解释等。

根据医学检验服务总体方案建立医学检验服务所应该具备的基础条件,包括:人力资源成本、人员管理和培训教育、环境控制、设备资源条件和管理、信息链、标本物流管理、检验材料试剂供应、检验方法评估和更新、质量控制和保证、结果互认和共享。

根据医学检验服务流程监管和体系标准化,建立医学检验服务业务流程的监管和体系

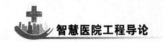

标准化,从而形成规范、标准的数据存储和表示标准,为实现监管、质量管理、检验的一体化提供基础。同时也可以有效地推动医疗信息的标准机制和标准化体系研究,促进医疗信息的共享。

8.1.2 总体设计思路及框架结构

构建的平台包含:医院检验数据中心、数据交换平台、检验中心(实验室)LIS、区域(云)LIS、终端(云)LIS客户端。各个医疗机构的LIS、各检验中心(实验室)通过数据交换平台同检验数据中心进行数据交互。

其特点是:扩展性好,各个系统独立性强,互相不产生干扰;平台兼容性强,便于不同系统或平台之间的融合和集成。

1) 检验系统体系结构

检验系统体系结构如图8-1所示。

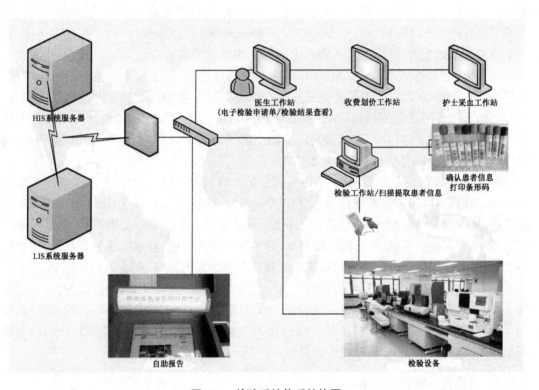

图 8-1 检验系统体系结构图

基于多层架构的实验室信息系统体系结构系统整体包括四层:支撑层、数据知识层、应用功能层及用户层。其中:

(1) 支撑层包括网络、数据库及安全访问控制。系统运行于融合网络平台之上,包括基于现场总线(含 RS232/485、工业以太网、USB 等)的检验数据通信获取,基于 LAN 的医疗单位检验信息共享机制以及基于城域网(包括 IP-VPN,Wi-Fi、2G/3G/4G 通信网络)的区域综合网络。数据库支持通用 RDBMS、ORDBMS。考虑到医疗检验信息涉及公民隐私,而区域医疗检验综合分析信息更可能涉及国家秘密,系统增加了强大的安全访问控制子层,该层实现授权访问和访问审计。

（2）数据知识层通过多层次检验事务数据库、多维分析数据库为系统提供数据与知识支持。

（3）应用功能层是系统核心，包括现场检验自动化、基于消息的综合集成、标本物流管理、区域检验协同、健康档案管理及统计分析与挖掘 6 个分系统。其中：①现场检验自动化分系统为传统 LIS 实现的功能；②基于消息的集成平台实现区域范围不同 LIS、HIS 的综合集成，该平台将数据打包成数据包，通过消息格式转换、路由及消息通道（WEB Service 通道、SMS 通道等）集成到检验中心数据库中，同时该平台还支持数据库复制、定义与执行，拓展了应用范围；③标本物流管理包括物流标识（一维、二维条码、RFID 等）、物流调度、交接及跟踪等功能；④区域检验协同则通过 IM 及集成平台实现区域医疗检验标准化管理，支持随病人转移的检验数据移交（实际上是信息访问权限移交），统筹区域内的检验资源（设备、人力、忙闲状态等）；⑤健康档案管理包括档案分类编目、档案生成（PDF 格式）、授信访问、借阅管理以及与电子病历集成；⑥统计分析与挖掘分系统则通过建立分析主题相关模型，对数据进行提取与过滤，从而支持耐药性、质控数据等分析。

（4）用户层则通过 B/S、C/S 及嵌入式混合界面展现系统功能，其中嵌入式界面主要实现标本物流的跟踪、交接等在线或离线应用，基于 PDA 系统运行。

系统通过元数据定制实现扩展，以支持不同区域的个性化应用需求，包括元数据建模、界面定制等。

2）检验电子申请信息

临床检验电子申请单应包含的元素：申请单 ID、优先级代码、送检医疗机构代码、送检医疗机构名称、送检医疗机构简称、目的临床实验室代码、目的临床实验室名称、目的临床实验室简称、检验类别、病人类别、病人 ID（应包括该患者在送检医疗机构中的就诊号、病人唯一号以及患者的身份识别号）、姓名、性别、年龄、民族、RH 血型、ABO 血型、科别、病区、床号、临床诊断、申请科室、申请时间、申请人员、标本种类分类名称、标本种类分类代码、标本种类名称、标本种类代码、标本性状、采集时间、采集人员、采集部位、申请项目本地名称、申请项目本地代码、申请项目本地简称、申请项目标准代码、检验所需附属信息（如标本采集时的体温等）、密级情况等。

8.2 药品信息系统

药品是医疗机构医疗活动中最主要的物资，其特殊的治疗作用和机理决定了其在管理和使用中的特殊性。药品管理主要由药学部和医务科制定医疗机构的药品使用管理规范，可简单囊括药品实物管理和临床用药监管管理。从药品在医院的流转角度出发，药品管理的主要节点包括：药品采购、药品入出库、药品开单、发药管理。

8.2.1 药品物流管理

药品物流管理的范围主要是药品主数据维护、药品采购、药品入出库和药品的实物发放。药品在医疗机构的流转过程见图 8-2 所示。

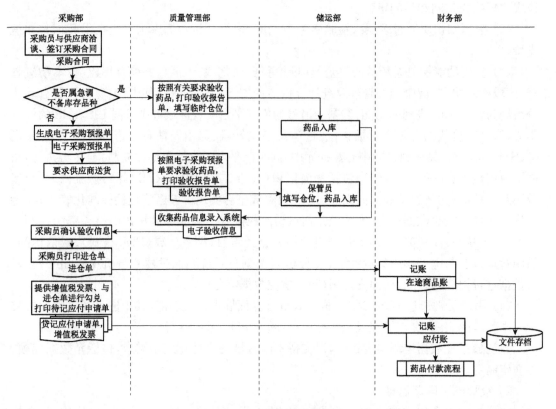

图 8-2 药品流转流程图

1）基础数据维护

药品基础数据一般分为药品的基本药学属性、药品采购信息记录和药品财务信息、医保信息等。药品基础数据的维护是所有医疗系统、物资管理系统和药品用药管理系统的保障，因此药品基础数据的维护必须有严格的把关。

药品基础数据的维护涉及药品基础数据的新增、修改、删除，基础数据的任何修改都必须同步到相关临床系统，如 EMR、检查、检验等系统，从而保持药品基础数据的一致。

2）药品采购

药品采购一般需要经过药品采购申请和生成药品采购订单两步。各个药房根据一定时间内的消耗，结合当前库存、药品季度性及紧缺性制定下阶段的药品需求计划，提交给采购员，采购员根据各库房计划汇总生成采购申请并提交审批。审批后的采购申请由采购员按供应商分别生成采购订单下达到采购平台。

药品采购的关键是采购计划的创建。各个药房创建本药房的采购计划是一个极其复杂的过程，采购计划的决策依赖于近期各阶段的消耗、历年该时间段的消耗、当前库存等信息的结合，库管员对各因素分配权重，系统根据各因素及对应权重自动创建采购申请。

3）药品入库

供应商在采购平台获取医院药品采购信息后即可送货，送货前将本次配送药品相关信息，包括订单中每个药品的批次及数量、监管码信息等传到院内系统。供应商送货到医院后，通过货位管理系统（WMS）将对应采购订单中的各药品按批次扫码入库到指定货位。

药品入库的关键是采购订单中药品数量、药品管理级别的控制。根据药品属性及管理要求,部分药品要求管理到监管码,实际收货中按单个监管码扫码收货显然不现实,因此必须在供应商送货前将本次配送的监管码管理药品的大包装监管码与中、小包装监管码的对应关系传输到医院,收货时直接扫大包装监管码即可完成所有监管码的入库。对于非扫码入库药品,因存在因药品紧缺等原因导致的一种药品多个供应商送货的情况,收货时必须保证采购订单与送货的供应商对应一致。

4) 药品调拨与出库

各二级库房之间以及二级库与一级库之间的货物移动,通过调拨订单完成。各二级库房根据库存消耗及当前库存需要等制订转储订单,一级库房收到转储订单后,通过 WMS 系统指示灯提示到各货位取货。取货完成后完成药品出库,二级库房根据出库单再做药品入库。药品调拨有多种方案,根据库存地点之间的距离因素可以设计调拨方案为一步调拨或是两步调拨。在两个药房距离很近的情况下,一步调拨可以实现在出库库存地出库扣减本地库存的同时增加入库库存地的库存,减少入库操作。而两步调拨则适用于库存点之间距离较远的情况,保障实物与账务库存的一致;两步转储就是出库地出库后,库存变为在途库存,入库库存地根据出库单入库后将在途库存转为本地库存。

5) 药品财务结算

药品财务结算包括两部分:首先是与供应商对历史采购的账务处理。以药品采购和管理的特殊性,一般与供应商的结算还会有退药药品的合并处理,也就是将历史采购订单和与供应商确认的退药订单金额合并,得出实际结算金额,然后由供应商根据结算金额开具发票,在系统内完成发票校验即完成了药品的完整采购流程。药品财务结算的另一部分就是各库房的结算,按财务管理要求,每个库房每个月必须进行财务开/关账,完成每个月的账务处理。对于一级库而言,财务账务主要是与供应商的采购以及与二级库之间的出库账务;对于二级库而言,药品的财务账务主要是针对患者的发药以及与各药房、药库间的入出库账务处理。

8.2.2 药品开单管理

药品从采购进入医院后,必须通过医生的药品开单才能发放到患者手中。为保障药品合理、规范、有效地治疗患者的疾病,在医生开单过程中必须经过一系列用药检测。

1) 合理用药

药物的不合理使用已经成为威胁人类健康的全球性问题。据世界卫生组织(WHO)2011 年 6 月的公告称,全球有超过 50% 的药品在处方、配发或销售过程中存在不合理性,有 50% 的患者不能正确地使用药物。在发达国家的卫生预算支出中,药品的支出比重在 10%~20%,而在发展中国家却达到了 40% 左右,不合理用药问题十分严重。

合理用药系统根据当前搜集整理的所有在院药品信息,结合药品的作用原理和反应机制,为医生开出的药品处方进行合理性校验,从而一定程度上减少医疗事故的发生。

要实现实时的合理用药的监控功能,医生站、护士站、药房及输液中心都必须有合理用药的监控、分析和提示功能。为了降低医疗风险及提高医疗质量,除了事前分析与监控,整个治疗过程的监控与实时分析也极为重要。这包括医嘱修改时的重新分析、病生理状态改变的跟踪;获取信息和对患者的用药信息做实时的分析、监控及提供必要的提示或警示。有了全方位用药的分析、监控、甚至拦截(若有需要),对收集到的数据作统计和处理对医院

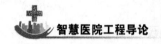

管理层面来说也是不可忽视的。

如何在辅助医生开出处方的同时，使开出的处方更符合患者的实际身体状况，实现对处方的合理性管理？合理用药系统提供了如下主要功能：

（1）要点提示功能，重点显示该药品说明书中所提及的禁用、慎用、忌用注意事项；

（2）兴奋剂提示功能，在药品信息输入过程中，如果该药品中含有兴奋剂成分，则在"要点提示"框中进行提示；

（3）食物与药物信息提示，选择的药品与常见的食物存在相生相克问题时，系统进行提示，方便医生告知患者在服药期间饮食需注意的事项；

（4）药物相互作用审查，提示在同一处方药品两两之间可能存在的药物相互作用，显示药物相互作用的详细信息和参考源出处；

（5）注射药物配伍审查，提示在同时进行输液的处方药品间可能存在的体外配伍问题，每一个记录均提供配伍信息详细说明和参考源出处；

（6）药物过敏史审查，在获取患者既往过敏药物信息的基础上，提示患者用药处方药物中是否存在可能导致类似过敏反应的药品，首次使用可能导致过敏的药品都要经医生确认病人是否有过敏史；

（7）根据不同年龄段或生理阶段制定的审查，如老年人用药审查、儿童用药审查、妊娠期妇女用药审查、哺乳期妇女用药审查；

（8）肝、肾功能不全患者的用药审查，根据患者检验报告中的肝肾功能信息，提示当患者为肝、肾功能不全或肝、肾功能严重不全时（根据生理状态来判断），其处方中是否存在不适合使用的药物；

（9）药品超剂量审查，对药品的单次量、单日量进行审查，审查的依据是检查药品的实际用量是否大于药品说明书规定的剂量；

（10）给药途径审查，根据药品说明书规定的用药途径和禁止的用药途径，对处方药品的实际用药途径进行审查，不符合规定的将提示或警示；

（11）对抗菌谱相同的抗菌药品进行审查，实时对处方中两个或两个以上抗菌谱相同的药品进行提示；

（12）根据处方管理办法，门急诊开出每张处方中药品品种数限于 5 种，对无特殊情况下，超过 5 种药品在同一处方中时进行提示，此类信息作为"一般提示"，在此功能中仅判断用药品种数是否符合规定；

（13）门急诊处方量（天数）审查，根据处方管理办法，对无特殊情况下，门诊处方超过 7 日用量，急诊处方超过 3 日用量的用药进行提示，此类信息作为"一般提示"，在此功能中仅判断用药天数是否符合规定，用量审核归入药品用量超常规用量审核功能中；

（14）处方拦截（用药理由），医生开处方时，系统将对有重要警示问题的处方进行警示并拦截，阻止医生继续开出处方，如需强制开出，医生必须先填写理由，之后方可开出处方，临床药师工作站平台可查询到此张问题处方以及用药理由。

2）处方点评

处方点评是医院对医生用药过程中的门诊处方和临床医嘱进行综合统计分析，在事后监督管理过程中从不同层面和角度反映医疗机构处方工作的整体和细分情况，并充分发挥药学专业技术人员在药物治疗过程中的作用，在临床用药中发现、解决、预防存在或潜在的用药问题,并根据医院处方点评管理规范多层次管理督促医生合理用药模式,促进临床药物合理使用,以达到合理用药、用药监测、提高医疗质量、保障病人安全等目的,并为医疗机构管理层进行决策提供科学的数据支持。

处方点评建设中的要点:

(1) 处方点评是从不同层面和角度评价和分析的,因此设置处方抽取的条件确定了处方点评的范围和方向,可以通过时间段范围、院部(门诊、急诊、住院)、科室(复选)、医生(复选)、药理分类(复选)、药品(复选)、抽取数量、抽取百分率来确定范围和方向;

(2) 确定不规范处方,处方点评需要确定处方是否合理、规范,所以也就必须确定不合理处方的范围;

(3) 用药不适宜处方,主要就是适应证不适宜,药品剂型或给药途径不适宜,无正当理由不首选国家基本药物,用法、用量不适宜,联合用药不适宜,重复给药,有配伍禁忌或者不良相互作用,特殊人群禁/慎用(孕妇禁/慎用、哺乳期妇女禁/慎用、肝功能不全禁/慎用、肾功能不全禁/慎用)问题,年龄与性别禁/慎用问题,过敏禁/慎用问题等;

(4) 超常处方,可以分为无适应证用药、无正当理由开具高价药、无正当理由超说明书用药、无正当理由为同一患者同时开具 2 种以上药理作用相同药物几个方向筛选分析。

8.2.3 药品发药管理

药品发药管理一般根据患者属性分为门诊病人发药管理和住院病人发药管理。实现患者缴费后药品发放前的药品清点和核对工作,并按照医生所开处方信息及患者缴费情况对患者发药。

1) 住院病人发药管理

住院病人的药品一般都是通过护士进行医嘱校对后向住院药房发出摆药申请或者生成处方。住院药房可针对每个病房或者每个病房的患者分别摆药。根据各病房提交摆药申请或处方中药品分类的不同,将各申请和处方分配到不同的系统完成发药工作。

(1) 自动分包发药

对于病房开出的口服类片剂药品,可直接通过药品分包机自动完成其分包。药品分包机是一种自动包装设备,可以按照程序设定自动按指定数量分包指定药品,该过程可以减少药品污染及手工分包过程中造成的二次污染。但分包机并不适用于所有药品,由于药品形状和药盒数量的限制,并不是所有口服类片剂药品都能通过分包机完成自动分包发放。

在分包机发药系统接收到各病房的发药申请后,自动将其摆药范围内的药品过滤出来,然后根据与 HIS 程序的接口自动完成对患者的计价、库存扣减以及分包机的药品分包工作,并将每个药包对应的患者信息及药品信息、服用说明打印在包装上。

(2) 静脉药物配置中心发药

静脉药物配制是指医疗机构的药学部门根据医生用药医嘱,经药师审核合理性,由经过专业培训的药技人员按照标准操作流程,在洁净环境的层流工作台上对静脉用药进行集中调配,确保各用药申请单位可直接使用调配后的输液药组,不用再自行配药。

静脉药物配制中心的配药工作不仅分担了以往护士站和输液室的配药工作,同时也保证了配药过程的洁净和准确,避免大量输液药品堆积临床带来的过期问题和过度计费的问题。

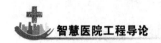

静脉药物配制发药的流程:静脉配置中心在接收到临床科室的摆药申请后过滤出静配申请,完成用药配伍的合理性审查,确定可执行该配伍后进行发药并配制药品、打印用药单,然后将配置后的药品配送到申请科室。

(3) 其他摆药、处方发药管理

将临床科室的摆药申请过滤出自动分包药品和静配药品后,其他药品通过普通摆药和处方发药进行配送。

2) 门诊病人发药管理

门诊病人的发药一般都是通过门诊电子病历开出门诊处方,患者在自助机或者缴费窗口完成缴费后,到缴费单中指示的窗口拿药。门诊发药程序主要功能是对患者的发药,为了提高发药效率,减少患者的排队等候时间,在患者完成缴费的同时,即通过收费系统将患者缴费处方信息自动传输到发药系统,发药系统则根据当前窗口排队等候队列情况分配当前队列最短的窗口序号到收费程序,收费程序完成收费的同时即可将患者的取药窗口序号打印出来,以指引患者到确定窗口取药。

完成收费的同时,发药系统控制摆药机根据处方清点各品种、数量的药品并自动传输到发药窗口,在患者从缴费处到发药窗口的时间段内即可完成药品准备工作,极大地减少了患者的等候时间。门诊发药管理的主要功能是完成对患者的药品发放工作,但对于医院物流管理而言,还牵涉到药品的库存管理、发药批次管理、监管码管理、发药工作人员工作量统计等更细致的管理要求。

8.3　HRP 管理信息系统

医院资源规划 HRP(Hospital Resource Planning)是引入 ERP 的成功管理思想和技术,所创建的一套支持医院互联互通、信息共享、整体高效运行的系统化资源管理平台。

8.3.1　办公自动化 OA

信息建设对医院的发展、医院内部的沟通及医院的文化建设都具有极其重要的意义。OA(Office Automation)即办公自动化,是医院信息建设的一种重要形式。信息建设的基础是组织人事信息的建设,其他信息都是由此延续而生。医院在构建 OA 系统的过程中,通过同步 SAP HR 模块的组织及人事数据,构建以 HRP 系统为核心的 OA 系统。

1) HRP 与 OA 整合的特点

医院的 HRP 系统架构的核心是 SAP 系统,是对医院的物流、资金流和信息流全面集成的系统,源于 ERP。整合(Integration)是 HRP 的主要特性,即统一的业务流程配置、业务与财务的无缝集成。HRP 一般包含财务模块(总账、应收、应付、成本),固定资产模块,物流模块(采购、销售、库存),人力资源模块(人事、薪酬)等。通过 HRP 可实现医院财务信息、物流信息、人员信息的统一管理,但是 HRP 产品在医院的应用存在一些不足:审批架构较简单、审批层次较浅;SAP 系统交互性不高,使用操作较复杂,严重影响用户体验效果;SAP 产品上线后 License 有限,成本较高,不易在医院全面铺开。

因此,OA 系统作为对 SAP 功能的拓展和延伸,弥补了以上不足。OA 系统的工作流具有可灵活定制、简单易用、价格适中等特点,可以将多层次复杂审批结构、界面易用性要求高的一些功能放在 OA 系统中,并与 HRP 系统进行交互。医院业务的过程管理非常重要,工作流管理系统恰如其分地将办公审批、流转、发布等流程控制与 HRP 系统结合在一起,使医院业务过程管理得到随时监控。通过 OA 系统与 HRP 系统的集成,既实现了医院人、财、物资源的统一高效管理,又充分考虑了用户体验,提高了用户满意度。

2) HRP 整合 OA 系统的应用及流程特点

系统既包括 SAP 系统的人、财、物模块,OA 系统,Portal 门户系统,以及消毒供应系统;也包括科研系统、教学管理系统。通过基础数据与信息流在各系统中的同步,完成了 HRP 系统各子系统信息流和功能上的整合,实现了面向全院的费用报销、物品请领、考勤提报、资产管理等一系列功能。HRP 系统通过与 OA 系统的整合,既实现了医院组织与人事架构的同步,又实现了科研经费、固定资产、人事档案、薪资、考勤等基础数据的同步与展示。结合 OA 强大的工作流引擎进行审批控制,并与短信平台集成实现代办事项和短信提醒功能,提高了医院整体办事效率。

(1) 组织与人员信息管理

组织信息与人员信息在医院各个系统中均有使用,是各个系统的用户管理的基础,而且作为收入与支出数据归集的单元以及成本核算的分摊因子,具有重要的意义。

传统的维护方式是在人事、HIS、财务、物资管理等系统中分别维护组织与人员信息,存在人为因素造成的编码或内容不统一、不及时等问题。为避免发生此类问题,在 SAP 的 HR 模块中维护组织信息和人员信息,将信息传递至数据同步平台上,作为公共服务信息被各个信息系统调用和同步,确保全院各系统中组织与人员主数据的一致性。

(2) 固定资产管理

OA 系统资产采购申请流程中包含医疗设备、非医疗设备、信息类设备、家具、无形资产等资产采购申请功能,并根据不同的类型以配置不同的审批节点。审批通过的资产采购申请,经过相关部门工作人员的信息补充后在 SAP 系统中生成采购单,资产接收后创建资产卡片。资产采购申请、资产相关合同、资产采购单、资产卡片及之后的发票和付款凭证紧密关联,全程可追溯。

同时,OA 系统与 SAP 系统创建接口,通过人员所在组织成本中心数据关联,可查出目前该员工所在成本中心下的所有固定资产主数据资产卡片编号、折旧年限、状态等基础数据。员工可在 OA 中对需要报废的固定资产提出报废申请,同样,通过医院财务科设置的审批流程结束后,在 SAP 中提出报废处理。

(3) 人事档案管理

现有 SAP 中的"人事管理"侧重于结果管理,而人力资源管理系统侧重的是过程管理,医院无需投入过多的人力来进行基础数据的维护。个人信息大多数由个人填写与上传附件,由相关管理人员审核,这样既保证了人员各类信息的完整性与准确性,又将员工与工作人员从繁琐的、重复的纸质资料提交与审核中解放出来,将更多精力用于适应现代化管理的要求。人力资源管理系统必须与现有 SAP 人事信息进行数据同步与交换,这是人力资源管理系统能够顺利运行的基本保障。

在基于 OA 系统的人事档案管理模块中,员工可自行查看个人的基本信息,如姓名、出生年月、所在组织、职务、职称等;可对有误的信息提出修改申请,在审批通过的情况下修正信息,并同步到数据同步平台中;员工可上传各类证件副本,完善个人履历表,填写自传等。

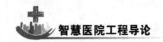

在专业技术档案模块中,员工可自行进行新增/更改其研究主攻方向、科研业绩、员工继续教育等信息的申报和提交,并结合 OA 系统的工作流程审批引擎,在相关部门进行审批,审批通过后显示在其个人人事档案库中。管理员、科主任等角色可在 OA 系统中通过相关报表,了解医院整体组织构架下的科室人才建设情况,有利于学术梯队的动态管理与医院统筹。

(4) 员工薪资与考勤数据查询

在 OA 系统与 SAP 接口,可使每位员工在 OA 系统中方便地查询到个人当月工资及考勤情况,解决了以往财务科手工机打工资报表、手工裁剪、归档等繁琐的操作流程。在 OA 系统中自动形成相关薪资报表,方便管理员、科主任等相关角色快速生成相关管理报表,大大提高了科室管理水平。

8.3.2　财务管理系统

医院财务管理通过分析医院的各类数据,开展经济核算,对医院的收入、支出、预算等进行计划、组织、实施、指导与监督,达到充分利用医院的资源,提高医院的经济效益和社会效益的目的。财务管理是医院管理的重要组成部分,一般以货币为量度,对医院的医、教、研等活动过程进行综合管理。

《公立医院改革试点指导意见的通知》中指出要严格预算管理和收支管理,加强成本核算与控制,积极推进医院财务制度和会计制度改革,严格财务集中统一管理,加强资产管理。《医院会计制度》对新形势下医院的财务管理、会计核算提出了具体的要求。

1) 财务管理系统核心价值

(1) 实现财务集团化管理

通过集团财务,实现医院与分院的账表合并,集团管理;制订统一的核算方式、会计科目,实现财务的统一管理。

(2) 实现财务一体化管理

财务系统与医院收费系统、物资系统、资产系统、日常报销等各种系统整合,实现财务一体化管理;实现对供应商往来、科研项目经费的准确核算;医院预交金的资金管控;实现对病人费用的往来核算。

(3) 满足日常管理需求,提高工作效率

满足财务日常的账务处理要求;自动生成各种凭证,提高工作效率;建立财务报销工作流,实现网上报销审批;产出各类账表,满足财务管理需要。

(4) 强化财务监管职能

通过财务管理系统可以实时了解医院物资、资产的使用状况,强化财务监管职能。

(5) 系统灵活易用

支持各种关联查询,明细账、总账、凭证、原始单据联查等,能够实现凭证的汇总打印。

财务管理系统结构如图 8-3 所示。

2) 主要功能特点

(1) 具有医院日常财务会计和管理会计的全部功能;

(2) 能够与其他模块系统一体化集成,实现与医院现有信息系统(包括 HIS、LIS、RIS、PACS 等所有系统)的完全整合,确保系统间数据的一致性,实现各个系统模块之间的协同

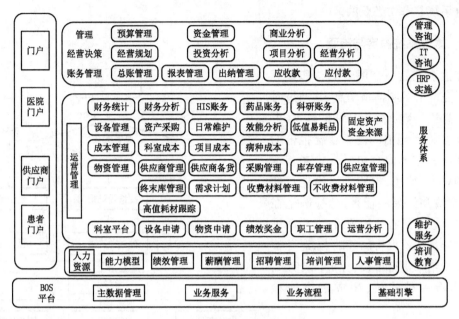

图 8-3 财务管理系统结构图

运作,如物流系统所产生的数据可以传递给财务系统自动生成会计凭证;

(3) 支持组织机构多级次设置,可以实现"一套账"核算模式;

(4) 支持一个总的大账套之下,每个独立的部门核算主体可以进行更加明细的核算与管理;

(5) 可以按具体需求进行基础数据、运行参数的控制,并提供个性化的应用;

(6) 提供总的账套之下实时的跨单位数据查询、处理,并提供跨单位的审批机制和预警机制。

3) 自助服务

自助服务包括员工自助和管理层自助两部分。员工可通过登录员工自助平台,查看个人基本信息、工资单数据,还能够申请加班、缺勤、休假。员工通过自助平台所看到的信息来自 SAP HR,同时审核通过的数据也将写入 SAP HR。员工自助平台的用户既可以是医院的员工,也可以是该员工的部门领导,其查看人员范围和内容可根据系统配置权限来实现。管理层登录自助平台的管理界面,可以查看医院全院的员工信息,但主要还是审核员工提交的申请数据。管理层审核通过的数据将实时地写入 SAP HR 中。此外,管理层可以授权委托人代替其进行审批。自助服务平台突破了地域和时间限制,在全院范围内实现了数据共享,实现了真正意义上的全院人力资源管理。

8.4 体检信息系统

随着社会的发展和人民生活水平的提高,全社会的健康意识和疾病防范意识不断增强,定期体检已经成为人们健康保健的重要内容。特殊职业的定期体检、单位职工的体检、各种职业病的定期体检以及个人定期体检,使得体检人数迅速增长,采用人工的体检流程,已经远远不能满足业务的需要。所以,基于医院现有的医院信息系统开发设计一个健康体

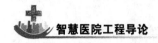

检信息系统是非常必要的。

8.4.1　体检系统内容与流程

体检系统是一个用于汇总和管理受检者完成的各项体检信息,并通过对这些信息进行数据分析和评估建议,生成反映受检者当前的健康状况报告的软件系统。它的内容包括受检者基本信息的录入;检查、检验等体检项目的预约、申请和结果的记录;总检医生在受检者完成了所有体检项目后,在系统生成的初步体检报告的基础上,对受检者的体检结果进行审核、分析、下诊断、给出体检评估建议、生成最终体检报告。

相比传统的手工模式,体检系统的优点显而易见:

（1）方便医护操作,提高工作效率;

（2）避免未检、漏检,及时纠正错误;

（3）字迹清晰易辨,减少查询投诉;

（4）体检数据永久保存,健康有效管理。

体检系统的流程如图 8-4 所示。

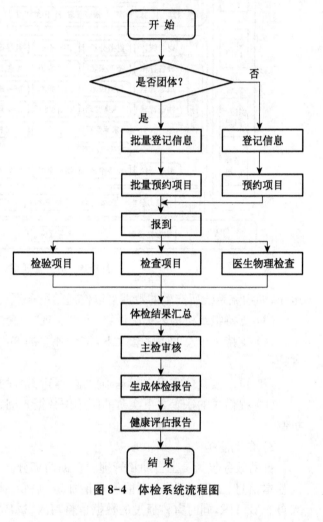

图 8-4　体检系统流程图

8.4.2　体检系统功能

1) 前台登记

包括受检者的基本信息登记及修改,可通过受检者的姓名、身份证号等多个查询条件在 HIS 中模糊查找基本信息,针对在医院就诊过的受检者,直接获取他的病人 ID 作为体检 ID 即可。确保体检系统与 HIS、EMR、PACS 等相关系统共享和同步受检者的基本信息。在基本信息登记完成后进行体检项目的预约及修改。

2) 团队单位信息维护及团队人员信息批量登记

支持电子表格形式的模板批量导入团队人员信息,并在保存受检者信息时确保体检系统与 HIS、EMR、PACS 等相关系统共享和同步受检者的基本信息。在基本信息登记完成后进行体检项目的预约及修改。

3) 人员报到

包括了检验项目和检查项目的申请,后台实现与 LIS 系统或 PACS 系统的数据交互。

完成体检指引单、条码、检查申请单、特殊检查同意书的打印。

8.5 临床数据中心

8.5.1 背景与现状

临床数据中心(Clinical Data Repository,CDR)是为了适应新医改背景下各大医院的发展战略中至关重要的一步,以信息化技术带动医院及区域内的医疗改革,促进医疗资源整合和信息共享,建立切实符合人民群众医疗需求的医疗服务体系,彻底解决看病难、看病贵的难题。

新医改方案中重点强调了信息技术的关键作用,并把"建设实用共享的医疗信息系统"作为完善机制、保证运行的一个重要支柱纳入整体建设范围。"实用共享的医疗信息系统"的核心含义是医疗信息共享和医疗服务协同,即以电子病历和居民健康记录为重点,推进医院整体信息化建设,构建完整的乡村/社区卫生信息平台,并积极发展远程医疗,以实现对医疗系统"统一高效、资源整合、互联互通、信息共享、透明公开、使用便捷、实时监管"的建设目标。

建设先进的"以病人为中心"的医疗服务体系,事关人民群众的健康权益,是非常有意义的事情。这既是技术发展的要求,也是医疗行业发展的必然。

8.5.2 结构与功能

数据中心是数据集中而形成的集成 IT 应用环境,是数据服务的提供中心,是数据处理、数据存储和数据交换的中心。其中数据中心的建设与管理不仅包含了硬件逻辑层面的供电、制冷、网络、服务器、存储、备份的基础设施建设,也包含了数据集成与融合、数据生命周期管理、数据服务平台等数据层面的服务能力建设,涉及服务器集群、存储网络、服务器虚拟化、存储虚拟化、备份手段、灾备方案等硬件集成技术,也同时顾及集成、统一数据模型、数据抽取(ETL)、数据集市、数据挖掘、数据生命周期管理等软件应用技术,更是对应地提出了安全、可靠、高性能、可管理的明确要求。临床数据中心结构组成见图 8-5 所示。

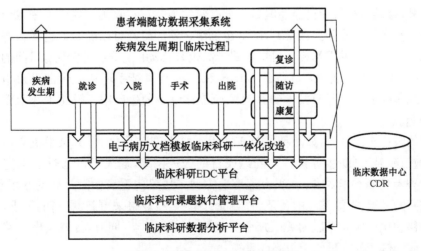

图 8-5 临床数据中心结构组成图

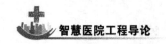

8.6 移动医疗和远程医疗

8.6.1 移动医疗

移动医疗是适应社会医疗行业的产物,受制于电子产品的发展和整个医疗行业的发展,通过使用移动通信技术——例如 PDA、移动电话和卫星通信来提供医疗服务和信息,具体到移动互联网领域,则以基于安卓和 iOS 等移动终端系统的医疗健康类 App 应用为主。

随着互联网的普及,"互联网+"也延伸到医疗领域。在中国,移动医疗的兴起正在促使医疗行业发生里程碑式的变化,普通百姓可以足不出户地通过互联网或者手机以及其他设备预约挂号。据 iiMedia Research 数据统计,中国 2012 年移动医疗市场规模为近 19 亿元,2014 年 28 亿元,预计到 2017 年将达到 125 亿元。随着智能手机和平板电脑等移动设备的普及,移动医疗这个行业的产品也如雨后春笋快速生长。与传统的医疗相比,移动医疗的便携性、方便性、医生资源分配率和疾病预防性等各方面都大大提高。随着电信行业 4G 网络的覆盖及智能手机的普遍应用,移动医疗发展速度较快,在一定程度上缓解了老百姓看病难的问题。

1) 移动医疗的特点和优势

(1) 医疗服务和移动通信的结合,将节省之前大量用于挂号、排队等候乃至搭乘交通工具前往医院的时间和成本。

(2) 高清、移动、无线的技术优势,可以帮助救护车上的医护人员,通过移动高清视频获得清晰、快速的远程指导,不错过治疗的"黄金半小时"。

(3) 社区医生带上移动医疗诊断设备,可以随时请大医院、大医生进行远程会诊。

(4) 社区医疗信息平台,可以用短信、彩信、WAP、呼叫中心等方式向公众提供掌上医讯、预约挂号等服务。

(5) 远程监护可降低总体医疗费用,具有明显的经济学优势,特别是慢性病远程监护,可以让现有医疗资源最大化利用,解决偏远地区医疗资源严重不足的问题。

2) 移动医疗建设现状

在国外,移动医疗行业已经发展出一个成熟的模式。在欧美一些国家中,远程呼叫、远程急救中心都已投入使用。在日本,医生在工作之外的时间可以随时通过平板等设备为病人做 PACS 影像会诊并下诊断。可穿戴式产品也是移动医疗的一项产物,目前的穿戴式设备有索尼的 SWR10 智能手环、LG 的 Lifebrand Touch 智能手环和苹果的 iWatch 智能手表等。越来越多的公司和厂商投入到移动医疗传感设备的生产中。智能手环及智能手表见图 8-6 所示。

中国的医疗机构方面,如湘雅医院正式发布掌上湘雅手机 App,该手机应用同医院门户网站、微信账号、自助服务机等共同组成自助服务网络,居民可以通过手机完成门诊预约、挂号,查看检查检验结果,在很大程度上方便了居民的看病就医。相关方面专家表示,移动互联网的发展、智能终端的普及为传统医疗卫生行业带来更新、更高的需求,医疗与健康服务的移动化将成为今后相关医疗服务机构的工作重点;同时,传统及虚拟移动通信运营商都对移动健康的发展给予了高度重视。

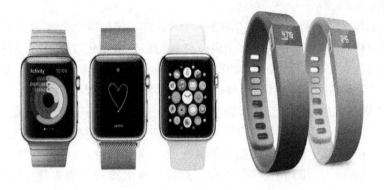

图 8-6　智能手环及智能手表

3) 移动医疗应用模式

目前,国内移动医疗的应用按人群大致分为以下模式:

(1) 医护类

包括患者病历管理、移动护士站、移动医生工作站、配药管理、合理用药指南、单病种管理类(慢性病)等,能够为医护工作人员带来更多的便利,也为医生研究单科病种提供更好的科研平台。

(2) 商业模式类

医药电商平台提供完善的药品信息、药品使用说明,距离用户最近位置推荐药品购买的服务,如九州通医药电子商务采购平台等。医疗 App 商业模式,如"春雨掌上医生"的用户下载和使用客户端是免费的,用户想尽快得到医生的解答可以选择付费,收益完全归医生,加入会员后,用户可以不限次数免费咨询,而非会员的提问次数每 10 天 1 次。"春雨"这种商业模式属于下游收费模式。

(3) 健康监测类

例如穿戴式设备,其内置有传感器,通过传感器来获取信息,可以记录用户的睡眠质量、深睡期、浅睡期,还可记录用户的运动量、步数、速度和距离等,逐步构建健康监测大数据采集。

4) 移动医疗相关技术

(1) Eda 技术

具有传统计算机的功能,且支持一维、二维条码和 RFID 标签信息采集,支持语音和数据通信等功能。

(2) 条码技术

分为一维条码和二维条码,是把计算机需要的数据根据编码规则用一种条码来标示,阅读条码时通过阅读工具将条码数据转换成计算机可以识别的数据。具有数据采集快、可靠性强等特点。

(3) RFID 技术

无线射频技术是一种非接触式的自动识别技术,通过射频信号自动识别目标对象并获取相关数据。RFID 是一种简单的无线系统,通过 RFID 可以对目标进行定位,比如婴儿防盗、导医服务等相关应用。

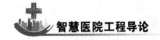

（4）移动医生工作站

移动医生工作站就是利用移动通信和智能终端技术，将传统的智能台式电脑上处理的医疗信息延展到移动终端上来，实现整个医疗流程的移动信息化，达到病人信息随时查看，及时记录和修改病人的相关资料。移动医生站及其他临床信息系统的应用，支持 iPAD、平板电脑、Mac、笔记本电脑等移动设备，将治疗工作延伸至病人床边。主要业务包括查看就诊者基本信息、医嘱信息、检查结果、检验结果、病历信息、开立医嘱、工作提醒等内容，就是将就诊者医疗活动中的信息集中汇总展示。为工作方便，使用键盘少，系统支持条形码、腕带、点选等操作方式。医生还可以根据查房情况及时将信息录入计算机，并根据病情变化随时开立检验、检查、治疗和其他医嘱，避免了查房后再次转抄医嘱或凭记忆补开医嘱、记录病程，造成重复工作甚至错误发生的情况。

移动医生工作站不是固定医生工作站的替代品，而是固定医生工作站的延伸，是医生在临床工作中不可缺少的一部分。

移动医生工作站是医生查房工作中的重要助手。移动医生查房业务流程见图 8-7 所示。

可通过扫描腕带确认病人身份，获取病人医疗信息。确认病人身份后，通过移动医生工作站可查看病人的医疗信息，包括病人的住院号、检查单、检验单等。然后根据查房情况开立长期医嘱或临时医嘱、检查单、检验单等。且可以续写病程记录操作结果上传，查房后可将结果提交上传至医院服务器。

```
┌─────────────────────┐
│    病人身份确认       │
└─────────────────────┘
          ↓
┌─────────────────────┐
│  获取病人医疗信息、开医 │
│         嘱等          │
└─────────────────────┘
          ↓
┌─────────────────────┐
│ 医嘱等结果信息上传至医 │
│      院服务器         │
└─────────────────────┘
```

图 8-7　移动医生查房流程

8.6.2　远程医疗

远程医疗是指将多媒体技术、计算机远程通信、计算机网络、传感器技术等应用到医学领域，交换相隔两地的患者的医疗临床资料及专家的意见，以缓解边远地区和基层医疗机构的病患"看病难、看病贵"的问题。

远程医疗包括远程医疗会诊、远程医学教育、建立多媒体医疗保健咨询系统等。远程医疗会诊在医学专家和病人之间建立起全新的联系，使病人在原地、原医院即可接受远地专家的会诊并在其指导下进行治疗和护理，可以节约医生和病人的大量时间和金钱。

1）远程医疗的需求与优势

我国卫生技术资源存在总量不足、医疗资源配置不均衡等问题。医疗资源主要集中在东部地区和发达城市，西部地区和偏远农村则相对落后，医疗服务也相对参差不齐，群众看病难问题日益突出。国家十分重视远程医疗的发展，从 2009 年开始，中共中央、国务院《关于深化医药卫生体制改革的意见》明确提出"积极发展面向农村及边远地区的远程医疗"，到 2015 年相继印发了多个关于推进远程医疗项目建设的重要文件。为了贯彻落实卫计委加快公立医院医疗改革的精神和举措，充分利用现代信息技术提高中西部和农村基层地区医疗服务能力与水平，方便群众看病就医，切实解决群众"看病难，看病贵"的问题；及时指导基层医院抢救病人，诊治疑难病症，使大病不出县，小病不出社区；及时传授新知识、新技术、新方法，做好基层医务人员的规范化培训工作，提高服务质量和效率，优质服务群众，使三甲医院在医疗改革中更好地发挥公益性和辐射带动作用，完全有必要加快建设一套能实现上述目标的高端远程医疗系统。

远程医疗的优势在于对现有的医疗资源进行整合,优化医疗资源配置,提高基层卫生技术人员的医疗水平及服务质量。

(1) 对于患者来讲,农村及边远地区的患者在当地就能享受权威医院资深专家的优质服务,免除患者长途奔波去求医排队挂号的痛苦,避免患者盲目异地求医,降低患者的外出求医所需花费的差旅费和诊疗费。

(2) 对于医生来讲,提升边远基层医务人员的技能水平,在会诊中,学习先进的诊断治疗方法,使自身的医疗技术水平得到实质性的提高,降低误诊率,提高患者对医院服务的满意度。

(3) 对于医疗机构来讲,对于当地的医疗机构,通过引入权威的专家资源,可以提高当地医院在患者心中的信任感,提高医院本身的医疗服务水平,为医院带来经济效益。对于专家端的医疗机构,患者通过远程会诊,减轻了大型医院超负荷的医疗压力。

(4) 对于社会来讲,远程会诊可促进全行业信息化建设,优化我国医疗服务体系,缓解居民日益增长的需求与城乡医疗资源不均衡的矛盾,减少国家医保资金的投入。

2) 网络架构及平台功能

平台一般采用 m-1-n 的结构模式,即 m 家专家医院,n 家申请医院,1 个远程医学平台,如图 8-8 所示。申请医院可向 m 个专家医院中的任何一家医院申请会诊,专家医院和申请医院都可以扩展,配置模式灵活,具有开放性。

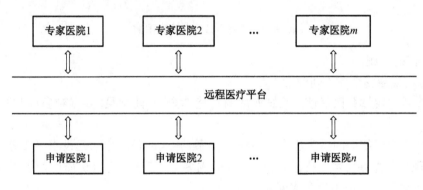

图 8-8　远程医疗平台结构图

3) 远程会诊系统业务流程

远程会诊业务流程如图 8-9 所示,参与事务的角色有:申请医院、管理员、专家医院以及患者。

远程会诊转诊业务流程如下:

(1) 患者到申请医院就诊,申请医院对患者的病情进行初步诊断判定后,与患者协商,通过远程平台系统申请会诊,并上传患者病历资料。

(2) 专家医院管理员登录系统对申请的会诊进行审核并安排专家远程会诊,且系统会短信通知专家和申请医院会诊的时间。

(3) 申请医院查看会诊安排时间,并通知病人按时会诊。

(4) 专家登录系统查看会诊安排,浏览患者病历资料。

(5) 会诊开始,专家对患者病情进一步明确诊断及给出指导意见,填写会诊报告。

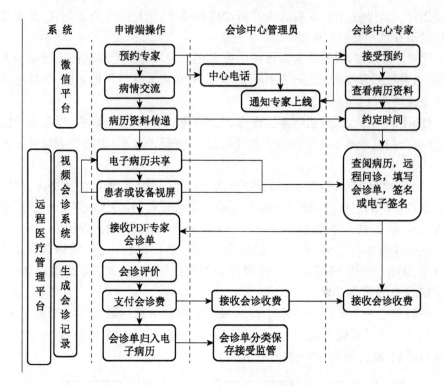

图 8-9 远程会诊业务流程图例

4) 存在的问题

目前,远程会诊存在的问题有:

(1) 多数医院远程医疗信息系统实现的功能不全,不能满足"多点对多点"的深度应用需求。

(2) 缺乏全国统一的系统建设应用评价体系,各地远程医疗的建设水平参差不齐。各地的远程医疗信息系统数据交互标准不一,形成多个"信息孤岛",优质医疗资源无法共享和发挥最大效用。远程医疗集成度、融合性差。

9 物联网在智慧医院中的应用

9.1 物联网概述

物联网(Internet of Things)是近十几年形成并迅速发展的概念,其萌芽可追溯到美国首席科学家 Mark Weiser,这位全球知名的计算机学者于 1991 年在《科学美国》上发表了 *The Computer for the 21st Century* 一文,对计算机的未来发展进行了大胆的预测。他认为计算机将最终"消失",演变为在人们没有意识到其存在时,它们就已融入人们生活中的境地——这些最具深奥含义的技术将隐形消失,变成"宁静技术"(Calm Technology)潜移默化地无缝融合到人们的生活中,直到无法分辨为止。他认为计算机只有发展到这一阶段时才能成为功能至善的工具,即人们不再需要为使用计算机而去学习软件、硬件、网络等专业知识,只要想用时就能直接使用;如同钢笔一样,人们只需摘下笔套就能书写,而无须了解笔的具体结构与原理等。

Weiser 的观点极具革命性,它昭示了人类对信息技术发展的总体需求:一是计算机将发展到与普通事物无法分辨为止。具体说,从形态上计算机将向"普物化"发展;从功能上,计算机将发展到"泛在计算"的境地。二是计算机将全面联网,网络将无所不在地融入人们生活中,无论身处何时何地,无论在动态还是静态中,人们已不再意识到网络的存在,却能随时随地通过任何智能设备上网享受各项服务,即网络将变为"泛在网"。

9.1.1 物联网发展现状

1) 国外发达国家物联网发展现状

美国很多大学在无线传感器网络方面已开展了大量研发,如加州大学洛杉矶分校的嵌入式网络感知中心实验室、无线集成网络传感器实验室、网络嵌入系统实验室等。另外,麻省理工学院从事着极低耗的无线传感器网络方面的研究;奥本大学也从事了大量关于自组织传感器网络的研究,并完成了一些试验系统的研制;宾汉顿大学计算机系统研究实验室在移动自组织网络协议、传感器网络系统的应用层设计等方面做了大量研究;俄亥俄州立克利夫兰大学的移动计算实验室在基于 IP 的移动网络和自组织网络方面结合无线传感器网络技术进行了研究。

2008 年年底 IBM 提出的"智慧地球"概念已上升至美国的国家战略。IBM 建议将新一代 IT 技术充分运用到各行各业之中,把感应器嵌入和装备到全球每个角落的各种物体中,并且普遍连接形成"物联网",而后通过超级计算机将"物联网"整合起来,使人类能以更加精细和动态的方式管理生产和生活,最终形成"互联网+物联网=智慧地球"的理念。

IBM 提出"智慧地球"理念后,迅速得到了美国政府的响应,《2009 年美国恢复和再投资

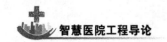

法案》提出要在电网、教育、医疗卫生等领域加大政府投资带动物联网技术的研发应用,发展物联网已经成为美国推动经济复苏和重塑其国家竞争力的重点。美国国家情报委员会(NIC)发表的《2025年对美国利益潜在影响的关键技术报告》中,把物联网列为六种关键技术之一。在此期间,国防部的"智能微尘"(Smart Dust)、国家科学基金会的"全球网络研究环境"(GENI)等项目也都把物联网作为提升美国创新能力的重要举措。与此同时,以思科、德州仪器(TI)、英特尔、高通、IBM、微软等企业为代表的产业界也在强化核心产业化。

在2013年开幕的CES展上,美国电信企业再次将物联网推向了高潮。美国高通已于2013年1月7日推出物联网(IoT)开发平台,全面支持开发者在美国运营商AT&T的无线网络上进行相关应用的开发。思科还获得"2012年度物联网行业突出贡献奖"的提名,2012年思科发布了一款物联网路由器ISR819,同时借2012年的伦敦奥运会,思科大力地推广了其物联网技术。

目前美国已在多个领域应用物联网,例如德克萨斯州的电网公司建立了智慧的数字电网。这种数字电网可以在发生故障时自动感知和汇报故障位置,并且自动路由,10秒钟之内就恢复供电。该电网还可以接入风能、太阳能等新能源,大大有利于新能源产业的成长。相配套的智能电表可以让用户通过手机控制家电,给居民提供便捷的服务。

2) 国内物联网发展现状

1999年我国就启动了物联网核心传感网技术研究,2003年中国出现物联网产业,此后逐年开始重视。

2007年无锡物联网产业开始发展,当时只是出现萌芽。2008年金融风暴过后一片狼藉,无锡的重点产业制造业首当其冲。此时政府开始发掘新产业,而物联网产业作为技术、知识密集型产业出现在人们的视野中,无锡毅然走上了发展物联网的道路,并且成功地对本市经济进行了转型。2009年8月时任国务院总理温家宝赴中科院无锡高新微纳传感网工程技术研究中心、国家集成电路设计无锡产业基地考察时指出,"要在激烈的国际竞争中,迅速建立中国的传感信息中心,或者说'感知中国'中心"。由此,"感知中国"迅速成为中国发展物联网的动员令。

2011年11月工业和信息化部《物联网"十二五"发展规划》正式发布,将超高频和微波RFID标签、智能传感器等领域明确为支持重点,并在九大领域开展示范工程。2013年1月发布《国家重大科技基础设施建设中长期规划(2012—2030年)》,涵盖了云计算服务、物联网应用等。

在国家高层的推动下,各级地方政府也扬鞭奋起,北京等28省市开始制定物联网产业的规划政策,努力打造无线城市、发展物联网示范工程、培育物联网产业、攻坚物联网核心技术、举办物联网主题展会,积极抢占物联网发展的制高点。产业分布上,国内物联网产业已初步形成环渤海、长三角、珠三角以及中西部地区等四大区域集聚发展的总体产业空间格局。其中长三角地区产业规模位列四大区域之首。

9.1.2 物联网的定义与功能

物联网是新一代信息网络技术的高度集成和综合运用,是新一轮产业革命的重要方向和推动力量。其英文名称是"Internet of Things"。顾名思义,"物联网就是物物相连的互联网"。这里有两层意思:第一,物联网的核心和基础仍然是互联网,是在互联网基础上延伸和扩展的网络；第二，其用户端延伸和扩展到了在任何物品和物品之间，进行信息交换和通信。因此，物联网的定义是通过射频识别（RFID）、红外感应器、全球定位系统、激光扫描器等信息传感设备，按约定的协议，把任何物品与互联网相连接，进行信息交换和通信，以实现对物品的智能化识别、定位、跟踪、监控和管理的一种网络。

物联网将无处不在的末端设备和设施，包括具备"内在智能"的传感器、移动终端、工业系统、楼控系统、家庭智能设施、视频监控系统等和"外在使能"（Enabled）的，如贴上 RFID 的各种资产（Assets）、携带无线终端的个人与车辆等"智能化物件或动物"或"智能尘埃（Mote）"，通过各种无线/有线的长距离/短距离通信网络实现互联互通（M2M）、应用大集成（Grand Integration）以及基于云计算的 SaaS 营运等模式，提供安全可控乃至个性化的实时在线监控、定位追溯、报警联动、调度指挥、预案管理、远程控制、安全防范、远程维保、在线升级、统计报表、决策支持、领导桌面（集中展示的 Cockpit Dashboard）等管理和服务功能，实现对"万物"的"高效、节能、安全、环保"的"管、控、营"一体化。物联网的三维概念图如图 9-1 所示。

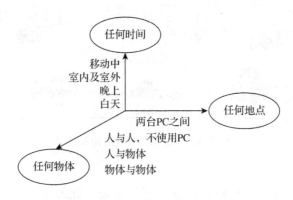

图 9-1　物联网的三维概念图

9.1.3　物联网技术框架

物联网涉及感知、控制、网络通信、微电子、计算机、软件、嵌入式系统、微机电等技术领域，因此物联网涵盖的关联技术也非常多，为了系统分析物联网技术体系，工业和信息化部在其发布的 2011 年物联网白皮书中将物联网技术体系划分为感知关键技术、网络通信关键技术、应用关键技术、共性技术和支撑技术，具体如图 9-2 所示。

图 9-2 中各层功能如下：

1) 感知层

感知层由数据采集子层、短距离通信技术和协同信息处理子层组成。数据采集子层通过各种类型的传感器获取物理世界中发生的物理时间和数据信息，例如各种物理量、标识、音视频多媒体数据。物联网的数据采集涉及传感器、RFID、多媒体信息采集、二维码和实时定位等技术。短距离通信技术和协同信息处理子层将采集到的数据在局部范围内进行协同处理，以提高信息的精度，降低信息冗余度，并通过具有组织能力的短距离传感网接入广域承载网络。感知层中间件技术旨在解决感知层数据与多种应用平台间的兼容性问题，包括代码管理、服务管理、状态管理、设备管理、时间同步、定位等。

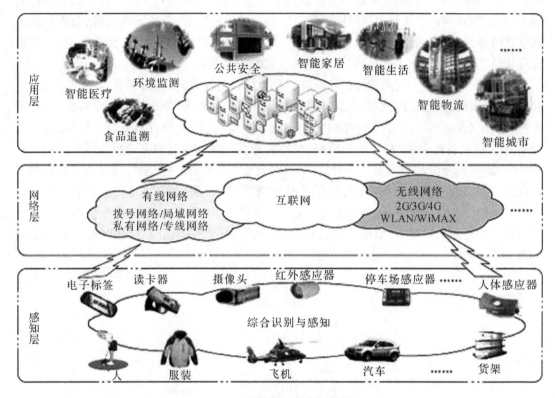

图 9-2　物联网组成及应用架构

2) 网络层

网络层将来自感知层的各类信息通过基础承载网络传输到应用层,包括移动通信网、互联网、卫星网、广电网、行业专网,以及其形成的融合网络等。根据应用需求,可作为快传的网络层,也可以升级以满足未来不同内容传输的要求。经过 10 余年的快速发展,移动通信、互联网等技术已比较成熟,在物联网的早期阶段基本能够满足物联网中数据传输的需要。网络层主要关注来自感知层的、经过初步处理的数据经由各类网络的传输问题。这涉及智能路由器、不同网络传输协议的互通、自组织通信等多种网络技术。

3) 应用层

应用层主要包括服务支撑层和应用子集层。物联网的核心功能是对信息资源进行采集、开发和利用。服务支撑层的主要功能是根据底层采集的数据,形成与业务需求相适应、实时更新的动态数据资源库。物联网涉及面广,包含多种业务需求、运营模式、技术体制、信息需求、产品形态均不同的应用系统,因此统一、系统的业务体系结构,才能够满足物联网全面实时感知、多目标业务、异构技术体制融合等需求。各业务应用领域可以对业务类型进行细分,包括绿色农业、工业监控、公共安全、城市管理、远程医疗、智能家居、智能交通和环境监测等各类不同的业务服务;根据业务需求不同,对业务、服务、数据资源、共性支撑、网络和感知层的各项技术进行裁剪,形成不同的解决方案。应用子集层将为各类业务提供统一的信息资源支撑,通过建立、实时更新可重复使用的信息资源库和应用服务资源库,使各类业务服务根据用户的需求自由组合,明显提高物联网的应用系统对于业务的适应能力。

9.2 医院物联网概述

9.2.1 医院物联网定义与功能

医院物联网定义为物联网在医院中应用的总称。

具体来说,"物"就是对象,就是医生、病人、医疗设备与用品等;"联"就是信息交互,物联网标准的定义对象就是可感知的,可互动的,可控制的;"网"就是流程。医疗的物联网概念,这个网络必须是基于标准的流程。

根据发展创新型国家的要求,利用物联网技术来实现传统的医疗模式的创新,实现传统的医疗信息化的创新,不是现有的分散的孤立的应用,要以现有的工作基础高度整合和优化医疗信息化的现状和快速提升创新的技术,从而适应卫生改革的需要,适应患者所需要的医疗卫生服务的需求,最终实现实时的智能化的互联互通的动态服务。

现在医疗环境越来越好,虽然是看病难、看病贵,但是从医疗的手段来说还是越来越先进。通过利用物联网技术能够构建成电子医疗体系,从而给医疗服务领域带来更多的便利。

医院物联网是通过物联网实现医院对人的智能化医疗和对物的智能化管理,支持医院内部医疗信息、社保信息、药品信息、人员信息、环境信息、管理信息的数字化、医疗流程科学化、服务沟通人性化,满足医院医疗健康信息、医疗设备与用品、公共卫生安全的智能化管理与监控的需求,从而解决医疗业务平台薄弱、医疗服务水平整体较低、医疗安全生产隐患、医院管理信息化程度低等问题。

医疗物联网的技术特点是物联网对每一件物品均可寻址、均可通信和均可控制。这一特性大大提高医疗质量和推进医疗卫生改革步伐,使医疗服务向个性化、区域化和智能化方向发展。近几年来,我国医疗卫生行业 IT 投资大幅提升,医疗卫生领域的管理水平取得了长足的进步,基础医疗信息化系统正在不断完善。国内已能提供结合精确地理位置的各类管理数据展现和异常数据的报警,为医院管理提供快捷可视的数据汇总和数据处理的决策依据。

9.2.2 医院物联网总体建设目标

医院物联网是基于医院现有的数字化、信息化和智能化建设基础上的应用延伸和扩展;是基于无线网络、物联网、互联网十、多网融合、系统集成、云计算等技术的综合应用创新。

医院物联网建设总体目标是建设覆盖医疗及医院管理的多网合一、一网多用的医院物联网应用的管理平台及多技术、多应用标准的传感器及 RFID 标签使用场景,以实现全院管理的集约化、绿色化、人文化及掌上化,形成一个覆盖医疗和非医疗管理的医院精细化管理体系,成为一个可开放和可包容的发展体系。

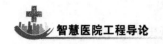

9.2.3 医院物联网标准化现状

1) 国外医院物联网标准化现状

医院物联网的国际标准处于起步阶段,尚未形成规模化应用,标准体系正在构建过程中。医疗健康核心技术标准制定工作相对较为集中,主要在 ISO、CEN、ITU、ISO/IEEE 11073 WG、IHE、康佳等组织中进行,其中参与的单位和个人具有较大的重复性,技术体系构架也趋于一致。除此之外还有一些国际性标准组织(如 HL7、AAMI、ITU)会围绕上述技术标准制定一些外围标准(如质量安全管理类或应用指南类)或小众应用类标准(如用于医疗的多媒体数据通信)。由于缺乏统一的标准,终端设备不同,导致在感知层、应用层存在较大差异,从而使应用和产业规模受到很大影响。只有产业规模化、降低成本,才能最大限度地创造社会经济效益。

目前在国际上比较通行的技术标准构架中,底层传输技术并不是医院物联网技术领域的标准化重点,以医院、消费者、保险公司、第三方信息服务提供者为主体的信息使用者在标准制定中主要关注医疗信息本身的标准化,以医疗器械生产企业为主体的互联互通技术标准使用者在标准制定中更关注应用层数据交换协议及其以上层级内容的标准化,而传统的传输技术提供者在本领域内的标准制定工作重点是在各类传输技术与上述应用层数据交换协议之间建立相应的传输适配层。

此外,在 ISO/IEC JTC1/WGSN 传感器网络研究组工作基础上,ISO/IEC JTC1 2009 年成立了 WG7 工作组专注于医疗传感器网络领域。迄今为止,WG7 已发布 30 多项 ISO 标准,另外还有十余项正在制定流程之中。2013 年 ISO/IEC JTC1 成立 SWG5 物联网特别工作组,为各国物联网标准化工作的开展提供研究指导,中国作为成员国全面启动物联网国际标准化制定工作。同年,无锡医院物联网研究院的多名专家成为该工作组中方成员,直接参与国际物联网标准分析调研工作,吸取国际标准组标准化经验,推动我国医疗标准化制修订工作。目前该工作组下设四个小组,分别就 IOT 发展、市场需求分析、标准信息采集,以及物联网参考架构展开信息整理及研究工作。

2) 国内医院物联网标准化现状

国内医疗领域标准化工作已整体规划,正在逐步开展。其标准体系将医疗领域标准分为四类:基础类标准、数据类标准、技术类标准和管理类标准。国内医疗领域标准化工作主要由卫计委牵头制定,目前已制定:WS 218—2002 卫生机构(组织)分类与代码、WS/T 303—2009 卫生信息数据元标准化规则、WS/T 304—2009 卫生信息数据模式描述指南、《电子病历基本架构与数据标准(试行)》等标准。此外,国家传感器网络标准组(WGSN-PG2)、无线个域网标准组(CWPAN)纷纷针对物联网技术在医疗健康领域的应用需求,制定医院物联网技术标准,包括数据命名表、数据交换协议、传输层适配、数据应用等标准。同时,中国通信标准化协会(CCSA)TC10 工作组还开展了智慧医疗在通信领域的标准化工作。目前已完成:《基于物联网的医疗健康监测系统业务场景及技术要求》《基于物联网的医疗健康监测系统框架及技术要求》《泛在物联应用医疗健康监测系统业务场景及技术要求》三项国家标准。

在医院非医疗管理领域的物联网应用,由卫计委医院管理研究所组织编著的《中国医院建设指南》第三版已于 2015 年 7 月正式出版,该书下册中由湘雅医院孙虹院长、胡建中副院长等、南京工业大学陆伟良教授、湖南长城医疗科技有限公司、江苏瑞孚特物联网科技有限公司共同编著的"医院物联网建设"一章,对医院物联网的应用和建设进行了具体的描述,对医院的物联网建设起到了指导作用,为后期应用标准的制定奠定了实践基础。

行业的发展除了标准外,更要有配套的检测机构来保证建设实施效果。在物联网的发展过程中,国家质检总局对此非常重视,也逐步完善了认证机构的建设。

总之,国内医疗健康标准化水平还落后于国外发达国家。国际医疗信息化标准如 ISO/IEEE 11073 系列标准、DICOM、HL7 等标准组织,几乎覆盖了医疗行业的整个范围,并基于各种底层协议,在应用层对医疗信息进行规范。因此,要促进我国物联网技术在医疗行业的发展,提高国内医疗信息化程度,还需要业内专家携手进行长足努力。

9.3 医院物联网的建设

9.3.1 物理平台规范建设

1) 搭建医院物联网 M2M 平台

医院物联网服务平台的功能分两个层次:一是数据接入层,它接收数据接入网关传送过来的物联网终端设备采集的各种数据,并把这些数据格式化后转换为应用层需要的标准化数据;二是系统应用层,收到标准化的数据后,系统应用层进行相应的处理或者把数据传送到医院业务系统中,支持医院业务平台的应用,减少人工操作的工作量,提高医疗服务的及时性和安全性。

2) 网络层建设

以医院内网为核心,辅助建设医院的无线网络,包括 Wi-Fi、ZigBee、3G 等无线网络,视情形采用不同的无线网络,把物联网终端设备采集的数据通过网络传输到医院物联网服务平台。

3) 物联网终端建设

(1) 人和物识别设备的配备,包括病人、医生、护士、医技、管理人员等 RFID 射频卡、腕带、条码和二维码等身份识别的基础设施,以及各种物品物联网标签的配备。

(2) 读卡设备的配置,包括射频卡读卡设备、移动读卡设备、条码扫描设备的配置。

(3) 感知设备的配置,包括各种实时监测病人体征情况的数字化医疗设备的配置。

物联网终端通过各种传感设备采集数据,并通过无线网络把数据上报到物联网接入网关,再由物联网接入网关把数据送入医院物联网服务平台。在医院物联网服务平台收到数据后,根据数据的应用状况,分别把数据送到物联网应用子系统或者其他医院业务系统。

医院物联网总体架构如图 9-3 所示。

4) 医院物联网信息安全基础设施

医院物联网安全的研究应该结合当前信息安全技术的发展水平,突出医院物联网的特点(包括医院物联网存在多种形态的网络异构和融合、医院物联网配套设备资源受限、设备规模大、访问距离远、设备的移动性和可定位追踪等),从医院物联网的特点中发现新问题,并根据有特色的共性网络技术制定与医院物联网应用相适应的安全需求。

医院物联网的整体安全架构如图 9-4 所示。

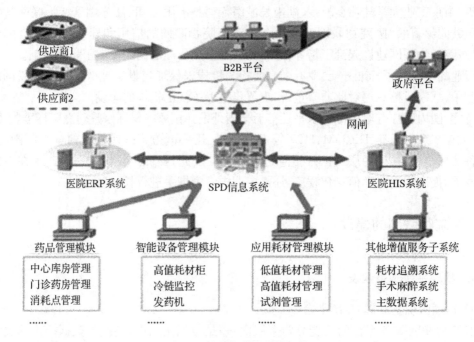

图 9-3　医院物联网总体架构图

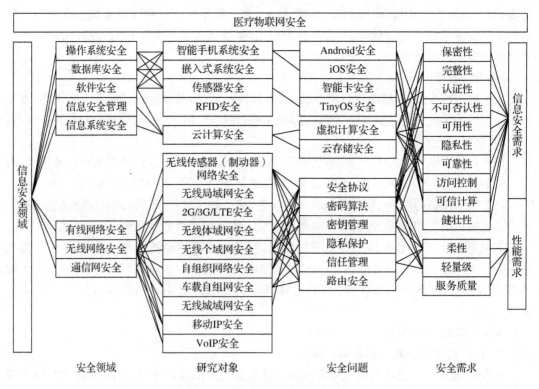

图 9-4　医院物联网的整体安全架构图

从医院物联网的安全架构出发,一个合格的医院物联网系统总体目标是:结合信息安全需求,设计科学、合理的安全保障体系,具有隐患发现能力、应急防控能力、安全保护能力以及系统恢复能力,能够从物理、系统、网络、应用和管理等方面保证医院物联网系统安全、高效、可靠运行,保证信息的保密性、完整性、认证性、不可否认性、可用性、隐私性、可靠性等,从而避免各种潜在的威胁。具体注意事项如下:

(1) 保护医院物联网传输过程中的保密性

保密性主要指系统网络信息不泄露给非授权的用户,确保存储信息和被传输信息仅提供给授权的各方使用,而非授权者无法得到信息或即使得到信息也不能知晓信息内容。保密性是在可靠性和可用性基础之上保证系统网络信息安全的重要手段。

(2) 保护医院物联网传输过程中的完整性

完整性不同于保密性,保密性要求信息不能泄露给未授权的人,而完整性则要求信息未经授权不能进行篡改,并保证信息的一致性,包括信息的不可否认和真实性。影响系统网络信息完整性的主要因素有:设备故障、误码(生成、传输、存储和使用过程中产生的误码,定时的稳定性和准确性降低造成的误码,非授权的篡改造成的误码)、人为攻击和计算机病毒等。

(3) 保护医院物联网传输过程中的认证性

认证性主要指确保用户消息来源或消息本身能够被正确地识别,同时保证所识别的信息不能被伪造,认证包括实体认证和消息鉴别。实体认证能够保证已认证实体确实为所声称的实体,而第三方无法假冒被认证的实体;消息鉴别是指确保接收用户能够证实所声称的信息来源。

(4) 保护医院物联网传输过程中的不可否认性

不可否认性也称作不可抵赖性,在医院物联网络信息系统的信息交互过程中,确保用户的真实同一性。即保证所有用户都不可能否认或抵赖曾经对信息进行的生成、签发和接收等操作和承诺。该信息源证据用于防范发送用户否认已发送信息,同时递交接收证据以防止接收用户事后否认已经接收的信息。

(5) 保护医院物联网传输过程中的可用性

可用性主要指在规定的条件下或在规定时间内,保持授权用户可工作或可使用网络信息的能力。该指标为基于网络操作业务性能的可靠性指标,是物联网络在系统部件失效时的满足操作业务要求的能力。它又包含故障率、鲁棒性和可维护性。故障率是在系统正常运行情况下,允许系统组件发生故障的最大故障数。鲁棒性是指在系统部件失效时,能够满足系统性要求的能力。可维护性体现系统从运行影响状态恢复到正常运行状态的能力。

(6) 保护医院物联网传输过程中的隐私性

隐私性受到法律约束,在法律规定范围内,指定的实体和系统有责任确保个人能够行使他们的隐私权。在医院物联网领域中,隐私性和机密性通常紧密联系,它们可被当作具有同样含义,并且经常可以交换使用。

(7) 保护医院物联网传输过程中的可靠性

可靠性要求在规定条件下和规定的时间内网络信息系统完成规定的功能的特性。可靠性是系统安全的基本要求之一,主要表现在软件可靠性、硬件可靠性、人员可靠性和环境可靠性等方面。其中硬件可靠性最直观和常见;软件可靠性主要指系统规定时间内,软件正常运行的概率;人员可靠性主要指专业人员在系统规定时间内,能够成功地完成操作任务的概率;环境可靠性主要指在系统运行的环境内,系统网络能够成功运行的概率,这里的

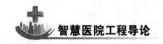

环境主要是指电磁环境和自然环境。

(8) 防范网络资源的非法访问与非授权访问

此安全服务提供的保护,主要用于对某些确知用户身份的限制和对某些网络资源访问的控制。可用于限制某个资源的各类访问或者某些资源的所有访问。访问控制作为一种实现授权的方法,主要针对通信和系统的安全问题,特别对通信协议有很高的要求。实现访问的控制不仅要确保授权用户使用的权限与其所拥有的权限相对应,并制止非授权用户的非法访问操作;还要防止敏感信息的交叉感染。

概括地说,医院物联网络信息安全与保密的核心是依靠计算机、网络、密码技术和安全技术,保护在医药行业中应用的物联网系统的传输、交换和存储信息的保密性、完整性、认证性、不可否认性、可用性、隐私性、可靠性及受到访问控制等。

根据医院物联网对信息安全的目标,需要建立一套内外网隔离系统,将医院的核心数据系统与物联网的外围系统进行单项隔离,建立安全分级的区域。建立密钥管理系统,结合居民健康卡的密钥管理系统,以及各省级卫生平台建立的 CA 系统,共同构成针对医院物联网的信息安全基础设施,为物联网的每个节点进行身份标识,并对关键数据进行加密保护和完整性验证。对不安全网络上的数据传输进行安全保障。

9.3.2 应用功能规范建设

主要从以下五个方面进行建设:

1) 重构以患者为中心的医疗服务提供体系

物联网的应用,将改变"求医问药"的传统医疗模式,确立患者在医疗服务中的核心地位。在就医前环节中,物联网将整合各部分的信息,患者可以通过任何一个网络终端进行准确的预约挂号,甚至可以在进入医院之前,实现远程诊断,进一步为就医提供便利。在就医过程中,从患者进入医院开始即拥有电子身份标识,在门诊诊疗中可以自主完成挂号、缴费、打印检查/检验单等流程;其在医院的一切行为,包括取药、所做的检查等都会记录在个人的电子病历之中,经过医疗保险机构的核实,医疗费用将通过网络直接从对应的患者账户中予以扣除。在医院中使用的药品、辅料、医疗耗材等,贴上电子标签,从生产到使用的每一个环节都可以通过网络进行跟踪。就医后,患者能够清楚地查询到在医院进行的治疗和用药情况,使得医疗行为透明化,消解了医患之间的信息不对称。患者成为医疗行为的主体,对医疗单位、药品生产企业等服务提供方形成有效监督。

2) 实现临床行为的数字化、智能化、人性化

物联网的应用,也为医院工作人员提供了便利。由于每位患者独立的身份标识与其电子病历一一对接,医护人员只需通过患者的 RFID 电子标签,就可以迅速了解病人的过敏史、既往病史等,保障患者的安全,减少重复性工作。患者住院期间,医护人员可以利用网络来收集病人的心率、血压、心电图等各种数据,对病人病情进行 24 小时不间断的监控及预警,随时掌握患者需求,实现现代化、人性化的服务。医院管理人员也可以利用网络技术,实现对医院员工、医院库存、患者档案、机房重地、医疗垃圾等的有效管理,提高效率,降低成本,为医院发展方案的制定提供信息支持。

3) 实现医院管理的自动化、智能化和网络化管理

每年可移动设备通常由于误放、失窃等原因损失将近 20%;资产使用率低,不能快速找

到合适的设备,导致医院必须储备过多同类物资或租赁额外设备,而其中大部分不是空闲就是利用效率低下;部分设备由于缺乏管理,预防性的维护保养措施不及时,导致其处于过期使用或过度使用的风险之中。

物联网技术的应用可以把固定资产和设备进行有效管理,提高资产和设备的利用率并减少损失;利用电子标签、自助设备、手机应用把医院的后勤管理进行信息化改造,以提高管理的精细化程度;融合医疗信息平台的数据,打通医疗和非医疗管理的数据鸿沟,提高医院管理数据的统一性和高效性,建设一个为患者和家属打造的进院服务,利用最新技术提供快速就诊、导医、停车、通行、消费等一系列入院服务体系。

4) 实现医院资源智能化调度与监控

医院是为病人提供医疗服务的公共场所,医院能耗是医院各类消耗中费用占有比例较大的部分,同时也是较难控制的因素。随着医院的发展,就医场所环境的要求也不断提高。医院普遍采用中央空调系统来替代过去的分体式空调,加之层流系统的引入,使得医院对特殊气体、蒸汽的需求也与日俱增,每日的运营成本大大增加。如何在满足临床需求的前提下,降低能耗,降低成本,提高医疗服务质量,已成为医院后勤管理人员必须面对的严峻考验。通过物联网技术实现水、电、气、环境设备的智能化调度与能耗监测,利用科学的节能技术,降低能耗,能有效提高资源的利用和工作效率。同时,利用物联网设备实现对医护人员、医疗设备的定位和监控,对医疗冷链、废弃物的监控和追溯,能有效提高工作效率和利用率。

5) 建设虚拟的无边界医院,最大限度地实现优质医疗资源的合理利用

在实现医院内部数字化、智能化后,将医院的医疗服务能力通过远程的监测设备实现向院外的延伸,建立无边界的虚拟医院,建立新的就医模式,打造以患者为中心的医疗服务体系。这种模式尤其适用于地广人稀、交通不便的山区及边疆地区。

9.3.3　医院物联网射频空间部署

医院的物联网射频空间部署是基于主动式 RFID 应用为基础的射频覆盖体系,通过射频覆盖,能够不断地实时监控医院射频覆盖区域内的资产和人员,并实现精确定位跟踪。使用者可以在网络上通过应用软件或者应用程序界面来接受各类传感器的实时信息,实现对人员设备位置、体征数据、设备状况、环境数据等信息的跟踪管理,以提高医疗安全性和优化工作流程,加强资产的能见度,实现最大化的利用率和投资回报率。

医疗环境下的 RFID 射频部署既要兼顾医疗应用,又要兼顾医院管理应用,要把射频部署和医院管理的一卡通电子标签管理形成无缝的数据和硬件一体化设计,降低设备的投入成本和实施成本。

设计医院射频部署要考虑射频设备对医疗设备产生的潜在危险,在加护病房及其他类似的医疗环境下,实施 RFID 技术要依据最新的国际标准进行现场的电磁干扰测试。心脏起搏器、去纤颤器、透析机、输液/注射器泵和换气扇都是容易受干扰的医疗设备。

国际上的实际应用和测试结论是 RFID 设备的输出功率越大危害事件发生的次数也就越多,RFID 设备可在 6 米的距离内对医疗设备造成电磁干扰。

设计采用的 RFID 的读写设备必须经过电磁兼容检测,对医疗设备无害才能使用,建议采用 2.45 G 的频段作为使用频率,并通过医疗电磁兼容检测规范(ANSIC 63.18 标准)的检测。

9.4 医院物联网应用系统

9.4.1 患者就医智能化应用系统

1) 门诊就诊流程自助系统

通过健康一卡通及自助服务设备,患者可以在自助发卡充值机实现健康一卡通自助发卡、现金充值、银行卡充值及医保费用结算,可以在自助缴费机上进行各种费用的缴纳,可以在自助打印终端上打印检查/检验结果,可以自助打印发票等。病人就诊时通过健康一卡通识别与核对病人身份,改善医疗服务流程,提高医疗流程的质量安全,形成统一化的病人电子信息档案,方便病人的信息调阅与共享。

自助综合服务系统针对大型医疗门诊量大的需求,配备自助服务设备,与医院信息管理系统(HIS)和银行卡系统对接,实现患者健康一卡通发放、充值、挂号、缴费、查询以及发票和凭条打印等需求,提高医疗质量和效率,有效避免医疗信息重复采集、病人长时间排队等候和资金安全等问题。图9-5是系统整体结构图。

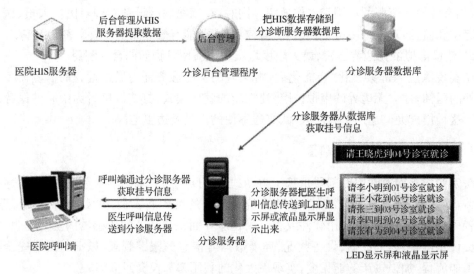

图 9-5 门诊自助综合服务系统结构图

2) 门诊分诊排队系统

通过患者诊疗卡,可以进行预约挂号(包括现场预约挂号、电话预约挂号、网上预约挂号),患者就诊当天持医疗卡到自助挂号机报到后,门诊分诊排队系统自动激活患者的排队信息并按规则加到诊室专家的队列中等待就诊,按挂号的顺序排列在当日出诊专家和普通科室队列中等待就诊。激活以后,智能分诊系统在适当时候自动把就诊提醒信息推送到患者的手机上,实现智能化的门诊就诊提示。

门诊分诊排队叫号系统通过患者健康卡的身份识别,在每个诊疗等候区(包括各普通/专家科室、各检查科室、药房等服务等候区)设置排队管理工作站,智能化指引患者就诊,进行等候区内的呼叫控制、语音呼叫、显示同步控制及该区域排队信息管理,优化诊疗区的就医环境。

患者自助挂号后门诊分诊排队系统自动获取患者的挂号信息(病例号、姓名、就诊号、就诊科室或专家等)。分诊台护士工作站将患者按就诊号加入队列中,患者到达指定的候诊室,留意候诊区的综合显示屏和语音提示。当医生呼叫到自己的号码和姓名时,号码和姓名将会在综合显示屏和相应的门诊显示屏上显示,语音系统同时广播以提醒病人。病人按照指引,自觉前去就诊。门诊分诊叫号流程如图 9-6 所示。

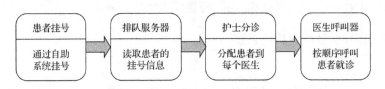

图 9-6　门诊分诊叫号流程图

3) 掌上移动就医系统

随着我国经济发展与人民生活水平的逐年提高,公众对健康的重视程度也日益增长。以前,用户获取医院信息主要借助就诊体验、人际传播、报纸、电视等方式,用户与医院的交流主要停留在现场沟通上。随着"移动互联网"时代的到来,人们获得信息和沟通交流的方式发生了明显的变化。医院所服务的用户人群,特别是城市居民、年轻人,移动手机等时下流行的传媒通信技术和平台对于他们来说并不陌生,甚至已经成为必备的通信工具。对于他们来说,传统的联系沟通方式既无法满足节奏日益加快的城市生活的需要,也无法回应他们个性化的服务需求。而手机应用则因其操作的便捷性、人际交流的高时效性、内容推送的丰富性、消息传递的精准性等特点,更符合这部分用户群体的生活方式和交流习惯。

利用移动互联网和移动智能终端资源,为医院打造一个移动化、自助化的就诊服务体系,建设集门诊全流程服务及移动金融支付功能于一体的便捷就医手机 App 应用,变手机终端为医院的服务窗口,具有挂号、预约挂号、检验结果查询、移动缴费、医院信息发布等功能。移动便捷就医系统结构如图 9-7 所示。

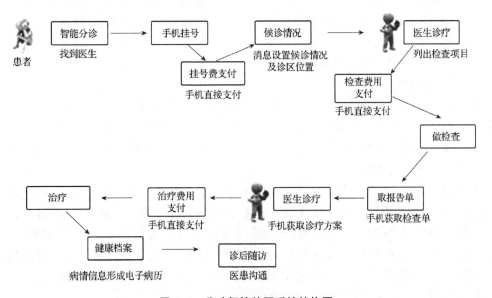

图 9-7　移动便捷就医系统结构图

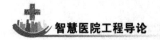

4) 数字化病房患者服务系统

通过在病房部署信息交互终端,为患者提供费用查询、营养点餐、医务提示、健康宣教、娱乐点播、医院介绍、电视收看等多种服务,为患者提供医患互动的沟通平台及服务平台,减少医患矛盾。

医院可以自行控制患者的收视时间,在为病人提供服务的同时,也能够照护好病人的休息时间;可以加强在院病人的健康宣教,提高病人的康复速度。

9.4.2 医护临床业务智能化应用系统

1) 移动医疗系统

"移动医疗"是由计算机技术、传感器技术和无线通信技术结合而成的医疗服务,使用者可实时取得医疗相关服务与资源。通过"移动医生站"设备终端,医生可以将病人信息从医生办公室带到病人床旁,可以实时查阅病人的家族病史、既往病史、各种检查、治疗记录、药物过敏等电子健康档案,可以直接下达医嘱等。通过移动医疗系统,可以大大减轻医生查房的负担,提高查房效率;可以实时下达医嘱,为患者争取宝贵时间,有效提高患者的满意度和临床诊疗安全;可以进行用药提示和药品禁忌提示,为医生制定治疗方案提供帮助。

通过"移动护士站"终端,将现有护士工作站延伸到病人床旁,优化患者信息采集流程,在床旁完成病人各项护理信息的采集和记录;可以跟踪医嘱的全生命周期,通过扫描患者的身份标签、药品标签完成医嘱的执行确认和收费,准确记录执行人和执行时间。让病房护理真正无纸化,避免反复转抄带来的差错,推动护理管理由定性管理向定量管理转变,由目标管理向过程管理转变,提升护理工作质量和效率。

病房医护移动信息化主要为在病区的三类用户提供服务:医生、护士和患者。

在每间病房为医生设置病房医生工作站终端/移动医生工作站终端。医生可以查阅患者电子病历以及下达医嘱,护士可以查阅医生下达的医嘱、记录护理记录。

在每间病房安装病房信息服务终端。护士通过病房信息服务终端可以实现对患者的输液监控、对患者的健康教育、执行治疗/护理项目等;患者通过病房信息服务终端可以查询费用信息、营养点餐、获得医疗服务提示(如术前提醒、检查/检验提醒、健康提示)。

病房移动护理系统结构如图 9-8 所示。

病房医护工作移动信息化系统功能如图 9-9 所示。

2) 病区输液监控系统

静脉输液是护士的日常重要工作之一。目前静脉输液的监控方式是靠病人和陪护人员目测监控,当液体不多时,通过床头呼叫系统呼叫护士来换瓶或拔针,这种传统方式给医疗安全带来了一些安全隐患。同时在输液过程中,护士需要频繁巡视输液病人,无形中也带来了护士工作量的增加。

利用红外传感、无线通信技术,实现对静脉输液滴速及输液进度的监控,以集中监控屏的方式,在护士站提供可视化的输液集中监控,遇到输液意外停止和输液完成,输液监控仪可以锁住输液滴管,同时报警并提醒护士进行处理。有效防范输液风险,提升患者安全;有效减低护士的工作量;缓解病人或陪护人员的紧张情绪,特别是在夜间输液时可以减少患者和陪护的工作量,减少陪护人员,提升护理服务质量;提升患者医疗服务满意度。

病房输液监控系统结构如图 9-10 所示。

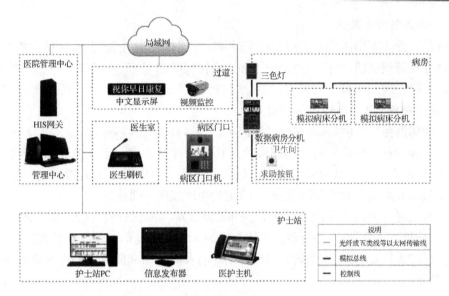

图 9-8 病房移动护理系统结构图

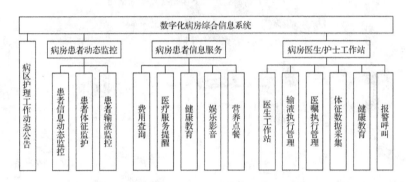

图 9-9 病房医护工作移动信息化系统功能图

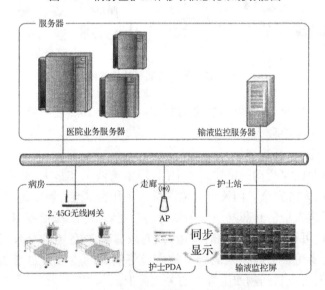

图 9-10 病房输液监控系统结构图

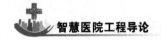

3）无线体温侦测系统

传统的医疗体温检测是靠医护人员定时到病床量取体温并做记录,这种方法在两次体温量取间存在管理空档,特别是重症病人和感染性疾病的患者,体温容易产生非寻常变化。如何及时提供正确的病患症状突变信息、如何确认病患的安全性、如何降低医疗错误及做好预防医疗,是目前医疗管理的重要探索点。

人体的体温是恒定的,其内在温度维持在 37 ℃,日夜差异不超过 ±0.5 ℃,身体温度调节的主要功能就是让体温在各种不同温度的环境中保持稳定。当身体受到病毒感染或出现病变时,体温调节亦可以帮助身体保持体内的平衡。但随着年龄的增加或疾病的发展,体温调节就会开始发生微妙的改变,产生特定的生理或病征曲线。

体温的实时变化曲线和曲线历史记录可以辅助医生监测病患生理状况现状、发展规律,是诊断病情的重要参数,并可防止患传染病病人与其他高危人群脱离监控区域,更好地保障医院医护人员安全,在传染病大规模爆发之前及时预防和隔离。体温侦测系统结构如图 9-11 所示。

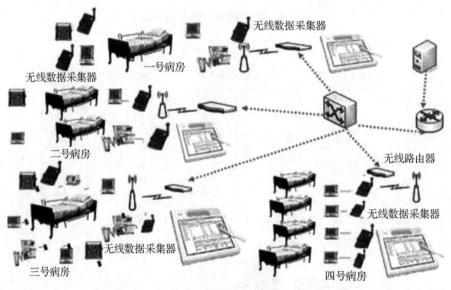

图 9-11　体温侦测系统结构图

当病人有紧急事件时,也可以通过主动式双向 RFID 双温度侦测标签上的紧急求救按钮传送求救信息给相关护理人员。

4）门诊输液监控

门诊输液是当前医疗活动的重要组成部门,门诊输液工作量大,业务繁忙琐碎,一旦出现差错,可能危及病人的安全。门诊无线输液系统采用健康卡、条形码、移动计算和无线网络技术实现护士对病人身份和药物条形码核对的功能,杜绝了医疗差错。采用无线呼叫技术实现病人求助时,可得到护士的及时响应,同时改善输液室环境及减轻护士的工作强度和工作压力。病人身份及输液袋条码标签的生成将病人的输液信息形成附带条形码的双联输液标签,使病人身份与药物产生唯一的关联标识。

在病人接受输液及接瓶前,护士使用物联网移动终端设备对输液病人进行身份的核对及药物条码的匹配,实现快速而准确的识别。

护士对病人呼叫的实时应答:当病人结束输液或需要接瓶处理甚至发生病情变化时,通过输液座椅上的呼叫单元,护士可在输液室任何位置使用物联网终端设备的移动接收功能即时处理输液病人求助信息。移动门诊输液示意图如图9-12所示。

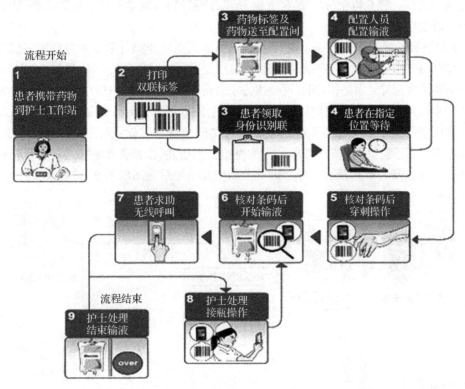

图 9-12 移动门诊输液示意图

5) 药品分发管理系统

药品的外包装贴上条形码,并在后台注册登记药品与条形码信息。护士将药品分发给病人时用手持机扫描药品的条形码后,再核对病人腕式标签信息,再确认手持机里的照片、姓名、病名等信息一致后,将药品分发给病人。同时手持机将已分发信息无线传输给后台信息管理中心备存。

6) 门诊急救管理系统

在伤员较多、无法与家属取得联系、危重病患等特殊情况下,借助RFID技术的可靠、高效的信息储存和检验方法,快速实现病人身份确认,确定其姓名、年龄、血型、紧急联系电话、既往病史、家属等有关详细资料,完成入院登记手续,可为急救病患争取宝贵的治疗时间。

7) 新生儿监护系统

医院新生儿管理面对许多问题:如何有效实现新生儿的标识,如何实现对新生儿与产妇之间的明确标识,如何避免新生儿被误抱,如何避免标识被调换或遗失等。利用物联网及RFID技术,可以有效解决这些问题。

(1) 防抱错:在日常护理过程中(洗澡、喂奶、打针、早产儿特别护理等)通过护士携带的手持式RFID读写器,分别读取母亲与新生儿所佩戴的RFID母婴识别带中的信息,确认双

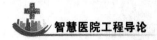

方的身份匹配,防止新生儿被抱错。

(2)婴儿防盗:婴儿出院前,在监护病房的出口布置固定式 RFID 读写器,仅当母婴手环互为匹配,门禁显示绿色通行标志才予以放行,否则显示红色禁行标志,便于保安对于新生儿出院的监控。婴儿电子标签要有定位管理、体温侦测、紧急呼叫、防盗管理(母婴标签防摘除)、母婴匹配的功能。

(3)母婴日常护理:通过手环可记录和确认值班医生对产妇与新生儿每日所完成的例行巡检,以防止和避免漏检;规范产房的日常管理,减少手写数据和口头交接,通过 RFID,不但可以大幅减少护理人员文书工作,同时可快速记录最精确的病历数据,有效提升整理医疗质量。

基于物联网 RFID 射频识别技术,在婴儿身上佩戴可以发射无线射频信号且对人体无害的智能电子标签。据此对婴儿所在位置进行实时监控和追踪,并把医护人员与婴儿、母亲与婴儿绑定,让婴儿时刻留在可靠人士的身边。当偷盗、抱错等事件发生时,绑定的医护人员和母亲可以及时得到警示。母婴配对及新生儿防盗示意图如图 9-13 所示。

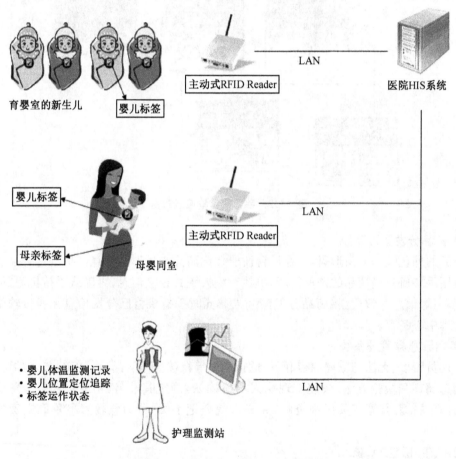

图 9-13 母婴配对及新生儿防盗示意图

8) 特殊人员的定位及识别管理系统

通过对特殊病人(住院失智老人及传染病、老人、儿童、精神病患者)和特殊医院人群(保安、护理人员)佩戴电子标签,进行定位跟踪,以便在医院的任何角落快速找到目标,防止病患走失,了解员工工作状态。

使用者遇到紧急情况,携带有主动式双向 RFID 标签的人员可以按下警报按钮发送信号到监控部门寻求帮助。这可减少搜索目标人员的时间,得到更快的响应。当带有主动式双向 RFID 标签但未经授权人员进入限制区时,系统会发出信息给监控部门示警,这可有效防止不必要的意外发生,增强安全管理级别。

9) 手术标本送检系统

医疗安全是现代医学发展的必然需求,标本管理对于医院医疗安全具有十分重要的意义。临床标本来源的真实性、准确性直接关系到患者的诊断及后续治疗,良好的医疗质量和诊断水平必须有准确的标本病理报告,然而标本的采集、转运、保管、检验等环节都将直接影响标本的真实性、准确性。因此,必须把标本管理纳入医院的质量管理体系,以保障医疗安全。

9.5 医院物联网感知系统及射频系统部署

医院的感知系统和射频系统的部署是医院物联网运行和数据通信的物理传输层,该部分的建设和医院投资及医院物联网整体运行有关。

医院物联网射频系统的空间部署既和医院 RFID 及无线传感系统有关,又和数据采集有关,也和采集到数据的传输有关。设计此部分内容,要求医院的物联网应用的设计要有全院设计的理念和构架,要把医疗应用和非医疗应用并网设计,并要考虑到 RFID 应用过程中各类同领域应用的关联性,又要考虑此应用的多种传输方式,要和智能化和信息化建设关联设计,同时要关注无线设备在医院应用的电磁干扰和兼容的问题。医院的远距离应用建议采用 2.4 G 有源产品,功率小,频段相对安全。UHF 标签的应用建议在无医疗仪器的仓库或采用手持机读写的医疗场合,以防止该频段大功率设备对医疗仪器的干扰而产生医疗事故。目前无线产品可以参考 ANSIC 63.18 的标准进行检测。

考虑医院的多个射频应用,并合理使用智能化系统中兼容 RFID 的应用产品,更要考虑医院物联网建设不是一步到位的网络接入的布点设计,以降低在物联网大规模应用时的网络和射频设施建设的投资成本。

譬如,在医院物联网设计过程中可以采用智能化系统的物联网门禁读卡器进行门禁应用和多网合一的空间部署。该读卡器具备门禁功能的同时,又可以采集到 RFID 标签传输过来的人员、位置、体征、呼叫信息,大大降低了医院物联网建设中大量布设 RFID 读卡器的成本,减少了投资。目前在无锡市中医院等多家医院的建设中进行了此设计应用。

作为无线传输层的 Wi-Fi 设计,一定要注意应用覆盖的死角,并要在系统建设完成后由第三方检测机构进行检测验收,保证医院物联网应用及各类移动应用的无缝覆盖。

9.6 医院物联网建设及运行管理

9.6.1 医院物联网网络构建

通信网络在整个物联网技术框架中处于核心地位,包括:广域网(无线移动通信网络、卫星通信网络、Internet、公众电话网)、局域网(以太网、无线局域网 WLAN、Bluetooth)、个

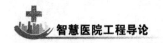

域网(ZigBee、传感器网络)。

传感器的网络通信技术为物联网数据提供传送通道,像如何在现有网络上进行增强、适应物联网业务需求(低移动性等)等问题,是现在物联网研究的重点。传感器的网络通信技术分为两类:近距离通信和广域网络通信技术。在近距离通信方面,以 IEEE802.11、IEEE802.15 等网络规范协议为代表的近距离通信技术是目前的主流技术。在广域网络通信方面,IP 互联网、2 G/3 G/4 G 移动通信、卫星通信技术等实现了信息的远程传输,特别是以 IPv6 为核心的下一代互联网的发展,将为每个传感器分配 IP 地址创造可能,也为传感网的发展创造了良好的基础网条件。传感网络相关通信技术,常见的有蓝牙、IrDA、Wi-Fi、ZigBee、RFID、UWB、NFC、Wireless Hart 等。

1) 基于瘦 AP 架构的医院无线网络

Wi-Fi(Wireless Fidelity)实质上是一种商业认证,具有 Wi-Fi 认证的产品符合 IEEE802.11 无线网络规范,它是当前应用最为广泛的 WLAN 标准,采用波段是 2.4 GHz。IEEE802.11a/b/g 无线网络规范是 IEEE802.11 网络规范的变种,最高数据传输速率为 54 Mbps,在信号较弱或有干扰的情况下,数据传输速率可调整为 5.5 Mbps、2 Mbps 和 1 Mbps,带宽的自动调整,有效地保障了网络的稳定性和可靠性。

Wi-Fi 与蓝牙一样,同属于在办公室和家庭中使用的短距离无线技术。虽然在数据安全性方面,该技术比蓝牙技术要差一些,但是在电波的覆盖范围方面则要略胜一筹。Wi-Fi 的覆盖范围则可达 300 英尺(约合 90 米)左右,办公室自不用说,就是在小一点的整栋大楼中也可使用,基本适用于医院无线网络的基础建设。

AP 是 Wireless Access Point 的缩写,即无线访问接入点。如果无线网卡可比作有线网络中的以太网卡,那么 AP 就是传统有线网络中的 HUB,也是目前组建小型无线局域网时最常用的设备。AP 相当于一个连接有线网和无线网的桥梁,其主要作用是将各个无线网络客户端连接到一起,然后将无线网络接入以太网。

简单来说,AP 就是无线网络中的无线交换机,它是移动终端用户进入有线网络的接入点,主要用于家庭宽带、企业内部网络部署等,无线覆盖距离为几十米至上百米,目前主要技术为 802.11X 系列。一般的无线 AP 还带有接入点客户端模式,也就是说 AP 之间可以进行无线连接,从而可以扩大无线网络的覆盖范围。

传统的胖 AP 实现 Wi-Fi 标准时,要求每台 AP 必须安装数字证书,这在实施时带来了诸多问题,包括数字证书申请、安装等成本随 AP 的数量增加大大提高,保存在 AP 的数字证书被窃的风险等。瘦 AP 的出现,主要是提供完整无缝的无线覆盖,简化管理和维护大规模无线局域网,提供射频信号的覆盖面,以及用户认证、用户带宽、接入安全等。

集中管理型瘦 AP 架构的典型特征是在 AP 与无线控制器之间建立一条可以跨越二/三层有线网络的传输隧道,所有关联到瘦 AP 上的客户的流量数据均由 AP 经由该隧道发送至无线控制器,然后由无线控制器根据网络拓扑进行转发。从逻辑上来说用户流量的转发是直接由无线控制器决定的,就像在传统有线以太网中用户连接在一台二/三层交换机上一样。而瘦 AP 只是负责传输介质的转换。

目前瘦 AP 架构以其易管理、易扩展的优势在企业和运营商市场得到越来越广泛的应用。瘦 AP 架构主要包括了无线控制器和 AP。无线控制器通过三层隧道协议管理和控制多台 AP,提供无线接入服务。AP 本身不保存配置,只在启动和运行时动态地从无线控制器获得配置。

基于瘦 AP 的网络架构如图 9-14 所示。其网络架构具有以下特点：

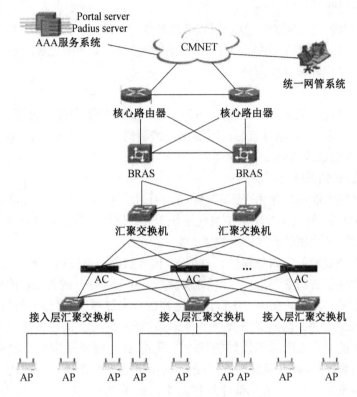

图 9-14　基于瘦 AP 的网络架构图

（1）抗干扰性强

瘦 AP 采用高质量低功效的 AP 设备，与普通胖 AP 比较有较高的系统稳定性。瘦 AP 采用天线分集的策略，使用主备双天线的方式加大信号的发射和接受效率，无论无线网络环境多么复杂，都能够有效地工作。

（2）稳定性强

通过无线瘦 AP 传输速率测试，可以看到在 802.11 a 和 802.11 g 的上行以及下行的传输速率通常均可以达到 30 Mbps 以上，但是采用胖 AP 的实际传输速率能达到 13 Mbps 都是非常好的情况。可以预见无线瘦 AP 对于抢占带宽的软件对无线网络带宽的影响基本可以认为是不存在的。

（3）支持无缝切换

当一个无线终端从一个 AP 移动到另一个 AP 的时候，是需要切换时间的，普通胖 AP 的切换时间是 40 s 左右，这是由于无线终端是从每个独立的 AP 上获得的 IP 地址；但是采用瘦 AP 切换时间可以达到 8～9 ms，真正实现了无缝切换。

（4）灵活性强

可以灵活地将无线网络叠加在现有有线网络之上，而无须根据无线网络部署规划对有线网络进行重新设置和改造。即为无线网络用户规划的 WLAN、IP 地址等均无须在现有边缘接入交换机上考虑，只需在网络核心设备与无线控制器之间部署。这样不但可以保证

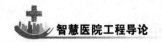

无线网络能够快速部署和实施,同时大大降低了无线网络部署的实施成本,而且现有有线网络无需任何改造或变动。

(5) 安全节约性

瘦 AP 的数据转发功能简化,从而可以节约边缘 AP 设备有限的硬件资源,更有效地处理 RF 干扰、无线入侵检测等任务。因此集中管理型瘦 AP 架构的无线网络较传统胖 AP 网络具有更高的稳定性和安全性。

(6) 集中管理

用户数据流量经由无线控制器转发,可以借助无线控制器的强大性能进行有效的用户角色安全策略管理及带宽、QoS 管理。因而无线控制器不仅是网内所有 AP 的集中管理设备,也是用户及其流量的策略控制设备。

2) 基于馈线式的医院无线网络

基于馈线式的无线网络是由 WLAN 室内信号分布系统(Wireless Indoor Distribution System,简称 WIDS),针对医疗临床信息化系统对无线网络平台的具体要求,自主开发的高稳定性、高可靠性、易管理的无线网络覆盖方案。

针对拥有复杂隔断的室内环境做无缝覆盖,传统的方法是使用大量的无线接入点 AP。它们通常被分散地安装到室内走道的顶部或墙壁,其中每个 AP 的覆盖范围较小,我们称之为离散式覆盖方案。离散式覆盖方案虽然能达到信号无缝覆盖的目的,但需要在同一走道内铺设大量 AP(或在每个房间里安放一个 AP),这样不仅无法保证有源设备的运行环境,而且增加了设备的安全隐患和系统维护成本。另外,移动终端在室内环境中移动时,将会在多个 AP 间频繁切换,造成带宽不稳、丢包延时等问题。为改善这些问题,可能需要安装更多复杂的软件系统,进一步增加整体维护成本。而 WIDS 系统的出现,很好地处理解决了以上所述的问题。

(1) WIDS 系统结构

WIDS 逻辑结构如图 9-15 所示。

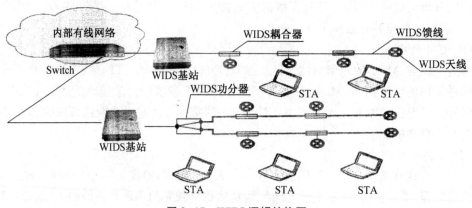

图 9-15 WIDS 逻辑结构图

WIDS 系统主要由以下几个部分组成:

① WIDS 基站:将一个或多个 IEEE802.11b、IEEE802.11g 或 IEEE802.11a 标准无线接入点的独立信道,经过合路、双向放大等信号处理后,经由一个信号输出口,输出到一套

WIDS 信号分布系统中去,使得一个或多个互不干扰的信道可以同时独立或协同工作。这样 WIDS 系统中的每个天线都能同时传输一个或多个相互独立的 WLAN 信号。当 WIDS 系统工作在多信道合路或单信道热备模式下时,其中任何一个无线接入点出现故障时,无线网络服务都不会中断。

② WIDS 天线:这是一种专门为 WIDS 系统设计的天线,它具有水平双向极化特点,增强信号系统对室内走道两侧房间的覆盖灵敏度,同时减少楼层信号穿透,大大降低楼层间信号干扰。另外,根据 WIDS 工作模式,WIDS 天线可同时支持 2.4 GHz 和 5.8 GHz 两个频段。

③ WIDS 功分器、耦合器:高性能信号功率分配器,根据 WIDS 工作模式,WIDS 功分器、耦合器可同时支持 2.4 GHz 和 5.8 GHz 两个频段。

④ WIDS 干放器:高性能双向干线信号放大器,用于提高 WIDS 信号覆盖范围和信号接发收灵敏度,根据 WIDS 工作模式,WIDS 干放器可同时支持 2.4 GHz 和 5.8 GHz 两个频段。

在实际应用中一般由多路 WIDS 组成,每路 WIDS 负责覆盖一个物理或逻辑病区,每路 WIDS 系统包含一个 WIDS 基站,若干个 WIDS 天线、WIDS 功分器和耦合器。其中 WIDS 基站将一个或多个 IEEE802.11b/g 或 IEEE802.11a 标准无线接入点的独立信道,经过合路、双向放大等信号处理后,由一个信号输出口输出到 WIDS 信号分布系统中去,使得一个或多个互不干扰的信道可以独立或协同工作。当移动终端在一路 WLAN 室内信号分布系统下移动时,会始终与同一个 AP 保持良好连接,在移动中始终保持高带宽和低时延状态,不存在 AP 间切换所带来的种种问题。由于 WIDS 基站输出信号采用非重叠信道,所以没有信道干扰问题。WIDS 室内信号分布系统,除 WIDS 基站外,主要由无源设备组成,它们对运行环境要求不高,耐用、不易出故障。WIDS 基站一般被安装在良好的工作环境中,如弱电井或设备间内,便于集中管理和维护,设备物理安全得到很好的保障。

(2)基于馈线式的无线网络的特点

① 信息安全性要求高

信息安全对于医院来说至关重要,随着临床信息化的发展,医院需要一个安全的无线网络作为有线网的补充,来支持无纸化、无胶片化的未来发展方向。由于无线网络的数据都是通过空气传输的,无法屏蔽非法用户接触无线网络介质,所以无线网络的数据加密和用户安全认证是十分重要的。安全措施只凭无线基站的简单 MAC 地址过滤和静态 WEP 来保护是不灵活、过时和不安全的,现在国际最新的 WLAN 安全标准 WPA/WPA2 提出了全新的安全协议,如 EAP-TTLS、PEAP、TKIP、AES 等等,这些安全协议需要无线基站和 WLAN 网络控制器来共同实现。馈线式的无线网络的无线网络控制器 Ocamar WNC 作为 WLAN 网络安全认证服务器与 WIDS 基站相结合提供了完整的无线局域网安全机制,有效地保护无线局域网的安全。WLAN 网络控制器还提供了其他多种安全控制措施,包括 Web 认证和 AC 等,这些可以使无线网络在医院中的应用更加灵活。

② 最佳无线信号覆盖(WIDS 系统的优势)

·信号覆盖均匀,带宽稳定

WIDS 天线阵列的安装位置和输出功率可以根据覆盖场景来设计,确保无线信号的强度和接收灵敏度,达到区域内均匀无缝覆盖效果,保证覆盖区拥有连续的、稳定的带宽,这对带宽和链接稳定性要求很高的应用(如 PACS)很有意义。

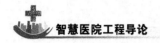

- 零切换、零丢包,保证实时应用

移动终端如 Laptop、PDA、移动手推车等在同一套 WIDS 覆盖区内移动,不会有 AP 间切换的现象发生,这对实时语音、流媒体等应用很重要。

- 保证有源设备运行环境和物理安全,简化维护程序

WIDS 基站安装在配电间或其他相对安全的地方,这样不仅能保证良好的运行环境和设备的物理安全,同时在故障出现时可以最快速地确定基站的位置,缩短维修时间,提高系统的可管理性。

- 减少信道干扰,降低通信时延

802.11b/g 只有三个不重叠信道(1,6,11),WIDS 系统在每个楼层利用两个不重叠的 2.4 GHz 信道来做覆盖,预留出第三个信道给局部扩容使用,避免了使用大量 AP 覆盖可能带来的楼层内和楼道间的信道干扰。信道干扰会造成通信丢包率快速上升,从而增长时延,降低带宽。

- 低故障率,高可靠性,使用寿命长

由于 WIDS 系统中绝大部分都是无源设备,使用寿命长,不容易受潮湿、温度等因素影响,故障率低。

- 标准设备,高兼容性,方便升级维护

WIDS 系统所有设备都完全遵循 IEEE 标准,具有高兼容性,WIDS 基站可以配置多种标准化的 AP,便于升级维护。

- 可扩展性强

WIDS 系统可以通过升级来提高整体系统的带宽容量。提供 WIDS - 1000、WIDS - 2000、WIDS - 3000 和 WIOS - 6000 系列产品满足客户对带宽、稳定性等各种需求。

- 网络冗余备份

WIOS - 2000、WIDS - 3000 和 WIDS - 6000 系统提供多信道负载均衡、冗余备份或单信道热备份功能,当其中任何一个 AP 或信道出现故障时,无线网络服务不会中断。

- 应用灵活

WIDS 系统支持多个虚拟 WLAN 网络,每个虚拟网络可以提供不同的 QoS 和安全接入控制机制,从而满足不同用户群的需求,如访客和内部工作人员,以及语音、数据、视频等不同类型的数据安全要求等。

- 采用最先进的国际 WLAN 安全标准 IEEE802.11i/WPA/WPA2。

(3)支持灵活的运用模式

医院无线网络主要是提供给医生和护士使用,作为临床信息化的重要补充。有了无线局域网,医生和护士就能够非常方便地从事以病人为中心的治疗护理工作,这是以人为本、和谐社会理念的重要体现。现代社会,移动终端将大量普及,许多病人和家属可能都会带有笔记本电脑或支持 WLAN 的 PDA 和手机,如果医院无线网络的一部分能够提供给病人和访客使用,那么不仅能提高医院的服务水平,也可以增加医院的创收,将人性化、以病人为中心的理念进一步延伸。考虑到医院的安全,一般内外网是相互隔离的,所以 WIDS 系统也相应地推出与有线网 VLAN 相对应的多 BSSID 虚拟 WLAN 网络。多 BSSID 虚拟 WLAN 网络是基于同一套 WIDS 物理网络基础上的,不需要任何额外硬件。每个虚拟 WLAN 网络广播独立的 BSSID 标识,从用户来看像是多个无线基站在同时工作一样。每

个 BSSID 对应不同的 VLAN、不同的流量控制、不同的数据优先级和不同的安全认证接入机制。通过 VLAN 划分,病人访客网与医院内网可以完全隔离,通过 QoS 规划和控制访客数据流量与优先级,从而不会干扰医院的正常工作。无线网络控制器(Ocamar WNC)在支持最新无线网络安全机制——IEEE 802.11i/WPA/WPA2 的基础上,也同时支持 WEB 认证方式,为医院内外网提供灵活的运营模式,既满足医院对安全性的高要求,也能适应访客对使用的简便性的要求。Ocamar WNC 支持本地开户和远程用户接口。

(4) 集中管理

尽管 WIDS 系统覆盖方案大大减少了无线接入点的数量,使得 WLAN 有源设备数量较少、安装的位置相对集中,但毕竟每个楼层都安装了一个 WIDS 基站。

为了能进一步增强对设备的管理,做到早期故障预警,无线网络解决方案集成了无线网络管理系统(Ocamar WNMS),为 WIDS 基站和其他厂商的 AP 提供了集中式的管理。Ocamar WNMS 采用标准的网络管理协议 SNMP 对相关无线局域网设备进行参数配置、数据采集、性能分析和故障告警,有效地降低了网络的维护成本,提高了网络的稳定性,它有以下几个主要功能:

① 设备自动发现和归类

集中设备参数的配置,包括固件的升级维护。

系统运行状态监控,包括流量、信道质量、接入用户数、AP 分布等。

② 设备故障报警

历史运行情况记录,提供系统瓶颈分析的依据。

3) 基于 ZigBee 的医院无线传感网络

传感器网络的构想最早由 DARPA 于 20 世纪 70 年代末提出,但大规模研究的兴起是在 2000 年以后。以传感器和自组织网络为代表的无线应用并不需要较高的传输带宽,但却需要较低的传输延时和极低的功率消耗,使用户能拥有较长的电池寿命和较多的器件阵列。目前迫切需要一种符合传感器和低端的、面向控制的、应用简单的专用标准,而 ZigBee 的出现正好解决了这一问题。ZigBee 有着高通信效率、低复杂度、低功耗、低速率、低成本、高安全性以及全数字化等诸多优点。这些优点使得 ZigBee 和无线传感器网络完美地结合在一起。目前,基于 ZigBee 技术的无线传感器网络的研究和开发已得到越来越多的关注。

(1) ZigBee 无线传感网络概述

基于 ZigBee 技术的无线传感器网络是物联网的重要组成部分,可为医院部署一个独立、智能的无线传感器网络。通过该无线传感器网络的基础设施,医院可以集成、扩展许多基于传感技术的智慧应用,例如基于传感器网络的室内实时定位应用,包括人员、物资的调度和管理;对室内特殊区域的温度、湿度、烟雾、光线等智能探测与调节控制等。

基于 ZigBee 技术的无线传感器网络独立于医院现有 Wi-Fi 高速网络,避免因为众多传感器的接入,影响 Wi-Fi 网络的覆盖需求和接入容量。无线传感器网络与现有 Wi-Fi 网络相比较,具有低功耗、自组网、便于扩展、部署灵活、多径传输、可靠性高等特点。

基于 ZigBee 技术的无线传感器网络是在自组网基础上发展起来的一项技术。不同于一般的通信网络,无线传感器网络的任务不是通信,而是要监视周围环境,其工作原理如图 9-16 所示。无线传感器网络由具有感知、计算及通信能力的一群微小节点组成。这些节点部署在要监视的区域中,采集指定的环境参数,如温度、振动、化学浓度等,并将数据发送到

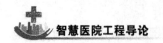

汇聚节点供分析。

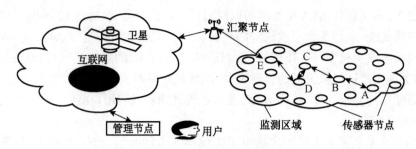

图 9-16 传感网通信原理

（2）ZigBee 无线传感网络的结构

在 ZigBee 技术中，其体系结构可以用各种层来量化。各个层都独立负责自己所应完成的任务，同时为上层结构提供服务，层与层之间的接口通过所定义的逻辑链路来提供服务。ZigBee 的体系结构主要由物理层、MAC 层、网络层、应用支持子层和应用层构成。各层分布如图 9-17 所示。

从图 9-17 中可以看出，ZigBee 技术协议层次结构简单，不像蓝牙等其他网络协议结构那样复杂。ZigBee 协议网络结构共分为五层。物理层和 MAC

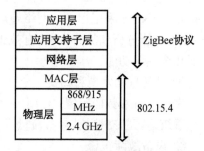

图 9-17 ZigBee 协议网络体系结构

层采用 IEEE802.15.4 标准协议，其中物理层提供了两种类型的服务：通过物理层管理实体接口（PLME）对物理数据和物理层管理提供服务。物理层的特征是启动和关闭无线收发器、能量检测、链路质量管理、信道选择、清除信道评估（CCA）以及通过物理媒体对数据包进行发送和接收。同样 MAC 层也提供了两种类型的服务：通过 MAC 层管理实体服务接入点向 MAC 层数据和该层管理实体提供服务。MAC 的基本特征是信标管理、信道接入、时隙管理、发送确认帧；同时还可以为应用合适的安全机制提供方法。ZigBee 技术的网络层主要是用于 LR—WPAN 网的组网连接、数据管理及网络安全等方面。应用层框架主要是为 ZigBee 技术实际应用提供框架模型。

利用 ZigBee 技术组成的无线个人网是一种低速率的无线个人区域网，在无线区域网中，可以存在三种不同类型的设备，它们分别是：PAN 网络协调器、路由器和终端设备。PAN 网络协调器可以看作是一个 PAN 的网关节点，它是网络建立的起点，负责 PAN 网络的初始化，确定 PAN 的 ID 号和 PAN 操作的物理信道并统筹短地址分配。路由器在加入网络之后获得一定的短地址空间，在这个空间内它有能力允许其他的节点加入网络，并分配地址。PAN 协调器和路由器周期发出信标帧，PAN 协调器必须是全功能设备（RFO）。终端设备是整个网络的叶子节点，它只能与父节点通信，没有加入其他节点的能力。终端节点可以是全功能设备也可以是简化功能设备（FFO）。

ZigBee 自组织网是指只要 ZigBee 彼此间在网络模块的通信范围内，通过彼此自动寻找，很快就可以形成一个互联互通的 ZigBee 网状网络。而且，由于节点移动，网络之间的彼此联系还会发生变化。模块还可以通过重新寻找通信对象，确定彼此间的联络，对原有网络进行刷新。

网状网通信实际上就是多通道通信,在实际实施现场,由于各种原因,往往并不能保证每一个无线通道都能够始终畅通。就像城市的街道一样,可能因为车祸、道路维修等,使得某条道路的交通出现暂时中断,此时由于我们有多个通道,车辆(相当于我们的控制数据)仍然可以通过其他道路到达目的地。而这一点对工业现场控制而言则非常重要。

基于 ZigBee 自组网中数据传输的路径并不是预先设定的,而是传输数据前,通过对网络当时可利用的所有路径进行搜索,分析它们的位置关系以及远近,然后选择其中的一条路径进行数据传输,直到数据送达目的地为止。在实际工业现场,预先确定的传输路径随时都可能发生变化,或者因各种原因路径被中断了,或者过于繁忙不能进行及时传送。动态路由结合网状拓扑结构,就可以很好地解决这个问题,从而保证数据的可靠传输。

ZigBee 自组网结构如图 9-18 所示。

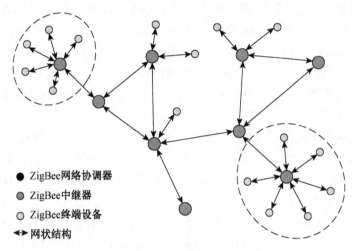

● ZigBee网络协调器
● ZigBee中继器
○ ZigBee终端设备
↔ 网状结构

图 9-18 ZigBee 自组网示意图

4) 基于 ZigBee 技术的医院无线传感网的系统组成

(1) Knet 传感器网络管理平台

Knet 网络是一个企业级的无线传感器网络。为了保证网络的稳定运行,便于网络管理,提供了一个图形化的网管系统,为传感器网络节点部署、节点管理、网络监控、网络安全提供支持。

(2) 网络汇聚器

网络汇聚器主要用于控制楼层所有网络接收器、传感器节点,及 Exciter 的动作,并完成无线传感器网络向建筑内局域网的汇聚,兼具网关功能。

(3) 网络接收器

网络接收器用于接收各类传感器的传感信息,并与汇聚器交互,实现信息汇聚;并通过分布式、自组织方式,参与整个系统的组网、路由、数据转发等。

网络接收器通过 Ad-Hoc 方式,能实现 mesh 方式组网,一旦个别节点失效或损毁,网络可发挥其自愈功能将之修复;同理,个别节点添加和删除也非常灵活方便,网络可靠性高。

(4) Exciter(触发器)

Exciter 是系统的一种重要辅助装置,可以大大提高系统的安全性、可靠性,可实现传感节点的网络漫游,还可辅助确定传感节点位置,提高精度。

采用楼层覆盖、楼层汇聚、中心引擎计算的方式进行部署。

如果为了某些特殊应用,如婴儿防盗等,需要考虑标签不小心被人为遮盖等相关情况。因此需要在房间内部增加 Exciter 的数量。

(5) ZigBee 自组网的特点与优势

① 低功耗:在低耗电待机模式下,2 节 5 号干电池可支持 1 个节点工作 6~24 个月,甚至更长。这是 ZigBee 的突出优势。与之相比,蓝牙能工作数周、Wi-Fi 仅可工作数小时。

② 低成本:通过大幅简化协议(不到蓝牙 1/10),降低了对通信控制器的要求,按预测分析,以 8051 的 8 位微控制器测算,全功能的主节点需要 32 KB 代码,子功能节点少至 4 KB 代码,而且 ZigBee 免协议专利费。每块芯片的价格大约为 2 美元。

③ 远距离:传输范围一般 10~100 m,在增加 RF 发射功率后,亦可增加到 1~3 km。这指的是相邻节点间的距离。如果通过路由和节点间通信的接力,传输距离将可以更远。

④ 短时延:ZigBee 的响应速度较快,一般从睡眠转入工作状态只需 15 ms,节点连接进入网络只需 30 ms,进一步节省了电能。与之相比,蓝牙需要 3~10 s、Wi-Fi 需要 3 s。

⑤ 高容量:ZigBee 可采用星状、片状和网状网络结构,由一个主节点管理若干子节点,最多一个主节点可管理 254 个子节点;同时主节点还可由上一层网络节点管理,最多可组成 65 000 个节点的大网。

⑥ 高安全:ZigBee 提供了三级安全模式,包括无安全设定、使用接入控制清单(ACL),以防止非法获取数据;采用高级加密标准(AES128)的对称密码,以灵活确定其安全属性。

⑦ 免执照频段:采用直接序列扩频,工业科学医疗(ISM)频段为 2.4 GHz(全球)。

5) 基于 BlueTooth 的医院无线网络

蓝牙技术是一项新兴的技术。它的主要目的就是在全世界范围内建立一个短距离的无线通信标准。它使用 2.4~2.5 GHz 的 ISM(Industrial Scientific Medical)频段来传送语音和数据。它运用成熟、实用、先进的无线技术来代替电缆,提供了低成本、低功耗的无线接口,使所有的固定和移动设备诸如:计算机系统、家庭影院系统、无绳电话系统、通信设备等,通过个人局域网(Person Area Network,缩写为 PAN)连接起来,相互通信,实现资源共享。简而言之,蓝牙技术支持多种电子设备之间的短距离无线通信,这种通信不需要任何线缆,亦不需要用户直接手工干涉;每当一个嵌入了蓝牙技术的设备发觉另一同样嵌入蓝牙技术的设备,它们就能自动同步,并建立一种特别的无线网络(Ad-hoc),相互通信,实现资源共享。

蓝牙协议栈的体系结构如图 9-19 所示。它是由底层硬件模块、中间协议层和高端应用层三大部分组成。

(1) 蓝牙的底层模块

底层模块是蓝牙技术的核心模块,所有嵌入蓝牙技术的设备都必须包括底层模块。它主要由链路管理层(Link Manager Protocol,缩写为 LMP)、基带层(Base Band,缩写为 BB)和射频(Radio Frequency,缩写为 RF)组成。其功能是:无线连接层(RF)通过 2.4 GHz 无须申请的 ISM 频段,实现数据流的过滤和传输,它主要定义了对工作在此频段的蓝牙接收机应满足的要求;基带层(BB)提供了两种不同的物理链路,即面向连接的同步链路 SCO(Synchronous Connection Oriented)和异步无连接链路 ACL(Asynchronous Connection

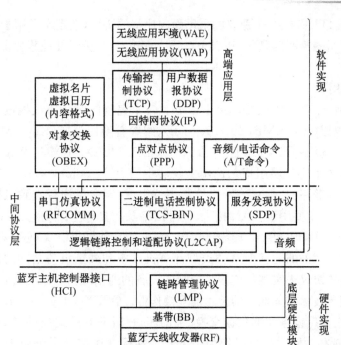

图 9-19　蓝牙协议栈的体系结构

Less)，负责跳频和蓝牙数据及信息帧的传输，且对所有类型的数据包提供了不同层次的前向纠错码（Frequency Error Correction，缩写为 PEF）和循环冗余度差错校验（Cyclic Redundancy Check，缩写为 CRC）；LMP 层负责两个或多个设备链路的建立和拆除，以及链路的安全和控制，如鉴权和加密、控制和协商基带包的大小等，它为上层软件模块提供了不同的访问入口。蓝牙主机控制器接口（Host Controller Interface，缩写为 HCI）由基带控制器、连接管理器、控制和事件寄存器等组成。它是蓝牙协议中软硬件之间的接口，它提供了一个调用下层 BB、LM、状态和控制寄存器等硬件的统一命令，上、下两个模块接口之间的消息和数据的传递必须通过 HCI 的解释才能进行。HCI 层以上的协议软件实体运行在主机上，而 HCI 以下的功能由蓝牙设备来完成，二者之间通过传输层进行交互。

（2）中间协议层

中间协议层由逻辑链路控制与适配协议（Logical Link Control and Adaptation Protocol，缩写为 L2CAP）、服务发现协议（Service Discovery Protocol，缩写为 SDP）、串口仿真协议或称线缆替换协议（RFCOMM）和二进制电话控制协议（Telephony Control protocol Spectocol，缩写为 TCS）组成。L2CAP 是蓝牙协议栈的核心组成部分，也是其他协议实现的基础。它位于基带之上，向上层提供面向连接的和无连接的数据服务。它主要完成数据的拆装、服务质量控制、协议的复用、分组的分割和重组（Segmentation and Reassembly）及组提取等功能。L2CAP 允许高达 64 KB 的数据分组。SDP 是一个基于客户/服务器结构的协议。它工作在 L2CAP 层之上，为上层应用程序提供一种机制来发现可用的服务及其属性，而服务的属性包括服务的类型及该服务所需的机制或协议信息。RFCOMM 是一个仿真有线链路的无线数据仿真协议，符合 ETSI 标准的 TS07.10 串口仿真协议。它在蓝牙基带上仿真 RS-232 的控制和数据信号，为原先使用串行连接的上层业务提供传送能力。

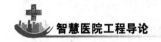
TCS 是一个基于 ITU-TQ.931 建议的采用面向比特的协议,它定义了用于蓝牙设备之间建立语音和数据呼叫的控制信息(Call Control Signaling),并负责处理蓝牙设备组的移动管理过程。

(3) 高端应用层

高端应用层位于蓝牙协议栈的最上部分。一个完整的蓝牙协议栈按其功能又可划分为四层:核心协议层(BB,LMP,LCAP、SDP)、线缆替换协议层(RFCOMM)、电话控制协议层(TCS-BIN)、选用协议层(PPP、TCP/IP、UDP,OBEX、IrMC、WAP,WAE)。而高端应用层就是由选用协议层组成。选用协议层中的 PPP(Point-to-Point Protocol)是点到点协议,它由封装、链路控制协议、网络控制协议组成,定义了串行点到点链路应当如何传输因特网协议数据,主要用于 LAN 接入、拨号网络及传真等应用规范。TCP/IP(传输控制协议/网络层协议)、UDP(User Datagram Protocol 用户数据报协议)是三种已有的协议,定义了因特网与网络相关的通信及其他类型计算机设备和外围设备之间的通信。蓝牙采用或共享这些已有的协议去实现与连接因特网的设备的通信,这样,既可提高效率,又可在一定程度上保证蓝牙技术和其他通信技术的互操作性。OBEX(Object Exchange Protocol)是对象交换协议,它支持设备间的数据交换,采用客户/服务器模式提供与 HTTP(超文本传输协议)相同的基本功能。该协议作为一个开放性标准还定义了可用于交换的电子商务卡、个人日程表、消息和便条等格式。WAP(Wireless Application Protocol)是无线应用协议,它的目的是要在数字蜂窝电话和其他小型无线设备上实现因特网业务。它支持移动电话浏览网页、收取电子邮件和其他基于因特网的协议。WAE(Wireless Application Environment)是无线应用环境,它提供用于 WAP 电话和个人数字助理 PDA(Personal Digital Assistant)所需的各种应用软件。

(4) Bluetooth 网络的特点与优势

① 无线性。可以方便地实现各种设备之间的无缝无线网络连接。

② 全球性。蓝牙工作在全球通用的 2.4 GHz ISM 频段。

③ 互操作性。只要通过 SIG 的认证程序并符合蓝牙规范,所有的蓝牙产品之间都可以方便地实现互操作和资源共享。

④ 强抗干扰性和稳定性。蓝牙技术特别设计了快速确认和跳频方案以确保链路稳定,蓝牙跳频频率数为 79 跳频点/MHz,跳频数率 1600 次/s,跳频快,数据包短,抗干扰能力强。

⑤ 可移植性强。可应用于多种通信场合,如 WAP、GSM、DECT 等,引入身份识别后可以灵活实现漫游。

⑥ 低功耗性。对人体危害小。

⑦ 高融合性。蓝牙可采用匹克网、散射网和虎克网等网络结构,具有很强的动态性能和自组织性能。蓝牙器件群可以很方便灵活地搜寻、联络并获取服务。

9.6.2 医院物联网多网络融合

通信技术近年来得到了迅猛发展,层出不穷的无线通信系统能够为医院提供多种异构的网络环境,包括无线个域网(如 Bluetooth)、无线局域网(如 Wi-Fi)、无线城域网(如 MAN)、公众移动通信网(如 2G、3G、4G)、卫星网络,以及 Ad-Hoc 网络、无线传感器网络等,如图 9-20 所示。尽管这些无线网络为用户提供了多种多样的通信方式、接入手段和无处不在的接入服务,但要实现真正意义的自组织、自适应,并且实现具有端到端服务质量(QoS)保证的服务,还需要充分利用不同网络间的互补特性,实现异构无线网络技术的"多网融合"。

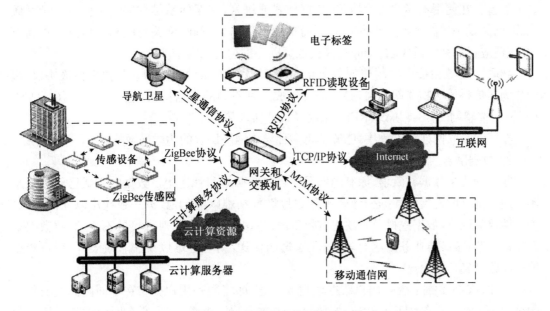

图 9-20　物联网异构网络融合图

所谓医院物联网"多网融合",就是指医院内部局域网、外部城域网与物联传感个域网互相渗透、互相兼容并逐步整合成统一的信息通信网络。"多网融合"是为了实现网络资源的共享,避免低水平的重复建设,形成适应性广、容易维护、费用低的基础平台。多网融合,在概念上从不同角度和层次上分析,可以涉及技术融合、业务融合、行业融合、终端融合及网络融合。

异构网络融合是物联网发展的必然趋势。在异构网络融合架构下,一个必须要考虑并解决的关键问题是:如何使任何用户在任何时间任何地点都能获得具有 QoS 保证的服务。异构环境下具备 QoS 保证的关键技术研究无论是对于最优化异构网络的资源,还是对于接入网络之间协同工作方式的设计,都是非常必要的,这已成为异构网络融合的一个重要研究方面。目前的研究主要集中在呼叫接入控制(CAC)、垂直切换、异构资源分配和网络选择等资源管理算法方面。传统移动通信网络的资源管理算法已经被广泛地研究并取得了丰硕的成果,但是在异构网络融合系统中的资源管理由于各网络的异构性、用户的移动性、资源和用户需求的多样性和不确定性,给医院物联网建设带来了一定的挑战。

医院物联网"多网融合"建设主要包括对已建成的多种异构网络进行多协议融合、数据融合、数据存储、数据安全等多种网络融合技术。

1) 多协议融合

物联网的建设是为了实现任何"物"与"物"之间能够"智慧"地交流,交流的过程必然如同人类语言的出现一样需要制定一定的规则,而这种规则也就是"通信协议"。物联网是互联网、传感网等各种异构网络的结合,不同的网络各自有一套俗成约定的通信协议,也就是不同"语言",那如何让两个处在异构网络中的物体实现互通、进行数据交换呢? 这时候,就

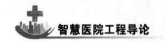

需要一位"语言翻译家"了,而物联网的网关就能担当此重任。

网关(Gateway)又称网间连接器、协议转换器,在传输层上实现网络互联,是最复杂的网络互联设备,用于两个高层协议不同的网络互联。网关是一种充当转换重任的计算机系统或设备。在使用不同的通信协议、数据格式或语言,甚至体系结构完全不同的两种系统之间,网关是一个翻译器。与网桥只是简单地传达信息不同,网关对收到的信息要重新打包,以适应目的系统的需求。同时,网关也可以提供过滤和安全功能。

物联网设备在接入控制与数据交互中,需要使用大量的接入协议与数据传输协议,因而作为通信桥梁的物联网网关,必然需要集成多种不同的通信协议,包括:互联网的 TCP/IP 协议、传感网 ZigBee 协议、RFID 协议、M2M 协议等。

在医院物联网建设过程中,能够解析多种异构网络协议的物联网网关是必不可少的。

2) 数据融合

随着网络中数据的激增,原有的网元各自内部存储和管理用户数据的方式已经越来越不能适应网络的发展。数据分散管理导致垃圾数据难以消除,数据一致性难以保证,数据安全性保障困难,数据挖掘分析缺乏有效手段;数据存储网元的对外接口不一,导致数据访问接口复杂,接口与业务紧耦合,数据无法透明传送,新业务难以快速有效展开,用户数据管理问题已经日益明显。

为此,有必要提出统一用户数据模型的概念,即将同一用户分布在不同网元上的数据融合起来,设置 ID 作为基本标识,按照统一的数据结构组织,成为所有网络的唯一用户数据源。在物理实现上,统一数据模型存储在网络的唯一数据存储网元——中心数据库(CDB)上,该中心数据库存储同一数据模型,保证数据的一致性、可靠性以及安全性,提供与业务和数据无关的开放接口,为其他数据查询网元提供数据访问服务。

数据融合架构由两层组成:应用层和数据库层,如图 9-21 所示。应用层完成各种业务应用逻辑的处理,比如 HLR、AAA、SCP 等网元的业务处理,而不用感知数据的组织方式和存储方式,满足业务和数据松耦合;数据库层完成数据的存储和管理。

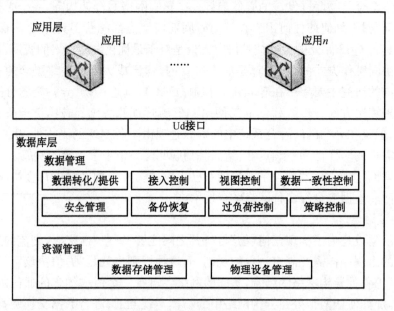

图 9-21　融合中心数据库架构

Ud 接口是应用层和数据库层之间的开放的接口,比如 LDAP 接口,提供数据的访问。其接口与具体数据结构无关,满足融合中心数据库业务和数据松耦合以及数据访问接口开放的特点要求。因为应用层和数据库层之间采用开放的接口,所以这两层的设备可以由不同厂家的设备组成,这种数据库架构有非常好的组网灵活性。

应用层和数据库层由多个节点组成,这些节点地理上可以分布在 IP 网络内的任何地方。数据库层中每个节点的数据完全同步,因而这种分布式的架构具有天然地理容灾的功能,使整个系统具有很高的可靠性。

数据库层包括资源管理和数据管理两个部分。其中资源管理部分包括物理设备管理和数据存储管理模块,为数据存储提供资源支持。

要对多网元中的用户数据进行融合和统一管理,就必须解决用户数据如何组织的问题。目录信息树(Directory Information Tree,缩写为 DIT)的数据组织方式能够高效地管理用户数据。

用户数据按照 DIT 的形式来组织,如图 9-22,其中最上面是树的根节点,所有对数据的访问,都从根节点开始。根节点以下,按照用户来组织不同的叶子节点,比如,关于业务 1 的所有数据,都组织在"业务 1 数据"节点下。每个用户的不同业务数据,再组织放在不同的叶子节点下,比如,"预付费服务"节点下,就是用户的"预付费业务"的相关数据。通常,任何基于用户的数据都可以作为子树载入 DIT 中。

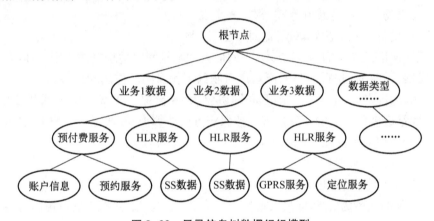

图 9-22 目录信息树数据组织模型

在 DIT 模型中,每个用户的数据都拥有唯一的标识 UID(Unified Identification),外部网元如果使用其他用户标识来访问用户数据,都映射 UID,然后再访问用户数据,其他用户标识和 UID 之间的映射关系存储在根节点。比如,以 MSISDN 为标识来访问用户数据,则首先在根节点把 MSISDN 对应到某个 UID,然后再以 UID 为标识继续查询用户数据。即用户的不同业务数据以同一个用户 ID(UID)存储为子树,外部网元可以通过不同标识,如 IMSL、MSISDN 等访问用户数据。上一级节点称为"父节点",下一级节点称为"子节点","子节点"和"父节点"之间形成了数据访问路径。所以,数据模型建立之后,数据的访问路径也就随之确定。

目录信息树的叶子节点通过对象类 Object Class 来定义其节点的数据类型,具体的数据是对象类的一个实例,一个实例由不同的属性组成。

建立统一的用户数据模型,按照用户来组织数据,就能把原来分散在多个网元中的用户数据有机地组织在一棵"子树"下,通过统一的 UID 可以访问到同一个用户原来分散于多个网元中的用户数据,从而实现了用户数据的融合和统一管理。

3) 地址分配

物联网丰富的应用和庞大的节点规模既给"智慧医疗"带来无限潜力,同时也带来巨大挑战。在物联网中,物品应具有 4 个特性:可识别性、可感知性、可定位性以及可控制性。这 4 个特性使得物联网对地址资源具有以下的特殊需求:物联网需要地址资源支持海量性,因为物联网中存在着海量的物品,这些物品的数量将以万亿计,而任意的物品之间均可能需要互联,互联时需要网络地址用于定位,这些地址也将可能以万亿计;物联网需要地址资源支持移动性,在物联网中,联网物品的物理位置随时可能发生变化,比如物流行业中的商品、邮政行业中的邮件等,因此要求物联网中的物品网络地址需要相应的动态配置,其网络地址的有效性不应因其物理位置的改变而受影响;物联网需要地址资源支持安全性,物联网将比互联网具有更高的安全需求,这些安全需求包括物品信息来源的可靠性需求、完整性需求和机密性需求。

物联网是由众多节点连接构成,节点间的通信必然牵涉寻址问题。码元地址资源即 IP 地址是物联网发展的基础性战略资源。发展物联网不是仅有传感器、电子标签就行的,其最基本的战略需求是要有充足的、大量的 IP 地址,没有 IP 地址的支撑,无论是物与物的连接与互动,还是物与人的连接和互动,都无法实现。

(1) IPv6 的优点是解决物联网"地址缺乏"瓶颈

目前互联网广泛使用的 IPv4 技术,它的最大问题是网络地址资源有限。随着全球计算机网络的发展,IPv4 地址资源已经耗尽,严重制约了物联网的应用和发展。

为了扩大地址空间,下一版本的互联网协议 IPv6 被提了出来。IPv6 采用 128 位地址长度,地址数量最多可达 2 的 128 次方。按保守方法估算 IPv6 实际可分配的 IP 地址,整个地球每平方米面积上可分配 1 000 多个。

与 IPv4 相比,IPv6 具有以下几个优势:

① IPv6 具有更大的地址空间。IPv4 中规定 IP 地址长度为 32,最大地址个数为 2^{32};而 IPv6 中 IP 地址的长度为 128,即最大地址个数为 2^{128}。与 32 位地址空间相比,其地址空间增加了 $2^{128}-2^{32}$ 个。

② IPv6 使用更小的路由表。IPv6 的地址分配一开始就遵循聚类(Aggregation)的原则,这使得路由器能在路由表中用一条记录(Entry)表示一片子网,大大减小了路由器中路由表的长度,提高了路由器转发数据包的速度。

③ IPv6 增加了增强的组播(Multicast)支持以及对流(Flow Control)的支持,这使得网络上的多媒体应用有了长足发展的机会,为 QoS 控制提供了良好的网络平台。

④ IPv6 加入了对自动配置(Auto Configuration)的支持。这是对 DHCP 协议的改进和扩展,使得网络(尤其是局域网)的管理更加方便和快捷。

⑤ IPv6 具有更高的安全性。在使用 IPv6 网络中用户可以对网络层的数据进行加密并对 IP 报文进行校验。IPv6 中的加密与鉴别选项提供了分组的保密性与完整性,极大地增强了网络的安全性。

⑥ 允许扩充。有新的技术或应用需要扩充时,IPv6 允许协议进行扩充。

⑦ 更好的头部格式。IPv6 使用新的头部格式,其选项与基本头部分开,如果需要,可将选项插入到基本头部与上层数据之间。这就简化和加速了路由选择过程,因为大多数的选项不需要由路由选择。

⑧ 新的选项。IPv6 有一些新的选项来实现附加的功能。

(2) 构建具备可管理、可持续发展的 IPv6 地址科学规划策略

IPv6 地址虽然提供了庞大的空间,但无序发展将导致 IPv6 地址严重浪费,迫切要求在初期进行科学规划,节约地址空间,尽量延长 IPv6 地址生命周期。

医院物联网建设地址分配可以遵循一些明确的分配原则,根据实际情况实施个性化分配方案:

① 随着网络规模不断增大,用户越来越多,地址分配时需为将来预留足够地址空间以更好实现地址聚合,尽量遵照 100% 或 300% 的保留率进行地址分配。同时,区分地址需求量较大的用户和一般用户,为其开辟不同的地址池,也就是根据保留率为不同地址前缀保留地址。

② 地址分配需考虑业务类别特征。IPv6 地址包括全球路由前缀、子网标识以及 64 位接口标识符三个部分。对除由国际地址分配机构(ICANN、APNIC 等)分配的前缀外,剩余地址比特位(前缀至第 65 比特前)可以由规划机构、互联网运营商自行划定,并制定相关含义。根据本地网用户业务种类,用户网络边缘设备完成子网划分、业务标识注册、策略设置,根据终端用户业务类型配置相应 IPv6 地址。根据用户不同接入方式设置用户的标识信息,必要时可以查询用户身份。

4) 医院物联网网络安全性

物联网和互联网的关系是密不可分、相辅相成的。互联网基于优先级管理的典型特征使得其对于安全、可信、可控、可管都没有要求,但是,物联网对于实时性、安全可信性、资源保证性等方面却有很高的要求。

目前,互联网在发展过程中遇到了两大体系性瓶颈,一个是地址不够,另一个是网络的安全问题。简单罗列,物联网网络安全存在以下几点安全问题:

首先,多网融合之后,原先封闭的电信网、广电网、传感网将不断开放,网络的开放使攻击者有了可乘之机。原先由于传统互联网的封闭性,一些安全漏洞被掩盖起来;而在开放的环境下,这些缺陷极有可能显现出来。与此同时,在孤立的网络环境下,病毒或黑客的攻击范围相对有限;而在融合的背景下,一个网络中的安全威胁将延伸到另一个网络中,从而出现全网的安全威胁。流行于互联网的黑客、病毒、木马等将会转移到电信网、广电网,产生巨大的危害。

其次,终端接入方式变得多种多样。多网融合后,网络终端将会由目前传统电脑接入发展为各种电子信息终端接入模式,尤其将会增加大量移动终端的网络接入,例如智能手机、平板电脑、PDA、GPS 等。

第三,物联网是多网融合后的产物,从一个网络延伸到另一个网络,其间必然经过大量的路由节点接收和转发,由于物联网中节点数量庞大,且以集群方式存在,因此,一旦数据量爆炸式增长,将导致在数据传播时,由于大量机器的数据发送导致网络拥塞,产生拒绝服务攻击。

传统的网络中,网络层的安全和业务层的安全是相互独立的,而物联网的特殊安全问题很大一部分是由于物联网是在现有网络基础上集成了感知网络和智能处理平台带来的。

传统网络中的大部分机制仍然可以适用于物联网并能够提供一定的安全保障,如认证机制、加密机制等。其中网络层和处理层可以借鉴的抗攻击手段相对多一些,但物联网技术的应用特点造成其对实时性等安全特性要求比较高,传统安全技术和机制还不足以满足物联网的安全需求。

对物联网的网络安全防护可以采用多种传统的安全措施,如防火墙技术、病毒防治技术等,同时针对物联网的特殊安全需求,目前可以采取以下几种安全机制来保障物联网网络安全。

(1)加密机制和密钥管理

安全的基础,是实现感知信息隐私保护的手段之一,可以满足物联网对保密性的安全需求,但由于传感器节点能量、计算能力、存储空间的限制,要尽量采用轻量级的加密算法。

(2)感知层鉴别机制

用于证实交换过程的合法性、有效性和交换信息的真实性,主要包括网络内部节点之间的鉴别,感知层节点对用户的鉴别和感知层消息的鉴别。

(3)安全路由机制

保证网络在受到威胁和攻击时,仍能进行正确的路由发现、构建和维护,解决网络融合中的抗攻击问题,主要包括数据保密和鉴别机制、数据完整性和新鲜性校验机制、设备和身份鉴别机制以及路由消息广播鉴别机制等。

(4)访问控制机制

确定合法用户对物联网系统资源所享有的权限,以防止非法用户的入侵和合法用户使用非权限内资源,是维护系统安全运行、保护系统信息的重要技术手段,包括自主访问机制和强制访问机制。

(5)安全数据融合机制

保障信息保密性、信息传输安全和信息聚合的准确性,通过加密、安全路由、融合算法的设计、节点间的交互证明、节点采集信息的抽样、采集信息的签名等机制实现。

(6)容侵容错机制

容侵就是指在网络中存在恶意入侵的情况下,网络仍然能够正常地运行;容错是指在故障存在的情况下系统不失效、仍然能够正常工作。容侵容错机制主要是解决行为异常节点、外部入侵节点的安全问题。

10　医疗大数据分析

所谓大数据(Big Data/Mega Data),或称巨量资料,指的是需要新处理模式才能具有更强的决策力、洞察力和流程优化能力的海量、高增长率和多样化的信息资产。

大数据分析是指对规模巨大的数据进行分析。大数据作为时下最火热的 IT 行业的词汇,随之而来的数据仓库、数据安全、数据分析、数据挖掘等围绕大数据的商业价值的利用逐渐成为业内人士争相追捧的利润焦点。随着大数据时代的来临,大数据分析也应运而生。党的十八届三中全会指出:实施国家大数据战略,推进资源升级共享。

10.1　大数据的特征与价值

10.1.1　大数据的 5V＋1C 特征

大数据的特征有:5 个"V"——Volume, Variety, Visualization, Velocity, Vitality;1 个"C"——Complexity,即

(1) 数据容量(Volume)极大。

(2) 数据差异化(Variety)程度大。

(3) 可视化(Visualization)显著。

(4) 处理速度(Velocity)极快。

(5) 时效性(Vitality)很强。

(6) 复杂性(Complexity)高。

10.1.2　大数据的核心价值与分析处理工具

大数据最核心的价值就在于对海量数据进行存储和分析。相比现有的其他技术,大数据的"廉价、迅速、优化"这三方面的综合成本是最优的。

大数据分析是在研究大量的数据的过程中寻找模式、相关性和其他有用的信息,以帮助企业更好地适应变化,并作出更明智的决策。大数据处理分析的工具主要有如下几种:

1) Hadoop

Hadoop 是一个能够对大量数据进行分布式处理的软件框架。Hadoop 分布式系统基础架构由 Apache 基金会开发,如图 10-1 所示。Hadoop 中包含一系列相关的子项目,最著名的是分布式计算框架(MapReduce)和分布式文件系统(HDFS)。

HDFS 是一个高度容量的系统,能检测和应对硬件故障,用于在低成本的通用硬件上运行。HDFS 简化了文件的一致性模型,通过流式数据访问,提供高吞吐量应用程序数据访问功能,适合带有大型数据集的应用程序,如图 10-2 所示。

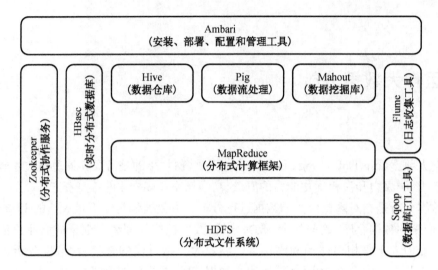

图 10-1 Hadoop 分布式系统基础架构

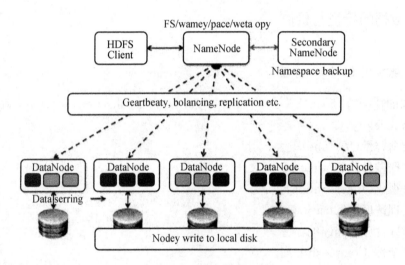

图 10-2 分布式文件系统

Client：切分文件，访问 HDFS；与 NameNode 交互，获取文件位置信息；与 DataNode 交互，读取和写入数据。

NameNode：Master 节点，在 Hadoop1. X 中只有一个，管理 HDFS 的名称空间和数据块映射信息，配置副本策略，处理客户端请求。

DataNode：Slave 节点，存储实际的数据，汇报存储信息给 DataNode。

Secondary NameNode：辅助 NameNode，分担其工作量；定期合并 fsimage 和 fsedits，推送给 NameNode；紧急情况下，可辅助恢复 NameNode，但 Secondary NameNode 并非 NameNode 的热备。

Hadoop 是一个能够让用户轻松架构和使用的分布式计算平台。用户可以在 Hadoop 上开发和运行处理海量数据的应用程序。它主要有以下几个优点：

（1）高可靠性。Hadoop 按位存储和处理数据的能力值得人们信赖。

（2）高扩展性。Hadoop 是在可用的计算机集簇间分配数据并完成计算任务的，这些集簇可以方便地扩展到数以千计的节点中。

（3）高效性。Hadoop 能够在节点之间动态地移动数据，并保证各个节点的动态平衡，因此处理速度非常快。

（4）高容错性。Hadoop 能够自动保存数据的多个副本，并且能够自动将失败的任务重新分配。

Hadoop 带有用 Java 语言编写的框架，因此运行在 Linux 平台上是非常理想的。Hadoop 上的应用程序也可以使用其他语言编写，比如 C++。

2）HPCC

HPCC 是 High Performance Computing and Communications（高性能计算与通信）的缩写。1993 年，由美国科学、工程、技术联邦协调理事会向国会提交了"重大挑战项目：高性能计算与通信"的报告，也就是被称为 HPCC 计划的报告，亦即美国总统科学战略项目，其目的是通过加强研究与开发解决一批重要的科学与技术挑战问题。HPCC 是美国实施信息高速公路而实施的计划，该计划的实施将耗资百亿美元，其主要目标要达到：开发可扩展的计算系统及相关软件，以支持太位级网络传输性能，开发千兆比特网络技术，扩展研究和教育机构及网络连接能力。

该项目主要由五部分组成：

（1）高性能计算机系统（HPCS），内容包括今后几代计算机系统的研究、系统设计工具、先进的典型系统及原有系统的评价等；

（2）先进软件技术与算法（ASTA），内容有巨大挑战问题的软件支撑、新算法设计、软件分支与工具、计算技术及高性能计算研究中心等；

（3）国家科研与教育网（NREN），内容有中接站及 10 亿位级传输的研究与开发；

（4）基本研究与人类资源（BRHR），内容有基础研究、培训、教育及课程教材，被设计通过奖励调查者——通过长期的调查在可升级的高性能计算中来增加创新意识流，通过提高教育和高性能的计算训练和通信来加大熟练的和训练有素的人员的联营，以及提供必需的基础架构来支持这些调查和研究活动；

（5）信息基础结构技术和应用（IITA），目的在于保证美国在先进信息技术开发方面的领先地位。

3）Storm

Storm 是自由的开源软件，一个分布式的、容错的实时计算系统。Storm 可以非常可靠地处理庞大的数据流，用于处理 Hadoop 的批量数据。Storm 支持多种编程语言，使用起来非常方便。Storm 由 Twitter 开源而来，其他知名的应用企业包括 Groupon、淘宝、支付宝、阿里巴巴、乐元素、Admaster 等。

Storm 有许多应用领域，如实时分析、在线机器学习、不停顿的计算、分布式 RPC（远程过程调用协议，一种通过网络从远程计算机程序上请求服务）、ETL（Extraction-Transformation-Loading 的缩写，即数据抽取、转换和加载）等。Storm 的处理速度惊人，经测试，每个节点每秒钟可以处理 80 万个数据元组。Storm 可扩展、容错，很容易设置和操作。

4）Apache Drill

为了帮助企业用户寻找更为有效的、加快 Hadoop 数据查询的方法，Apache 软件基金

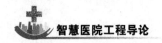

会发起了一项名为"Drill"的开源项目。Apache Drill 实现了 Google's Dremel。

据 Hadoop 厂商 MapR Technologies 公司产品经理 Tomer Shiran 介绍,"Drill"已经作为 Apache 孵化器项目来运作,将面向全球软件工程师持续推广。

该项目将会创建出开源版本的谷歌 Dremel Hadoop 工具(谷歌使用该工具来为 Hadoop 数据分析工具的互联网应用提速)。而"Drill"将有助于 Hadoop 用户实现更快查询海量数据集的目的。

"Drill"项目其实也是从谷歌的 Dremel 项目中获得灵感。该项目帮助谷歌实现海量数据集的分析处理,包括分析抓取 Web 文档、跟踪安装在 Android Market 上的应用程序数据、分析垃圾邮件、分析谷歌分布式构建系统上的测试结果等。

通过开发"Drill"Apache 开源项目,组织机构将有望建立 Drill 所属的 API 接口和灵活强大的体系架构,从而有助于支持广泛的数据源、数据格式和查询语言。

5) RapidMiner

RapidMiner 是世界领先的数据挖掘解决方案,在非常大的程度上体现有先进技术。其数据挖掘任务涉及范围广泛,包括各种数据技术,能简化数据挖掘过程的设计和评价。其功能和特点如下:

(1) 免费提供数据挖掘技术和库;

(2) 100%用 Java 代码(可运行在操作系统);

(3) 数据挖掘过程简单、强大和直观;

(4) 内部 XML 保证了标准化的格式来表示交换数据挖掘过程;

(5) 可以用简单脚本语言自动进行大规模进程;

(6) 多层次的数据视图,确保数据的有效和透明;

(7) 图形用户界面的互动原型;

(8) 命令行(批处理模式)自动大规模应用;

(9) Java API(应用编程接口);

(10) 简单的插件和推广机制;

(11) 强大的可视化引擎,许多尖端的高维数据的可视化建模;

(12) 400 多个数据挖掘运营商支持。

耶鲁大学已成功将 RapidMiner 应用在许多不同的应用领域,包括文本挖掘、多媒体挖掘、功能设计、数据流挖掘、集成开发的方法和分布式数据挖掘。

6) Pentaho BI

Pentaho BI 平台是一个以流程为中心的,面向解决方案(Solution)的框架。其目的在于将一系列企业级 BI 产品、开源软件、API 等组件集成起来,方便商务智能应用的开发。它的出现,使得一系列的面向商务智能的独立产品如 Jfree、Quartz 等,能够集成在一起,构成一项项复杂的、完整的商务智能解决方案。

Pentaho BI 平台的核心架构和基础是以流程为中心的,其中枢控制器是一个工作流引擎。工作流引擎使用流程来定义在 BI 平台上执行的商业智能流程。流程可以很容易被定制,也可以添加新的流程。BI 平台包含组件和报表,用以分析这些流程的性能。目前,Pentaho 的主要组成包括报表生成、分析、数据挖掘和工作流管理等。这些组件通过 J2EE、WebService、SOAP、HTTP、Java、JavaScript、Portals 等技术集成到 Pentaho 平台中。

Pentaho 的发行,主要以 Pentaho SDK 的形式进行。Pentaho SDK 共包含五个部分:

(1) Pentaho 平台:Pentaho SDK 最主要的部分,囊括了 Pentaho 平台源代码的主体;

(2) Pentaho 示例数据库:为 Pentaho 平台的正常运行提供数据服务,包括配置信息、Solution 相关的信息等,对于 Pentaho 平台来说它不是必需的,通过配置是可以用其他数据库服务取代的;

(3) 可独立运行的 Pentaho 平台:Pentaho 平台的独立运行模式的示例,它演示了如何使 Pentaho 平台在没有应用服务器支持的情况下独立运行;

(4) Pentaho 解决方案示例:是一个 Eclipse 工程,用来演示如何为 Pentaho 平台开发相关的商业智能解决方案。

(5) Pentaho 网络服务器:预先配置。

Pentaho BI 平台构建于服务器、引擎和组件的基础之上,提供了系统的 J2EE 服务器、安全、Portal、工作流、规则引擎、图表、协作、内容管理、数据集成、分析和建模功能。这些组件大部分是基于标准的,可用其他产品替换。

10.1.3 大数据的关键技术

1) 数据挖掘

所谓数据挖掘(Data Mining,缩写为 DM),是指从数据库的大量数据中揭示出隐含的、先前未知的并有潜在价值的信息的非平凡过程。数据挖掘是一种决策支持过程,它主要基于人工智能、机器学习、模式识别、统计学、数据库、可视化技术等,高度自动化地分析企业的数据,做出归纳性的推理,从中挖掘出潜在的模式,帮助决策者调整市场策略,减少风险,作出正确的决策。

下面举一个数据挖掘在零售行业应用的例子:零售公司跟踪客户的购买情况,发现某个客户购买了大量的真丝衬衣,这时数据挖掘系统就在此客户和真丝衬衣之间创建关系;销售部门看到此信息,直接将真丝衬衣的当前行情以及所有关于真丝衬衣的资料发给该客户,这样零售商店通过数据挖掘系统就发现了以前未知的关于客户的新信息,并且精准行销,从而扩大了经营范围。

2) 数据可视化

数据可视化技术的基本思想,是指数据库中每一个数据项作为单个图元元素表示,大量的数据集构成数据图像,同时将数据的各个属性值以多维数据的形式表示,可以从不同的维度观察数据,从而对数据进行更深入的观察和分析。目前数据可视化已经提出了许多方法,这些方法根据其可视化的原理不同,可以划分为基于几何的技术、面向像素的技术、基于图标的技术、基于层次的技术、基于图像的技术和分布式技术等。

10.2 医疗大数据

简而言之,医疗大数据是在医疗行业专用的大数据。有人把数据比喻为蕴藏能量的煤矿。煤矿按照性质有焦煤、无烟煤、肥煤、贫煤等分类,而露天煤矿、深山煤矿的挖掘成本又不一样。与此类似,大数据并不在于"大",而在于"有用"。价值含量、挖掘成本比数量更为重要。对于医疗行业而言,如何利用这些大数据来治好病是取得病人信任的关键。

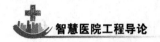

1）医疗大数据来源与特征

医疗大数据的来源主要包括四类：一是制药企业和生命科学；二是临床决策支持和其他临床应用，包括诊断相关的影像信息等；三是费用报销、利用率和欺诈监督；四是患者行为、社交网络。随着信息技术的发展，医疗卫生信息数据量正在急剧增长，医疗行业正迈入"大数据"时代。

医疗大数据的特征主要体现在以下方面：

（1）数据量大

检验结果、费用数据、影像、设备产生的感应数据和基因数据等医疗数据正在急剧增长，在大型医院，平均每年增加数十 TB 的数据。据英特尔全球医疗解决方案架构师吴闻新介绍，"到 2020 年，医疗数据将急剧增长到 35 ZB，相当于 2009 年数据量的 44 倍。其中，影像数据增长最快，其次是 EMR 电子病历数据"。

（2）数据类型复杂

医疗数据分为结构化数据、半结构化数据和非结构化数据。其中，大量的数据属于PACS 影像、B 超、病理分析等业务过程中产生的结构化数据。随着远程医疗、移动医疗、云计算和医疗物联网等新技术的不断涌现，产生了大量的半结构化或非结构化数据，如 XML文档、电子病历（HL7CDA）、电子健康档案（openEHR）等。

（3）数据价值性

对医疗数据进行有效的存储、处理、查询和分析，可支持不同种类的业务。小到实现临床决策支持，辅助临床医生作出更为科学和准确的诊断和用药决策，或帮助医院根据患者潜在需求开发全新个性化服务及自动服务；大到帮助相关研究机构实现医疗方法和药物革新，或支持地区甚至全国医疗行业主管部门优化医疗资源及服务配置等。

（4）数据的高速性

对数据的实时快速处理越来越多，如手术室的麻醉、床边心脏监视、血糖检测、ECG 和ICU 传染源检测与识别，以及新型家用、急诊或医院使用的基于网络的检测设备等，这些都涉及实时信息的处理。

2）医疗大数据的应用

（1）大存储

如图 10-3 所示，大数据一般来自互联网，是动态的多类型数据。尽管当前的存储器容量在不断增加，但选择什么样的结构来存储大数据以便更好地存取是个需要解决的问题。以电子病历数据为例，多家医院产生的电子病历数据是集中存储于某一医院还是分布式存储于各家医院，不仅涉及管理、隐私和医院利益的问题，也涉及技术上实现的问题，有待于进一步研究。近几年发展起来的云存储或许是一种很好的选择。借助第三方提供的云存储服务，在保证数据安全和各个医院权益的条件下，各家医院可以将自己的电子病历数据存储到云服务器上，实现数据共享。

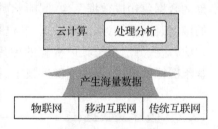

图 10-3　大数据的来源

（2）计算机系统的结构和计算模式

传统的单机系统和分布式系统难以处理这些动态实时更新的大数据，于是以集群方式构建的多机系统再加上以互联网相连的云计算平台将成为大数据的有效计算平台。近几年美国 Google、IBM 公司,以及中国的曙光、联想等公司相继推出了用于处理大数据的各种集群式计算机系统,它们可为大数据的处理提供更好的服务。

（3）医疗大数据的处理利用

如图 10-4 所示,大数据挖掘通过对数据分类、建立关联以及对各类关系的分析,包括典型的因果关系分析,提取数据的特征和属性,从中挖掘出有价值的信息。当前以机器学习为代表的人工智能方法可为大数据挖掘提供有力的支持。机器学习方法是近几年人工智能领域的热门课题,是让计算机模拟人类的学习过程。机器通过学习获得智能分析能力。

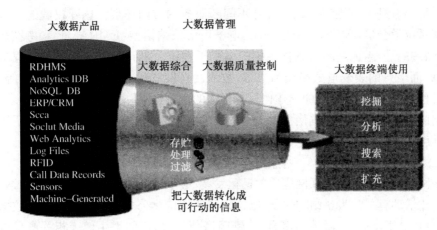

图 10-4　医疗大数据的处理利用

10.3　健康医疗大数据

基因是生命的密码,排列组合间记录了生命的信息。我们的身体、容貌,乃至健康无一不被基因左右。破解基因密码,对于疾病的起源和防控有最本质的解读。合理运用基因技术对于提高整个人类的生存质量有着巨大的意义。

自中共中央政治局通过"健康中国 2030"规划纲要开始,未来 15 年内推进健康中国建设的行动纲领正式出台,把人民健康放在优先发展的战略地位。

现代科学技术的发展和社会的变革,使得健康医疗行业生态系统吸引着越来越多的利益相关方,各方从其原本的行业定位和利益出发,已经采集并不断积累大量相关数据,包括来自制药公司、基因组学研究机构、各级各类医院、医护服务付费方(国家医保或商业保险公司)、政府开放的健康医疗数据库,以及随着技术进展催生的互联网＋医疗模式下可穿戴设备连续采集的各类生理、心理数据等。数据结构、类型和格式十分多样和复杂,这些数据既具有典型的大数据常规特征,包括海量、多变性、时效性、真实性以及富含潜在价值,又有健康医疗行业特有的区别于其他行业的挑战。对这类大数据的研究——它的希望和潜力,学术界称之为新兴的"健康医疗大数据分析学"(Big Data Analytics in Healthcare),近年来在国内外逐步得到广泛重视,已有很多的研究和应用开发成果。

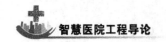

10.3.1　健康医疗大数据的类型

健康医疗大数据是所有与医疗和生命科学相关的研究以及患者在接受健康医护全路径服务时产生数据的集合,其异构度高、类型复杂、来源广泛,其中主要包括以下几大类别:

1) 院内医疗大数据

院内医疗大数据产生于医院临床诊治、科研和管理过程,包括各种门急诊记录、住院记录、影像记录、检验记录、处方记录、手术记录、医药费(医保)数据等。随着医院信息化的速度加快和要求深入,医院信息系统(HIS)、影像系统(PACS)、检验信息系统(LIS)、放射信息系统(RIS)已经有效地组织起来转化为以电子病历(EMR)为中心的健康医疗信息系统,并且这个系统向着进一步提供院内—院外不间断服务的方向拓展。国际权威的美国医疗信息和管理系统学会(HIMSS)对此发布了"电子病历采纳模型(EMRAM)"和考核标准。然而,需要强调的是,组成院内信息化系统的多个子系统分别记录和采集医护过程中不同方面的信息,而信息的表现形式呈现为文本、数值、编码、波形、视频以及多维影像等,数据的表达很难标准化,医生对病例的描述也具有很强的主观性,缺乏统一的标准和要求,这些是医学数据区别于其他类型数据最根本也是最显著的特征,这在一定程度上加大了医疗数据分析的难度。

2) 公共卫生健康大数据

互联网/移动互联网、物联网应用的迅猛发展,电子商务、社交网络的广泛采纳,产生与人群社会化活动有关的大量结构化、半结构化和非结构化公共卫生信息。这些数据来源广泛(如来自社交媒体微信、微博的消息,连锁药房药品、超市的卫生健康相关产品销售记录等),数据容量大,动态变化快,可信度不能保证,单个数据价值低,这类信息是公共卫生大数据的一个重要组成部分。另一方面,在政府相关政策支持下,多年来各级各类医院(如不同专科门诊患者人数变化统计信息)以及基层疾病预防控制中心已逐步建立覆盖全国基层单位的传染病疫情报告信息系统,积累了庞大的个案案例库并且数据量每年都在激增。这些结构化报告是公共卫生大数据的另一重要组成。公共卫生大数据的应用集中体现在流行性传染病的实时监测,根据历史疫情大数据,建立传染病暴发、流行的预警模型,发现传染病种类及发生区域、高风险人群、病毒传染方式、病毒潜伏期等,从而提高传染病疫情监测的预警能力,并在传染病暴发、流行的早期能够及时发现并采取快速的应对措施,大大减少传染病对人民健康和社会经济发展造成的不利影响。

3) 移动互联健康大数据

各种可穿戴及小型化便携式健康医疗设备的出现,使用户对自己体征参数,如血压、心率、体重、血糖、心电图,甚至简单的体外诊断(生化测试)等进行随时随地的监测和干预成为现实和可能。传感器和智能硬件技术、移动操作系统和嵌入式软件算法的不断发展,会进一步加快多模态生理—心理数据采集速度和处理能力(可与大型专业化和固定设备的功用相比)。而且,可穿戴设备的大量普及,将会带来大量用户/患者产生的健康医疗数据。这些数据不仅有利于帮助人们跟踪自身健康状况、了解变化趋势,与自己锁定的目标健康人群的模型进行比照,也可以被整合进患者的医院电子病历,有助于临床观察和诊断。进一步地,经过一定时期纵向时间积累和横向人群聚合的大数据,经充分挖掘后将在医学及临床应用中发挥积极作用,既有助于识别疾病成因及预防疾病,也有助于个性化临床诊疗及护理服务,从而塑造一种全新的健康医疗管理模式。

需要指出的是,由于设备厂商众多,采集设备的性能标准、数据传输格式以及连接系统的互操作性尚未统一,需要平台运营商采取特别的规范化处理才能使采集的数据与系统兼容,安全可靠地传输至平台,真正发挥作用。此外,任何与健康医疗相关的数据,不管使用什么样的采集方式、方法和途径,不可避免地会涉及用户/患者的隐私信息。这些隐私信息如果因系统安全问题或管理不当被黑客获取或造成意外泄露将可能会对用户/患者的生活造成极大的危害。对于开放互联网架构下的移动健康和医疗服务体系,在将医疗诊断数据和移动健康检测与网络行为整合到一起的时候,医疗数据的隐私泄露带来的危害或许是致命的。

4) 生物医学基因大数据

基因组学是遗传学的一门学科,是将重组 DNA、DNA 测序方法和生物信息学应用于对基因组的测序、组装以及分析其功能和结构。人体几乎所有的细胞都含有一整套 DNA,这些运行指令影响了一个人的一切,包括从头发颜色到对某些疾病的敏感度。过去,医生能够通过测试某些特别的基因,检测其是否出现变异,及其与囊性纤维化及镰状细胞疾病之间的联系。几年前科学家能够通过对 2 万个左右的基因进行测序,一次性获得一个人的全部遗传编码(基因组)的图谱。近年来,随着世界各国政府和研发机构纷纷加大了基因产业的政策激励和战略投入,基因组测序成本不断降低,基因组学研究不断深入,部分成果已经大规模投入市场从而服务大众。

分析人类基因组所含有的各种基因情况,能够预知身体患某种疾病(如癌症)的风险,揭示致命突变的可能并诊断疾病,也可以用于疾病风险的预测,从而通过改善自己的生活环境和生活习惯等,避免或延缓疾病的发生,帮助科学家发现可拯救生命的药物。与此同时,基因组的数据量十分庞大,一个完全测序的人类基因组包含 100～1 000 GB 的数据量,但存储和计算能力的不断增强,分析和存储人类的全部基因组已不是问题,通过研究人员的不断努力将在基因大数据中发现人类战胜疾病所需要的所有密码。

10.3.2 健康医疗大数据的价值

有效地整合和交叉利用分散孤立而来源广泛的数字化健康医疗大数据,对于患者、医生、医院(含专业医疗机构)、保健中心、医学和药物研究机构等都有显著的利益,通过发现数据中存在的关联性并理解数据蕴含的各种模式及趋势变化,大数据分析有潜力改善医护水平,挽救生命,降低成本。进一步地,通过大数据分析和挖掘可以获得前所未有的贯穿健康医护全路径的多方面洞察,有效满足患者日益增长的对健康医护服务多元化的需求。

1) 健康医疗大数据支持临床决策和患者医护路径

当前的临床决策主要依赖于执业医生的专业知识水平与多年积累的临床经验,结合以往所看病例、临床观察和生理—生化指标的检查等,对患者病情进行分析、诊断并制订治疗方案。如何发掘和利用其他大量医生和专家的临床处置决策和诊断实践,根据积累的海量数据、信息资源以及各种医疗方案的不同疗效,为疾病的诊断和治疗提供科学的决策,即所谓的"循证指导的临床实践"(Evidence Guiding Clinical Practice),从而更好地服务于患者的临床医疗过程,已经成为健康医疗领域关注的重点问题。进一步地,在利用大数据技术对海量医疗护理过程中产生的相关数据(电子病历)进行挖掘分析的基础上,可以研究和发现各种可观察的人体生理指标导致疾病产生的影响因素,以及在不同年龄、职业、种族、区域、生活环境和人群中的分布,明确指标之间的关联性,提供重复检验检查提示、治疗安全警示、药物过敏警示、疗效评估、智能分析诊疗方案、预测病情进展等一系列智能应用。另一方面,在患者医护路径的不同环节,对大量可穿戴设备采集的不同颗粒度、多模态体征数据集合,通过应用数据挖掘和机器学习算法并结合上下文信息、特定域模型及个性化特征等进行诠释,可以有效地从中获得对患者开展异常检测、风险预测、干预决策等的能力和手段。

2) 健康医疗大数据让精准医疗成为可能

精准医疗(Precision Medicine),即根据每个人的基因、生活环境和生活方式等方面的不同特性,提供相适应的个性化疾病治疗和预防的新方法。随着电子健康档案的广泛使用,大规模生物数据库(如人类基因组序列)的发展,表征病人的强有力方法(如蛋白质组学、代谢、基因组学、不同的细胞测定法)的推进,移动健康技术的普遍采纳以及用于大数据分析的计算工具,实现精准医疗深入研究和广泛应用的前景得到极大改善。精准医疗的本质是通过医学前沿技术,对大样本人群与特定疾病类型进行生物标记物的分析与鉴定、验证与应用,从而精确寻找疾病的原因和治疗的靶点,并对同一种疾病的不同状态和过程进行精确分类,最终实现对疾病和特定患者进行个性化精准治疗的目的。

精准医疗是一门大数据驱动的科学,基因组学是其重要支撑,大数据则是基础。在疾病治疗过程中,通常要进行筛选、诊断、分阶段等流程,每一环节都会面临非常多的信息、选择和决策,精准医疗就是通过对目标大数据的分析,帮助医护人员作出最好的决策。2015年4月《自然综述药物发现》的一篇报道中指出,Lopez-Bigas 和同事们鉴定整理了大规模的癌症基因组学数据,通过分析 7 000 多种肿瘤的测序结果,发现了 475 个驱动基因(其中许多是新发现的),以及无数对现有药物进行改造的可能性。通过对来自多个渠道的大数据进行综合分析,他们找到了驱动癌症发生的分子,并作为药物靶点进行阻断。在已经批准或正在研发的治疗药物中只有 96 个驱动基因已得到关注,而绝大多数之前都没有报道过,这对于现有的药物设计具有关键性的启示作用。排除已经验证对临床无效的靶点后,研究人员确定了哪些药物对于什么样的患者或许有效,并给出了具体的分析。在此基础上,针对每一类型的肿瘤提供经过改造的药物和分层治疗方案,提高癌症的治愈率。

此外,为促进这一目标的及早实现,美国 FDA 于 2015 年 6 月发起了"精准 FDA——精准医疗的众包云平台"项目(http://precision.fda.gov/),帮助研究人员共享数据和方法,加速研发、测试、试点、认证利用下一代基因组测序手段测试多种遗传性疾病的诊断技术。

10.3.3 健康医疗大数据平台架构

健康医疗大数据平台既是一个基础能力支撑平台,同时也是应用平台。作为基础能力支撑平台,它能够提供健康医疗大数据处理的基础环境,针对健康医疗行业大数据的特点,对来自异构业务系统,包括专业机构、公共卫生系统、院内系统、区域卫生平台的结构化、半结构化与非结构化数据进行统一整合,满足健康医疗行业应用的种种需求,并且保证系统具有高性能、高可靠、易扩展、易使用等特点,同时提供图形化的统一管理系统,简化用户的管理和维护工作。

作为大数据应用平台,在基础能力支持下,进一步通过分布式并行数据处理、大规模数据分析和挖掘,保证有效健康医疗数据的抽取与融合,并应用于卫生数据统计、临床决策支持、医学知识发现、疾病风险预警、健康预测、报表展现等场景。

图 10-5 给出了面向健康医疗服务的大数据处理流程整体架构,主要包括四个重要组成部分:多源异构大数据抽取及整合、海量数据统一存储、分布式并行数据处理以及大数据分析和挖掘。

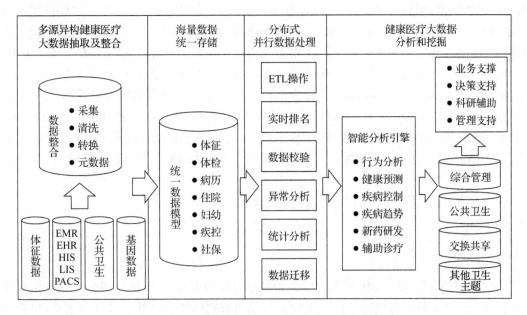

图 10-5　面向健康医护服务的大数据处理流程整体架构

10.3.4　健康医疗大数据应用分析

健康医疗大数据应用范围广泛,新的应用场景和案例正在不断地被发掘。随着大数据分析技术不断成熟,大数据应用及其价值将渗透到整个健康医疗行业的各个服务和管理环节,极大地改善了人们的健康状况和享受医护服务的体验。如图 10-6 所示的患者健康医护路径的不同环节,包括健康促进、疾病预防、院内诊疗,以及院外护理/康复等,现以健康促进为例介绍典型的大数据分析应用案例。

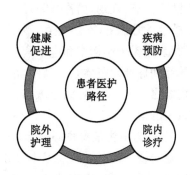

图 10-6　患者健康医护路径的不同环节

健康促进是指通过佩戴多个或复合式功能的可穿戴设备或其他智能设备,自动或自觉跟踪记录日常生活中的运动、睡眠、饮食、体重等刻画生活方式和行为的数据,实现身体健康表征的自我量化,并促进用户养成良好的生活习惯,保持身心健康。

经常性的有氧运动可以改善心肺功能,降低冠心病、高血压、高血糖、脂肪代谢紊乱等疾病的发病率。相反,缺乏运动被认为是第四大死亡诱因。Fitbit 公司的一项研究表明,通过运动监测手环,可有效地帮助用户养成良好的运动和生活习惯,改善减肥效果。研究人员采集了 50 000 名用户(男女各 25 000 人,平均年龄约 40 岁)60 天的健步和体重记录的大量数据,通过分析发现,在这 60 天内,使用运动监测手环的用户平均减重 3.95 磅,而不使用的用户只减重 2.61 磅。另一方面,坚持每天都测量体重的用户平均减重 6.69 磅,而没有每

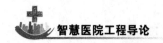

天测量体重的用户平均减重只有 3 磅。这一结果显示,对像运动监测和体重测量这样简单的纵向大数据进行分析就可揭示很多促进身体健康的生活方式因素。

SleepRate 是一个新颖的睡眠质量评估和改善方案,提倡生活与睡眠的平衡。首先,监测睡眠时的量化数据,包括通过佩戴心率带采集的心电信号和利用智能手机记录的声音信号。通过智能算法分析睡眠时的心率变化和鼾声特征可以方便地发现用户的睡眠情况并评估其睡眠质量。连续使用多天可以获取大量数据,而对大量用户长时间的睡眠大数据进行分析,能够发现用户的典型睡眠问题以及其与睡眠质量好的用户间的差异。进一步地,针对用户存在的睡眠问题,利用斯坦福大学医学院"失眠的认知行为疗法"(Cognitive Behavioral Therapy for Insomnia,缩写为 CBTI),为用户量身定制睡眠指导意见,通过一些简单的行为矫正(如按时上床,听舒缓音乐等),可以达到改善睡眠质量的目的。SleepRate 公布的测试结果表明,85% 的用户通过 SleepRate 达到改善睡眠的目的。这款基于认知行为学的睡眠改善方法被美国国家卫生研究所(NIH)誉为失眠症的"首选疗法"。

10.4 常州医疗卫生大数据平台建设方案

10.4.1 项目背景

随着大数据在互联网、电子商务、公共服务等行业的成功应用,医疗卫生行业的信息化也迎来自己的"大数据时代"。所谓"大数据",是指数据的体量非常大且结构复杂,以至于利用常规的软件工具难以对其进行搜集、管理和加工。卫生部于 2010 年编制了全国卫生信息化"十二五"规划,简称"35212 工程"。具体来说,"3"代表国家、省、市三级卫生信息平台;"5"代表医疗服务、公共卫生、医疗保障、药品保障和综合管理五大卫生信息化业务领域;"2"代表建设健康档案和电子病历两个基础数据库;"1"代表一个专用网络;"2"代表信息安全体系和标准规范体系。其中,市级卫生信息平台,即区域卫生信息化,是卫生信息化的核心内容之一,也是区域医疗大数据形成的关键。结合新医改,国家也在探索区域医疗大数据发展的模式。

1) 多方卫生信息资源整合,构建区域卫生信息整合平台

建立统一的区域医疗卫生服务信息采集和整合平台,如图 10-7 所示。利用该平台实现辖区内所有医疗机构、社区卫生服务机构、专业站所、条线业务部门的信息采集与整合。利用相关采集技术完成信息采集后,在各级卫生数据中心的基础上,对各种信息进行分类,形成卫生资源的主题类数据库,构建区域卫生资源主题数据库,最终达到方便共享、方便调阅的目的。同时为电子健康档案(EHR)共享平台、医疗卫生业务协同系统、各类条线业务管理系统等的建立奠定坚实的基础。

2) 以健康档案为核心,建立电子健康档案共享平台

根据原卫生部 2009 年 5 月发布的《基于健康档案的区域卫生信息平台建设指南》的精神,健康档案是区域卫生信息平台建设的切入点和核心。区域卫生信息平台核心业务是实现区域内医疗卫生信息资源的整合和共享,而电子健康档案(EHR)正是健康档案与医疗卫生信息相纠合,涵盖人从出生到死亡全部信息的全程健康档案,同时也是区域卫生信息资源整合与共享的关键。根据健康档案的核心作用,在建立区域卫生大数据平台的基础上,

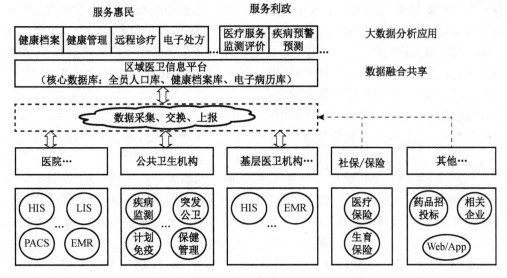

图 10-7　区域医疗卫生信息采集和整合平台

通过对数据中心整合作用,实现对电子健康档案的采集、整合与调阅展示,最终可形成面向居民、医疗机构、社区卫生服务机构、公共卫生服务机构的电子健康档案的调阅浏览。

3) 保护现有投资,完善与整合基层医疗机构信息化建设

区域卫生信息化建设在目前取得一定成绩的基础上,将更好地实现基层医疗卫生服务信息化体系的建设,并按照新一轮医改的要求,在完善社区机构医院信息系统(HIS)的基础上,实现放射信息系统(RIS)和检验信息系统(LIS)的建设,实现区域内的医保接口建设,保证系统的稳定运行,为居民提供更高质量的医疗卫生服务。区域医疗信息化整合需求将得到更多的释放。国家科技部已明确提出要汇聚多方力量,以"资源共享、长效服务、低成本、低风险"的建设理念,构建涵盖医疗、教育、行业管理、疾病报告及公众健康服务的信息服务平台。

4) 利用区域卫生资源整合基础,实现区域医疗卫生大数据的共享与协同管理

区域医疗大数据平台的另一大作用在于实现区域内的各级医疗机构之间信息共享与业务协同服务。利用区域卫生信息平台的信息整合和共享功能,同时依据健康档案的分类和服务需要可提供多个服务域,包括个人基本信息域、主要疾病和健康问题摘要域、儿童保健域、妇女保健域、疾病控制域、疾病管理域、医疗服务域等。针对不同的服务域,可提供医疗机构面向不同医疗服务行业的信息共享与业务联动服务,即实现同一医疗卫生服务在多个机构之间的数据传递和业务流程共享。

建立区域医疗大数据的意义在于如何合理地运用这些集中共享的数据,医疗机构需要解决的是如何合法合规地使用大数据丰富的资源宝库,并进行可行性分析,挖掘其价值点,指导工作实践,进而帮助医疗机构,针对每位患者创建一个 360° 的完整视图。

10.4.2　项目概述

常州是江苏省地级市,地处长江之南、太湖之滨,属于长江三角洲中心城市之一,是江苏长江经济带重要组成部分。常州辖一市五区,面积 4 385 平方公里,人口 459 万,全市有各级各类卫生机构 1 101 个,医院 30 家(其中市属医院 8 家),乡镇卫生院(社区服务中心)

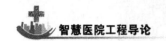

62 家(其中市属 20 家),社区卫生服务站 147 个(其中市属服务站 66 个);常州市卫生信息中心(以下简称信息中心或中心)是受卫生行政部门的委托,具体负责常州市卫生计生信息化工作并履行相关管理职能的事业单位。中心在常州市卫生计生委的直接领导下,负责全市卫生计生行业信息化整体应用规划的编制,全市区域卫生信息系统建设与维护以及与国家、省、市有关部门的信息系统的联通和交换。

目前信息中心建有一个依托云数据中心的平台,已实现了辖区内二、三级医院与基层、公卫机构之间的数据共享和互联互通。平台上已建设了多个医疗系统应用,包括移动医疗应用,另外影像平台单独建立数据库和存储,在后续建设中,多个应用系统将逐步完善。随着医疗卫生系统的信息化基础日趋成熟,新的矛盾点和需求点也开始呈现,如数据数量的增加、数据所需处理速度的提高、数据类型和标准的多样化、系统之间的数据孤岛等。为了解决这些问题,更好地为全市公共卫生突发事件应急指挥提供通讯保障,为全市人民提供全面的医疗卫生信息服务,中心对数据存储、处理、分析的各项技术能力都提出了更高的需求。因此,本节内容将以大数据融合平台 DANA 为基础,结合医疗大数据的前沿方向及多个行业的大数据项目经验,为常州市卫生信息中心建设一套大数据应用的落地方案。

10.4.3 区域医疗大数据实践

1) 数据来源

区域医疗数据的生成和采集已经不再仅局限于一、二、三级医院这个单一来源,它还可以来自各级卫生行政管理机构、体检中心、社区/乡镇卫生院、私人诊所、实验室检验中心、急救中心、家庭等。随着物联网相关技术的发展,甚至可以说,个人医疗数据可以采自任何合适的地方。宏观上看,区域医疗数据的来源可以划分为两个领域:一是医院内部;二是政府公共卫生机构(妇幼、疾控、血站等),即医疗服务提供方。另外,还有各种互联网和移动互联网产生的数据,即消费者产生的数据。

医院内部系统的数据主要集中在基于区域的各家医院建设的各类 HIS、LIS、PACS、RIS 等医疗业务子系统和财务管理系统。根据调查,一个典型的二级甲等医院每年全部数据量在 1～50 TB,其中医疗影像数据量超过全部数据量的 90%,而在数据分析利用层面的数据则主要集中在非影像类数据,这些数据不过几十万兆字节。从大中型城市的医院信息化发展来看,已经基本完成了数据的积累、采集,目前重点变为互联互通,数据的价值挖掘也已经提到议事日程上来。

首先遇到的最大挑战是数据的质量问题,主要表现为数据缺失、数据错误、数据不统一,这与最初医院的信息系统需求、架构设计有关。

其次,医院内部的数据还没有有效地集成与整合,造成"数据孤岛",不同应用系统数据没有实现互联互通。近几年来,临床和管理专业化的应用系统不断向广度和深度扩展,但是缺乏有效的数据治理和数据与业务流程的标准化;由于缺乏更高级别的数据中心,使得数据分析利用受到极大的限制。

从更广的区域级别的层面上来看,虽然区域信息平台有技术和标准化的限制因素,但是更大的障碍是缺乏对医院的有效激励机制,大型医院主动共享数据的意愿不强,行政指令下采集院内数据有限,在本身医疗资源与体系没有变革的情况下,很难实现区域医疗信息共享的理想。同时,政府部门亦没有主动提供数据的意识,大部分收集数据没有对公众开放。

　　与医院内部数据源形成鲜明对比的是,来自传统互联网和移动终端的消费者数据正在成为公众健康数据的主要来源。伴随着移动互联网的飞速发展,在某种程度上为大数据采集奠定了基础。像现在火热的"美柚""春雨掌上医生"等移动终端应用,由于更加贴近用户的生活与需求,使用起来极为便捷,因此比医疗机构更能广泛地采集用户的健康信息数据;加之稳定的商业模式,使得大数据利用或许成为可能。但就商业本质而言,这种数据利用更像是消费者行为分析,在有商业利益的自发驱动下能够提供消费者的健康保健服务,而且服务提供商也能寻求到相应的利益诉求。

　　另外一个数据源是政府公共卫生机构,主要集中在妇幼保健机构、疾病控制中心、卫生监督机构以及血站等提供的数据,这些数据是极具针对性的数据,如妇幼保健的数据主要包括每位儿童和妇女的健康档案。近年来,妇女儿童的健康问题愈发突出,剖宫产率、儿童口腔疾病、学龄前儿童的视力问题、儿童高血压和儿童肥胖等问题日益严重,利用区域医疗大数据的挖掘技术能实现妇幼疾病的早预防、早发现、早治疗。这是一个利国利民的举措,也是区域医疗信息化建设中一个投入少、见效快、可发展的切入点。而疾病控制中心提供的大量权威的数据有助于对传染病、地方病、寄生虫病、慢性非传染性疾病、职业病、公害病、食源性疾病、学生常见病、老年卫生、精神卫生、口腔卫生、伤害、中毒等重大疾病发生、发展和分布的规律进行流行病学监测,并提出预防控制对策。

　　2) 主要特征

　　医疗卫生行业产生的海量数据主要来自财务、影像存档与传输系统(PACS)影像、临床或业务类应用以及医学文献所产生的结构化和非结构化数据。据统计,到 2020 年,医疗数据将急剧增长到 35 ZB,相当于 2009 年数据量的 44 倍。这些数据包含了大量的结构化和非结构化的数据,这些典型数据具备了如下五大特征:

　　(1) 区域医疗卫生数据是持续、大量增长的大数据

　　根据估算,中国一个中等城市(1 000 万人口)50 年所积累的财务数据、医疗影像、手术录播、视频、健康档案等数据量就会达到 10 PB。并且随着时间的推移和业务系统的不断升级,医疗数据模式的一致性也无法保证。因此,每天都会有大量的结构化和非结构化数据持续不断地以超大规模增长。

　　(2) 区域医疗卫生数据的实时、动态性

　　区域医疗卫生大数据是以健康档案和电子病历为核心的实时动态的数据体系;很多医学数据如脑电图、心电图的检测数据呈非规则的波形;血压、心率等数据与时间成函数关系;某些疾病,患者的门诊、急诊、住院就诊与季节、地域有时间序列关系。

　　(3) 区域医疗卫生数据类型的多样性

　　医学中的数据类型多种多样。影像数据如 B 超、CT、MR、X 线等图像资料产生的非结构化数据大小不一,从数十万个字节到数千万个字节都有,患者的一次诊断活动中需要存储、调阅数百张影像数据。另外就临床电子病历数据而言,一般采用复合 HL7 CDA 标准的XML 文件格式,文件格式随着时间变化,会不断地演变;而检验科中有关患者生理、生化指标是数字型的数据。如此多样性的医疗数据类型,为医疗大数据的存储、挖掘利用带来了巨大的挑战。

　　(4) 区域医疗数据是关系复杂的多维数据

　　由于医疗数据是多种数据源数据的汇总,数据之间的关系非常复杂。例如,一个简单

的实验室检验检测值,必须同时记录这个值对应的编码系统和编码、单位、监测时间、检验项目、标本编码,以及相关联的患者主索引号、就诊机构、申请科室、申请医师标识号、报告医师标识号、审核医师标识号、正常值参考等。一条检测记录就可以把患者、医生、医疗机构多个实体在不同层次上关联起来。而不同的医疗信息服务更需要把一个患者的全周期数据按照时间轴排列,分析诊断、用药和患者生命体征、检验检测值之间的关联;以医生为中心的服务需要把一个医生相关的患者数据挑拣出来,进行分类;以科室为中心的服务可能需要既从科室所属医生的角度,又要从在该科室就诊患者的角度进行分析;针对社区的服务可能需要统计整个社区居民的某项指标(如血压、血糖)的达标率。总之,区域医疗大数据的多维度、多粒度为各种信息服务的多角度、多层次分析提供了可能,但同时也为数据深层次的挖掘分析带来了挑战。

(5) 区域医疗卫生大数据的巨大价值

医疗卫生大数据的充分挖掘和应用带来的意义重大,可以引起医院很多方面发生根本变化。众所周知,我国一直存在着"看病难、看病贵"的社会难题,主因在于医疗资源的匮乏和地区发展的不平衡。医院在建立了大数据仓库之后,通过区域医疗平台进行大数据的挖掘,为区域内各家医院的资源自身优势得到充分发挥提供巨大的帮助。通过区域大数据平台,进行统一协调,以此有效弥补区域内各医疗资源及力量的不足,逐步改善全国医疗资源不均衡和地区发展不平衡的状况,缓解老百姓"看病难、看病贵"的问题。

3) 典型应用

(1) 病种质量分析

医疗质量管理是医疗机构工作的核心和永恒主题,是一个不断完善和持续改进的过程。病种质量分析是以医疗服务过程质量管理为主的管理手段,旨在通过评价病种诊疗过程质量管理措施,开展横向对比、分析,并通过运用区域医疗的大量共享信息资源,实现区域内病种质量管理先进经验的共享,最终达到持续改进医疗质量,提升医疗服务水平的目的。

针对每种患者或者病例的临床数据指标与数据项,系统能提供相应的个案详细列表。包括个案与监测指标、分析数据相关的诊疗事件信息,针对诊疗事件有详细的分析和提取过程记录,同时提供与电子病历的链接,能够进一步查阅个案对应的详细诊疗信息。通过分层溯源的方式,为临床数据的可靠性提供良好的保障。

基于区域医疗整合统一的临床大数据,通过不同应用分析主题,区域医疗平台能够提供不同组织、不同临床医务人员、不同病例人群间的监测指标、分析数据的对比。通过病例组成、分布、趋势等分析对比进行数据的展现;同时借助管理基线、历史数据基线、修订基线等多种基线分析方式对临床数据进行综合性的数据对比,帮助发现数据特征、发现潜在的分析模型。

基于区域医疗卫生大数据可以建立医疗质量检测指标分析平台、临床绩效分析平台,在这两个平台中需要使用监测指标分析;而基于临床数据中心的智能分析引擎,按照临床事件逻辑建立的临床数据中心,在关键临床数据的驱动下,按照临床事件分析逻辑进行监测指标的智能分析。能够支撑在复杂临床逻辑下的指标分析和监测。同时能够支持按照不同证据等级的临床事件数据分析不同证据级别的临床指标监测。

借助区域大数据平台对各项数据进行多维度分析,可以帮助医院领导层、政府职能部门管理层、业务执行层等人员全面了解并掌握各层级所关注的临床医疗诊疗的治疗指标的变化及趋势,实现对医疗质量的全面改善,时时掌握、心中有数。

(2) 影像数据分析

医学影像是指为了医疗或医学研究,对人体或人体某部分,以非侵入方式取得内部组织影像的技术与处理过程,包括影像构成、撷取与储存的技术以及仪器设备的研究开发。医学影像数据主要来源于 CT 成像、磁共振成像、超声成像、核医学成像等。医学影像数据具有数据量大、数据类型复杂、规定保存时间长等特点。随着现代医学技术发展,医院的诊疗工作越来越多地依赖于现代化的检查结果。像 X 线检查、CT、B 超、胃镜、肠镜、血管造影等医学影像检查的应用也越来越普遍,随之而来的就是医学影像数据的海量增长。同时,医学影像数据通常需要保存很长时间。随着影像存储传输系统的发展与广泛应用,各大医院的各种医学影像数据已激增至数十乃至数百万亿字节。这个数量仍在快速增长,不久就可能突破千万亿字节级,对当前数据系统的存储和数据读写能力提出了巨大挑战。

由于临床诊断和医学研究等方面对图像数据的分辨率和准确性都有着较高的要求,所以医学影像数据通常比一般的图像数据更大和更复杂。来源于不同成像技术的图像数据之间差距极大,异构明显。医学影像信息的模式具有多态性,数据信息的多源性带来了其时序性和非时序性共存、数字型数据和非数字型数据共存的特点。医学影像信息的多模式特性是其有别于其他领域数据的最显著特性,也加大了医学影像数据的分析和处理的难度。

近年来,医学影像设备在临床的应用,呈现两大趋势。其一,各类影像设备应用日益普及;其二,患者单次检查所产生的影像数据量呈几何级数增长。国家在医疗领域的投入,尤其是对基层医疗的支持,使得很多区县级医院,包括部分乡镇医院,都有能力配置各种数字化影像设备,包括 CT、MR、DP/R 和数字超声波等。如何在一个区域内跨医院的协同服务中,有效集成患者影像信息,实现海量影像数据的跨医院共享和交互,从而进一步以患者为中心组织和呈现包括影像在内的全息诊断信息,提供高品质的协同服务,已经成为区域医疗建设亟待解决的问题。

10.4.4　建设现状及需求分析

1) 已有系统现状

常州市卫生信息中心于 2009 年开始建设基层系统,系统建设涵盖了天宁、钟楼两区的 20 个社区服务中心和 68 个社区服务站;2013 年建设区域平台,区域内其他 4 个子平台(金坛、溧阳、武进、新北)和市属 8 家二级以上医院通过专网、前置机模式上传数据到市平台。另外,市及区县两级疾控、卫监、血站、急救单位也建有专网通道用于上传数据。平台采集的健康档案和医疗数据量目前是 1.5 T,向省平台每天定时上传数据,每日数据量 856 000 条。影像平台单独建立数据库和存储,总空间是 9 T。

目前区域平台上的主要应用有:内网健康档案浏览器、常州市外网健康门户(居民短信认证、健康档案查询)、平台综合管理(公卫、医疗、疾控、移动、特色五大主题)、妇幼保健系统(与妇幼保健院系统对接,在天宁、钟楼区的基层应用)、血液追溯系统(与血站、市属 8 家医疗机构对接,实现采血记录、医院用血订单、血站发血情况的跟踪和记录),双向转诊系统(在平台上搭建的应用,目前在第一人民医院和一个社区服务中心试点应用)。

在移动医疗方面,常州市面向居民开放了常州移动医疗 App 和微信公众号,功能主要是常州市辖区范围内 16 家二级以上医院的预约挂号,市属 8 家医院的体检、检验、检查数据查询。截至 2016 年 10 月份,已有 39 393 人次下载安装了系统,111 157 人次通过网上预约进行挂号,19 153 人次通过 App 进行预约挂号。迄今一院检查推送数据总量为 31 万条,检验推送数据总量为 67 万条,体检推送数据总量为 56 万条。2016 年 1~9 月份,居民的查询情况为:检查查询 34 915 人次,检验查询 16 955 人次,历年体检查询 374 733 人次。

另外,在区域影像的建设方面,戚墅堰、潞城、丁堰三个社区卫生服务中心已经实现了与市第七人民医院的远程影像 PACS 检查试运行,进行了集中阅片诊断,市级区域影像平台已经部署完成。三家服务中心依托七院实现影像的集中诊断。目前正在实施的是一院和五星、永红街道社区服务中心,二院和红梅、青龙街道社区服务中心之间的远程会诊和集中阅片。

2) 后续建设规划

(1) 区域卫生信息化完善

在现有信息化的基础上,发放居民就医健康卡,推进实名制就诊,继续完善区域卫生医疗系统,为医联体建设和分级诊疗提供技术支撑;在区域建设方面,进一步实现辖区内影像会诊平台的全覆盖;建立医院数据管理平台,推动国际互联互通标准化成熟度测评工作。

在信息化逐步完善的过程中,从业务本身出发,搭建大数据融合平台,对各个应用系统的数据进行抽取、清洗、归类,围绕业务本身对解决以前传统技术无法解决的问题进行统计分析。

(2) 大数据应用设计与探索

完成数据融合后,为了进一步挖掘数据价值,可以抛开业务本身,在大数据融合平台上对数据进行多维度分析,整合形成"以人为中心、以疾病为中心"的医疗健康大数据资源中心,通过数据的整合和深度分析利用,针对患者、医务人员、医疗卫生资源、卫生管理机构等,提供基于大数据的综合管理和决策支持。

3) 项目需求分析

(1) 标准化的数据交换方式

实现信息共享首先就要解决数据双向交换的问题,即数据可以安全地在互联网、内网、电子政务内网等多个网络双向交换传输,而所有过程不是人工的定期操作,而是由共享平台来实现安全高效的数据交换。常州市卫生医疗大数据融合平台需要解决下属所有单位以及自己原有信息化系统间的数据交换,那么就需要制订一套标准的数据交换方式作为标准依据,以后凡是新增的业务系统,一律按照业务数据交换标准来进行数据交换和数据的抽取、发送。

(2) 规范化的数据存储方式

常州市卫计委以及下属多级卫生机构的现有业务系统必然涉及多家设计开发公司,而每个公司的数据库设计均不一样,甚至有部分业务系统的数据存放在不同类型的数据库中,因此会导致数据转换、对码的工作比较困难;或者直接不转换、不对码,数据之间的关联性比较差,无法完整展现医疗事件,数据查询和追溯困难。基于以上情况,通过 ESB 数据共享交换引擎获取到的所有业务系统的数据就要统一规范存放。和统一交换标准一样,也要制订一套规范的数据存储方式、标准的数据存储结构和统一的数据存储管理。

（3）差异化的数据共享方式

由于大数据融合平台不仅是一个数据存储终端，还是一个数据生产终端，通过大数据融合平台的数据资源库还需要向各业务系统提供数据支撑；而各业务系统存放在不同网络，部分开发语言不同、数据结构基本不一致。面临上述情况，需建立一套差异化数据共享方式，可将数据资源库的数据差异提取，按需提供。

（4）安全的数据取、送方式

常州卫计委大数据融合平台的建设涉及各个网络、多套系统，其数据传输和存储的安全性可想而知。整个平台需对所有出库、入库、交换的所有数据进行特殊规则加密；而跨网络的数据传输更是要经过网络内外的前置交换，互通加解密，并经过严格的网络安全设备进行，因此整个大数据融合平台要制订一套自己的数据加解密规则。

（5）大数据应用需求

通过多级医疗机构数据的整合，对数据边界进行更深层次的分析利用，针对患者、医生、疾病、卫生管理，开展大数据应用的设计与探索。

10.4.5 项目建设初步方案

1）项目建设原则

"常州市医疗卫生大数据平台"建设应遵循以下原则：

（1）前瞻性：主要体现在两个方面，一是该系统的建设应能满足当前基础信息共享和应用系统的需要；二是该系统还应能满足今后其他应用建设的需要。

（2）跨平台性：必须支持异构数据库之间数据交换和共享，支持主流关系型数据库，支持不同操作系统之间信息交换应用的互联互通。

（3）先进性和成熟性：以开放的国际统一标准为基础，采用国际或国内成熟的、先进的、具有多厂商广泛支持的软、硬件技术，保证整体架构在未来几年内不落后。

（4）可靠性：系统方案设计必须具有较高的可靠性，关键设备和部件应有冗余机制，能建立各种故障的快速恢复机制。

（5）安全性：遵循安全保密原则，采用网络前置交换环境搭建，保证与其他任何网络的隔离。今后扩展的应用系统需要采用数字认证技术进行加密和访问权限控制，系统设计不影响各部门相关信息系统的安全性。

（6）数据传输实时性：系统必须支持卫计委及下属机构现有多套业务系统间不间断、稳定可靠的信息实时交换，符合国家未来政务信息资源交换体系的基本要求。

（7）易扩展性：整个系统架构应采用开放、标准、可扩展的技术体系架构，具有平滑升级的能力，易于扩展，以适应将来工程规模拓展及未来政务信息资源交换体系的需要。

（8）可管理性：整个信息交换过程应有相关的交换日志，方便交换中心审计具体的信息交换过程。同时，中心交换管理可对系统的运行进行全面监视、管理和配置，可对信息交换流程进行简易、灵活的定制和调整。

2）项目相关技术

（1）基础架构层

底层架构利用超融合架构，改变存储和计算分离的旧有架构，支持系统根据需要（容量、带宽、并发能力）进行无限制的横向扩展；并且整合虚拟机的技术能力，实现接口机等单

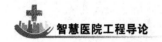

应用的部署。基础架构层如图 10-8 所示。

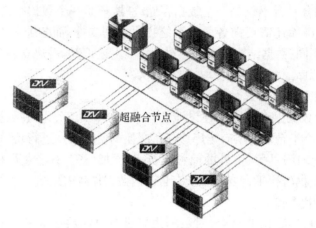

图 10-8　基础架构层

（2）超融合技术

超融合（Hyper-Converged）技术是指在同一单元设备中具备计算、网络、存储、虚拟化及其他软件服务资源和技术，所有多套单元设备可以通过网络聚合起来，实现模块化的无缝横向扩展，形成统一的资源及服务。超融合技术是"软件为核心、软件定义一切"的具体展现，可以为用户提供更高的效率、更大的规模、更好的灵活性和更低的成本。

对于旧有存储而言，其最大的开销在 IO 层，而非 CPU 计算层，这就导致符合软件定义存储（Software Defined Storage，缩写为 SDS）通用平台架构的存储设备有大量的 CPU 计算资源是极度浪费的，在某些特定的硬件条件下，这种闲置的 CPU 计算资源甚至可达到 80％以上。这些闲置的计算资源可以用于数据模型的建立、数据处理应用和数据挖掘分析的实现。

从简单的对比就可以看出，这种少即是多的思想，使得利用超融合设备替代了传统方案中的存储、服务器、数据库和应用软件全部署，通过紧耦合的方式大大提高系统的匹配度，更能以最小的成本去完成最大的任务集。尤其是对于以数据为核心的应用部署方案，考虑到整个项目未来应用部署的大规模扩展，将标准化的硬件能力固化为超融合系统，可以根据实际需要扩展硬件能力和服务，避免规模扩展需重新构建或者复杂构建。

（3）数据共享技术

数据共享能力属于 PaaS 层的能力，应采用松耦合、分层的技术架构实现，数据完全开放共享是本次共享平台系统建设要实现的核心目标，具体来说即为：

通过采用层次化、面向开放共享的技术架构，将大数据共享平台的应用与数据解耦，形成相对稳定、独立、开放的数据共享平台（该平台由数据装载层、数据处理层、元数据管理、数据质量管理及数据共享模块等组件组成），支撑上层多厂商的性能管理应用及外部系统的数据需求，实现"一个数据平台，支撑多样化内、外部应用"的目标。

为实现上述目标，大数据共享平台可以实现独立的功能组件"数据共享模块"，以便统一管理大数据共享平台中的数据共享平台，从而对系统内部上层应用以及外部系统提供标准化共享服务、方式及内容。

同时,数据共享平台应具备从数据装载、数据处理到数据共享的端到端的元数据驱动能力。该端到端过程可通过统一的元数据配置界面来进行配置,配置参数修改后即可生效,实现基于元数据配置的数据共享,提升共享数据的制作及分享效率。

（4）数据处理技术

① 数据抽取

从数据分发及加载模块获取数据,加载到缓冲区。数据缓冲区可以采取文件方式或者数据库方式;如果采用数据库方式则需要对临时数据和正式数据分开存储。

② 数据清洗

数据清洗负责对原始数据进行剔除,消除数据的不一致。

原始数据包括不规则数据、不符合事实数据,如:取值范围、完整性规则、拼写检查等。

对于数据清洗过程要求具备完善的日志功能,日志内容需要记录数据清洗的原因,被清洗的数据存放的地方和被清洗的记录数。

③ 数据转换

数据转换主要包括如下三个方面:

· 统一网元数据编码,将不同数据源的同一网元的数据集中转换成统一格式编码;
· 转换数据类型,对与目标数据类型不一致的数据进行转换;
· 转换数据格式,对与目标数据格式不一致的数据进行转换。

在该模块的程序日志中,需要记录数据转换的原因和记录数。

数据转换算法应当可被后面元数据管理模块识别并采集。

④ 数据加载

数据完成清洗转化后加载到上层数据库(主要是传统数据库)中。加载成功后,删除缓冲区中相应数据,并写进日志文件。

装载入库策略支持增量入库、全量入库方式。

· 增量入库:只把采集到的新数据入库;
· 全量入库:采取把数据库中数据先删除后入库方式,数据加载要支持;
· 装载日志:包括加载记录数和加载时间戳;
· 装载监控;
· 装载异常管理:装载数据晚到时要求采用后补数据的流程启动运行。晚到的数据直接触发后补数据流程,数据重新计算后再进行后续过程。

⑤ 数据关联整合及归一化处理

对于采集获取的非结构、半结构数据,在被装载到上层的存储库之前,进行相应的数据清洗,然后结合传统结构化数据及统计数据类基础资源信息(包括患者信息、诊疗信息、检验检查信息等)进行数据转换和关联,形成格式标准的数据,通过数据批量并行加载至大数据存储库。

采用组件化架构,通过组件和服务模型的不断扩展,可快速实现相应数据的分析和处理过程。

3) 数据处理模块

（1）数据融合模块

包含业务规则再造、数据范式转换、元数据定义、数据索引及检索等子模块,为上层应

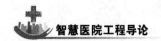

用展现提供了全方位的数据处理逻辑,是上层应用业务逻辑的基础。

(2)数据驱动模块

包含挂号分发、门急诊、检验检查、收费摆药等子模块,通过该模块实现了数据智能驱动,让不同的应用系统快速打造高效的业务流程。

(3)数据研判模块

包括大数据医疗档案特征分析、患者多维分析、疾病多维特征识别、医务流程特征提取、医药收入及药占比分析等子模块,提升各应用系统的智能特性。

(4)数据分析模块

包含居民/患者信息分析、医护信息分析、疾病预测分析、疾病统计、频率分析等子模块,实现全面的数据统计分析,并能够按需灵活地设置统计规则,从而推动业务决策。

(5)数据预警模块

包括传染病预警、诊疗质量监控、检验检查质量监控、时间界限预警等子模块,可以根据不同规则设计不同维度的预警处理,被各应用系统所调用。

(6)数据管理模块

包含患者管理、医务人员管理、医疗资源管理、医疗质量管理、诊疗管理等子模块,该模块更加贴近上层应用系统,是相对独立并相互联系的实际业务管理子模块的组合。

11 移动医疗

在现代社会飞速发展的大背景下,人们的健康意识越来越加强,对于医院的要求也越来越高。医院所面临的生存和发展的压力是巨大的,医护水平、硬件设施、服务态度、收费标准等的竞争,都是决定着医院综合竞争力的关键因素。大多数已经完善了 HIS 系统的医院,正在实现电子化向网络化的跨越。但是,如何进一步扩大效益? 改扩建住院部是一个通常的做法,作为医院盈利能力最强的部分,门诊与住院收入首当其冲。但是在一般情况下,受到实际物理环境的限制,这种单纯靠扩充病房来达到效益的提高并不容易。因此,通过智慧的移动医疗等方式来提高医护人员的工作效率,提高病床周转率,就成为信息化对效益提升的一种新的探索。

11.1 移动医疗概述

移动医疗是为满足医生和护士服务病人而推出的,遵循以"病人为中心"的医疗理念。系统以无线局域网络为网络平台,以医院信息系统(HIS)为支撑平台,移动计算和条码识别为核心,实现电子病历移动化,使医护人员能够随时随地获取全面医疗数据,是今后医院信息化发展的趋势。移动临床信息系统充分利用 HIS 的数据资源,通过数据整合,实现了医院信息系统向病房的扩展和延伸,极大地推动了医院的信息化建设,帮助医院实现临床服务的无线化、移动化和条码化管理,是智慧医院发展的必然趋势。

11.1.1 移动医疗系统结构

为了满足医院各种应用的要求,在医院现有局域网的基础上架构无线网络,建立信息传输的硬件平台;为系统应用前端配置无线手持终端(PDA),实现应用实时化和信息移动化;培植中间件技术,建立面向服务的通用数据交换平台,维护和扩展系统。

如图 11-1 所示,整个移动医疗系统架构在医院原有局域网(LAN)之上,在数据中心配置应用服务器与 LAN 相连,提供系统应用服务;在主机房配置无线交换机,与核心交换机连接;在 LAN 上配置 WIPS,提供系统的安全、管理服务;在楼层通道根据通道长度配置相应数量的 AP 点;根据 AP 数量及连接器的网线长度限制,在相应楼层配置供电交换机;在医护人员处配置 POA 应用前端(EDA)设备。由此组建一个完整的移动临床信息系统。

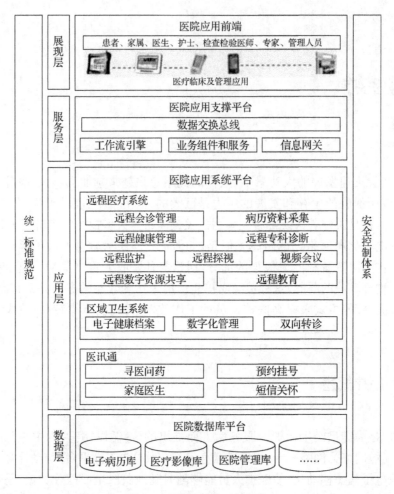

图 11-1　移动医疗系统架构

11.1.2　移动医疗技术发展

移动医疗包括云计算、移动互联网、物联网、大数据和社交网络五大技术,已经发展十多年,如图 11-2 所示。基于这些技术的产品和解决方案将大规模地出现,大范围地渗透到社会生活的各个方面。

上述五种技术相互依存,移动互联网、物联网主要表现为互联网接入和工作终端的扩展,社交网络和大数据是基于互联网的新应用和新方案,云计算则是平台和基础。在未来的互联网中,智能手机、传感器等各种终端都能接入以云计算为平台和基础的互联网,人们通过这些终端设备进行社交、大数据处理与分析等各种活动。

目前医疗领域的信息系统大多还是离散的、垂直的业务和单一的应用。通过云计算可以搭建一个扁平化的信息云平台,在此之上可以把原来离散的信息系统整合起来,进而促进业务的有效协同。然后可以把离散在各个系统、各个机构甚至各个医疗器械当中的个人健康信息提取出来,形成完整的个人诊疗信息,从而形成完整的个人健康档案。而移动互

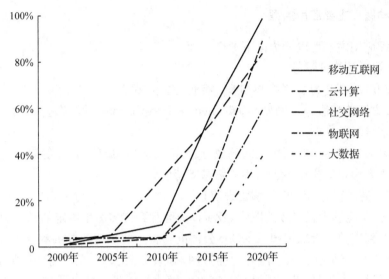

图 11-2 移动医疗五大技术发展

联网和物联网(智能可穿戴设备)的结合会产生更多以个人为中心的实时个人健康信息和应用服务。实际上,这就是大数据的思维,即将更多类型、更快变化、更大数量的数据进行实时的采集、处理、分析,并通过移动互联网渠道将个性化服务提供给个人。通过新技术应用构建一个全新的医疗系统平台、应用和服务生态圈,如图 11-3 所示,将医院、健康管理服务机构(包括药房、体检和护理机构、医保等)和个人(专业医护人员和病患)通过移动互联网、物联网应用和 Web 应用连接起来,形成全连接的健康云服务。它包括以下四方面功能:

(1) 基础设施服务支撑 Web 和移动互联网应用的平台;

(2) 移动互联网、智能可穿戴设备和 Web 是面向内外部用户提供信息服务和交付应用以及收集数据的渠道;

(3) 社交网络是可以利用移动互联网和 Web 连接用户并分享内容的协同工作平台;

(4) 大数据分析可提供跨数据来源、面向不同业务主体的实时分析和预测服务。

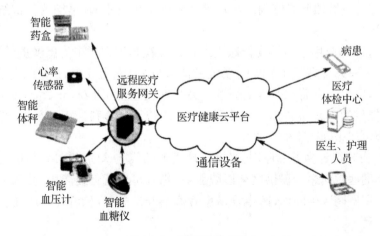

图 11-3 医疗健康云平台

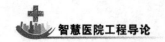

11.1.3 移动医疗主要应用类型

移动医疗应用主要可以分为以下七个方面：

1) 疾病教育与信息服务

许多移动应用都会为患者提供健康、疾病、医生、医院的相关信息，以及关于治疗、饮食、运动等多方面信息服务。例如，MedicineNet、Health.com、默沙东公司的 MerckEngage 等均可提供信息服务。

国内也有大量的移动应用聚焦此领域，典型的有 39 健康网、百度健康、好大夫等，很少有以患者为主要用户的应用不提供相关信息支持的。

2) 诊疗支持(流程支持、慢性病管理等)

ZocDoc 公司能够为患者预约医生。ZocDoc 留意到许多医生原定的预约由于种种原因总会有部分在到期前几天取消掉，ZocDoc 公司能够将这些预约的提供者与有需要的患者对接起来，并从医生处获取收入。国内的挂号网、健康之路、好大夫等均提供类似的服务，旨在帮助患者通过网上挂号，节省排队、等待时间，解决挂不到号特别是挂不到专家号等看病难的问题。

由于国内医疗体系不够发达，就诊流程的繁复与等待时间浪费比美国要严重得多，这也催生出了有中国特色的诊疗支持服务。腾讯和阿里通过微信、支付宝等将医院内部的流程进行改造，分别推出了智慧医院与未来医院项目，将所有与患者有接触的点电子化，节省用户排队取号、支付、拿检测结果等的时间。

诊疗支持另外一个重要的领域是慢性病管理，这正是蓝星、Diabetes Logbook 这些公司所聚焦的领域。慢性病通常是难以治愈的疾病，需要持续的观察与控制，包括高血压、高血脂、糖尿病、呼吸哮喘等，其中糖尿病因为风险人群广、治疗费用高等多方面因素，成为众多移动医疗公司选择进入的重要垂直领域。

3) 诊断支持

诊断与治疗支持的移动医疗应用能够为患者连接医生来进行一定程度的疾病诊断，并为患者进一步的治疗提供支持。休斯敦大学的研究人员研发了一款叫做 DermoScan 的应用，该应用通过对皮肤拍照能够判断用户是否感染了黑色素瘤，早期的测试结果表明其准确率在 85% 以上。

此外，有些移动应用还能够支持医生通过远程视频等方式来为患者提供诊断服务，如 HealthTap 的用户只需要每月支付 99 美元就能够与医生进行交谈，这里的交谈更类似于国内的问诊服务，医生提供简单的咨询服务。另一家创业公司 Doctor on Demand 走得更远些，这家公司提供的 App 允许用户与美国 1 400 多位认证全科医生进行视频问诊，患者会得到诊断甚至可以得到医生的处方。

在国内因为政策等多方面原因，尚未出现类似的线上诊断类应用，但国内已经在试点拥有线下实体的医院向患者提供网络医院服务，患者可以就近在药店、社区医疗中心通过视频在线向三甲医院医生问诊，医生根据患者病情开出处方，患者在药店或者社区卫生服务中心就近取药。

4) 医疗专业人士信息与培训支持

现在各类为医疗专业人士提供信息与培训支持的应用也不少，WebMD 公司就是其中的佼佼者,其成立于 1996 年,专门为医疗专业人士提供健康新闻、建议以及专业知识等多方面的信息服务。默沙东制药公司的医纬达平台也致力于为医生提供中立的信息服务,不仅提供来自高端医疗杂志如《柳叶刀》《美国医学会杂志(JAMA)》以及斯普林格等出版的学术信息,还提供各种专业培训内容。

5) 疾病、症状追踪

这类应用的主要特点在于能帮助患者持续追踪自身的主要疾病与健康指标。早期许多厂商通过提供类似疾病日记的方式帮助患者手工记录健康指标并以图形化的方式显示指标的变化,分析其是否正常等。随着可穿戴设备的发展,越来越多的应用或者集成对主流可穿戴健康医疗设备的支持,或者本身就是可穿戴设备厂商自行开发的应用。

6) 远程监控

远程监控允许医疗工作者追踪患者的情况,跟踪用药并进行治疗跟进。远程监控的关键在于对患者的症状追踪、用药、生活方式等数据与治疗医生进行对接,医生能够对患者的情况做比较全面的了解,从而能做出早期的干预措施或者有效的治疗方案判断。

7) 社交

移动应用社交主要包含医生与医生的社交以及患者与患者的社交。医患之间的互动本质上更多是治疗支持。SERMO 是医生社交领域里排名第一的公司,这家公司目前拥有 38 万多名认证医生用户,是医生间的流行社交工具。PatientsLikeMe 则是患者之间互助社交的典型应用,患者不仅需要来自医生的建议,同样需要来自和自己有类似问题的患友的帮助。

随着移动技术的不断发展,移动医疗领域正在涌现越来越多的创新家。一家移动医疗公司通过在智能手机上附加特殊的拍摄装置,再结合手机 App 里的智能算法能够让化验室的工作人员快速做出检测。Pager 公司试图在医疗行业中复制 Uber 模式,患者可以通过 App 线上预约医生,Pager 会从签约的医生中挑选一位与患者达成一对一关系,并在两小时内提供上门服务。创新正是移动医疗发展的最大特征与最大驱动力。

11.2　移动医疗的实施过程

移动互联网首先使患者与医院的连接方式发生了改变。原来患者只有到医院才能与医院发生联系,取得服务;现在患者在网上就可以与医院发生联系,于是有了网上预约挂号、就诊导航、智能提醒等服务。移动互联网改变了医疗资源的配置、患者的服务模式,再造了诊疗流程,如图 11-4 所示。

11.2.1　诊疗全预约

竞争性资源使用都存在排队问题,解决排队问题最有效的手段就是预约。医院的核心资源就是医生、大型设备和床位,对这三类资源的使用采用全预约,可大幅提升患者的就诊体验。

1) 就诊预约

就诊预约可以扭转以往患者就诊随意性强、无序就医的状况,使医疗活动更加有序,尤

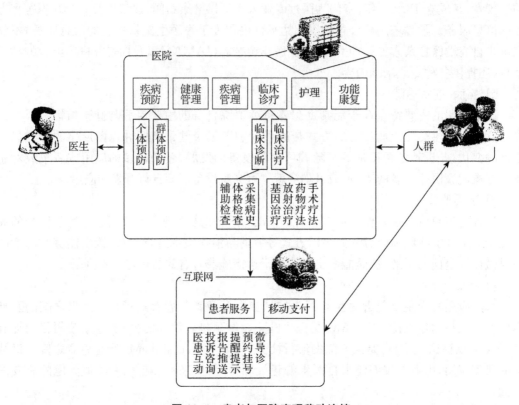

图 11-4　患者与医院实现移动连接

其是精确到时间点的"全预约"就诊模式。"全预约"就诊模式就是除急诊外,所有到医院就诊的患者,都必须通过预约才能就诊,而且尽可能亲自约定准确的时间点。智能分诊能够更有效地让患者匹配合适的医院和医生,能够使医院的医疗资源得到更合理的分配。

例如,温州医科大学附属第一医院之所以能够在年门诊量超过 350 万的情况下还能基本实现不排队,重要原因之一就是预约率高。该院构建了立体式预约平台,有多种预约方式,包括114、1258 声讯台、医院官网、手机 App、微信、支付宝、医生工作站、预约分诊、自助机等。移动客户端已成为重要的预约手段,分时段、全号源开放,将患者直接预约到医生某个时间段内,预约率超过 70%,改变了传统的就诊预约模式。

2) 检查预约

医院统一的检查预约主要为患者提供各类检查、化验的统一预约排程,移动互联网可以让患者无须排队就能办理好所有检查/检验项目的预约。检查预约系统结合知识库系统和预约模型,实现预约智能化,可以自动判断各种检查之间的禁忌,以最优路径合理安排检查/检验的顺序和时间段,以最大限度缩短患者检查/检验的等待时间。所有预约信息和操作由预约系统统一进行管理,在预约日期到达的前一天通过微信、移动应用平台、电话和手机短信等方式,告知患者注意事项、检查地点、检查等待的时间段等,使患者按时来院等候检查。

3) 床位预约

需要住院的患者没有床位住不上医院也是非常普遍的事情,对住不上院的患者提供床位预约也是非常有必要的。

11.2.2　医患全匹配

预约只能改善就诊体验,却无法实现资源的有效配置。医学的特点就是分科、分病种。越是大医院,分科越细,不同的医生专注于不同的病种和不同的身体部位。即使是院士,真正擅长的疾病,很可能也就两三种或三五种,其他的病找他们一样解决不了问题。美国有完善的全科医生和分级诊疗制度,全科医生既解决常见病和多发病问题,又帮助患者实现有序分诊。但在中国,大多数病人总是冲着医生的名气去看病,这导致很多问题。一方面,高层次的医生少,导致看病难、看病烦;另一方面,大批专科医生又看不到他们该看的病,导致资源巨大浪费。

连接是移动互联网的精髓,匹配是互联网的拿手好戏,通过连接和信息共享解决医生和病人准确匹配的问题,实现有序分诊,是移动互联网医疗要解决的一大问题。借助互联网强大的计算能力,依靠运算能力、精妙算法、人工智能、机器学习,通过机器完成匹配,自动把对信息的需求和信息本身做一个最优化的匹配,患者可以通过手机、电脑上传自己的病历资料并联系医生,而医生也不用在门诊苦苦地等待自己感兴趣的病例。

百度的搜索引擎在分诊方面发挥了很大的作用。在互联网时代,人一旦身体出现状况都会到百度去查查可能是什么毛病。如果需要到医院就诊,又会进一步查一查哪家医院、哪个医生最适合。但百度通过竞价排名而不是症状匹配来推荐医院,这一点受到广泛质疑。移动互联网时代,百度又推出了百度医生,旨在让用户能够快速预约身边的医生,有效降低预约就诊的时间成本,实现医疗资源的合理配置,同时打造以找医生、约医生、评价医生为闭环的在线服务链路,提升医患匹配效率及服务体验。其主要功能如下:

1) 预约医生

专业团队提供服务,随时随地快速预约。

2) 智能导诊

根据症状推荐相关科室,快速找到优质医生。

3) 精准搜索

在海量优质医生资源中,按姓名精确查找。

4) 多选医生

同时选择三位候选医生,提供优质预约体验。

5) 就诊评价

大量其他用户发表的真实评价供用户选择医生时参考。

挂号网从提供预约服务发展到医患匹配,推出了"微医"和"微医集团"。"微医"是挂号网的移动端入口,分为患者端和医生端两个版本,旨在帮助病患找到合适的医生,帮助医生优化诊后病患管理。而"微医集团"则是一个基于微医平台打造的医生之间的协作组织。其目的在于解决"大医生没时间,小医生没品牌"的困局,倡导以同病种(专科)为核心,跨区域医生资源纵向协作,提升医疗服务能力,使患者对医生形成信任感,实现患者就近就医,从而真正实现分级诊疗。其主打的核心功能是团队医疗,就是一群医生组成一个医疗团队,在这个团队里面大家分享经验,让病人在团队的渠道里面转诊。

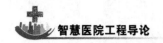

11.2.3 过程全提醒

提醒提示主要为患者在诊疗过程中提供向导式的导诊服务,其整体流程如图 11-5 所示。一般而言,提醒提示主要在患者就诊过程中提供以下服务:

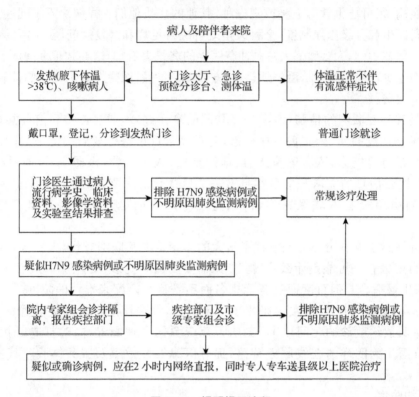

图 11-5 提醒提示流程

1) 排队候诊信息提示

患者可以通过手机应用平台设定提前提示的候检人数,当患者前面第 N 位病人检查的时候,手机短信或应用平台自动提示患者,缓解患者等候的焦急情绪。

2) 医嘱执行过程提醒

当医生开出药品、检查、检验、治疗等医嘱后,患者马上面临在什么地方检查、需要注意什么、费用是否足够等问题,此时系统可以给予更明晰的指引,方便患者寻找科室。例如,可通过手机提醒"此项检查××元,您的就诊卡内余额不足,请充值××元""此检查需要到门诊大厅患者服务中心预约""此项检查需要空腹""此项化验在三楼南区"等。

3) 检查/检验结果通知

患者可以定制检验/检查结果提示,当检验/检查报告审核后,手机会自动提示患者,便于患者及时了解自己的报告结果,缩短病人诊治时间。患者也可通过网络查询或通过检查/检验自助服务系统打印胶片和报告。如果检查/检验结果达到危急值,系统会自动通过电话或短信方式通知主管医生,以便及时对病人进行治疗,为危重、紧急病人赢得宝贵的抢救时间。

11.2.4 结果全推送

当检验结果和检查报告出来以后,患者如何知道这些结果就非常重要。以前往往都要到相关检查科室去拿,人动而信息不动,患者疲于奔命。自助打印服务大大方便了患者,移动服务无疑更彻底地解决了这一问题,经过审核的检查/检验结果被自动推送到患者的移动客户端,人不动而信息在动,进一步方便了患者。

11.2.5 服务全流程

在以移动互联网为主要手段的患者智能服务系统中,诊前系统、诊中系统、诊后系统构成一个循环,不断为患者在就医、保健过程中提供全程人性化关怀服务,使患者的就医更加有序,简化就诊流程,缩短患者在医院的非医疗时间,提供更好的就医体验,缓解"看病难"问题。

患者来医院就诊的过程就是经过诊前系统、诊中系统、诊后系统的过程,各系统之间的关系如图 11-6 所示。

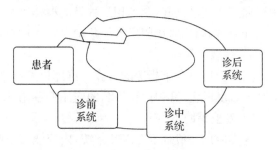

图 11-6　各系统之间的关系

11.3　国内外移动医疗发展现状

2012 年国际移动互联网使用率达到了 8.5%,而我国当前的移动互联网用户数量更是发展到了 8 亿之多。移动互联网如此快速的发展促使医疗行业也正式向移动领域进发,并借助方便、快捷、丰富的医疗应用在移动互联网中不断扩展运营。

当前移动医疗应用可以分为面向医院医生(B2B)和面向用户与患者两者(B2C)两种模式。前一种模式通常用于医务人员之间的相互交流,或者为医务人员提供一些医学知识库、医学工具等;后一种模式则用于求医问诊、医联预约、远程会诊、病情咨询和院后随访等。

11.3.1 国外移动医疗发展现状

近年来,国外移动医疗行业发展比较兴旺,在部分发达国家,远程医疗已经发展得相当成熟,并且随着手机移动终端设备的高速智能化发展,远程医疗也正在向移动领域不断渗透。例如,在 2009 年,美国某科研机构曾研发出一套远程卒中系统(Telestroke),能够对急性中风患者进行远程急救和护理。该系统的工作原理如下,当患者出现急性神经性脑中风时,可以借助移动智能终端接入系统,为诊疗提供必要的病情及影像资料,借此实现对患者的远程辅助诊疗,为抢救生命赢得更多的宝贵时间,增加更多的生存几率,达到更好的治疗效果。又如,德国研发了一套远程皮肤病学信息系统,可以为皮肤病患者提供远程诊疗。患者在手机上安装相应的应用程序后,可以直接用手机摄像头采集皮肤图像数据,然后结合自身的生物反馈信息一同发送给医疗诊断单位,医疗人员则借助计算机终端设备及相应的数据分析平台对患者进行诊断。法国研究人员将一种内嵌式低功耗传感器进行改进,制造出一种微型的可移植医疗设备,利用双向传感起搏器来监测患者的一系列生理指标变

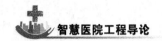

化,当患者身体出现异常状况时可以及时进行报警。比如能够基于地理位置来查找附近医生并进行预约的 ZocDoc,能够借助手环、头贴、手机等设备检测睡眠质量并提供针对性睡眠指导的 ZEO 等。移动医疗应用的不断普及也带动了医疗商业的发展,使得移动医疗的商业模式不断成熟和健全。

11.3.2 国内移动医疗发展现状

国内移动医疗应用的起步较晚,但发展较快,在一些知名的手机应用平台上检索"医疗"这一关键词,能够找到上千个应用,而检索"健康"一词得到的应用数量更是达到几千个之多,这些应用的覆盖面十分广泛,包括求医问诊、预约挂号、医学宝典、健康指导、药物手册、移动药店等方面,一些优质应用的下载量已达到百万级别。由此可见,国内移动医疗应用行业正在蓬勃兴起,受到相当数量的群体关注。

如今,国内相对比较出名的移动医疗应用有以下几个类型:

1) 医患交互类

这类应用整合了相应的医疗数据库以及医生资源,可以为用户提供远程医疗咨询或打造私人家庭医生,其中比较出名的应用有春雨掌上医生、5U 家庭医生等。

2) 专业辅助类

这类应用一般基于 CDSS 系统,内容涵盖了临床评估、医学计算、药物、手术、医学检测等方面,可以帮助专业医生进行医疗信息的查询、决策,提高一线医疗人员的工作效率,其中比较出名的应用有全科医生等。

3) 面向患者的用药指导类

可以为普通家庭提供药物信息查询、药物真假鉴定、药店查询等,这一类比较出名的软件有家庭用药助手等。

4) 综合服务类

这类应用一般由医院机构合作开发,能够为用户提供移动导诊、预约挂号、病情查询、健康档案查询等综合医疗服务,并可以直接通过手机话费来支付相关费用,其中比较出名的应用有移动医院、医事通等。

11.4 国内移动医疗应用——急救车

随着我国医疗科学技术的迅猛发展以及医疗技术水平的提高和人民群众对医疗需求的变化,医疗急救是一项关系到广大人民群众生命保障的重大民生工程和公益性事业。

目前,除一些医疗单位争相改造手术室外,更大规模的新建医院和手术室已成为关注的热点,对于手术室洁净条件、数字化功能要求也越来越高,已成为医院医疗水平和技术水准的标志之一。此外,由于地震、救灾、突发事件及国际救援等多方面的需求,数字化医院洁净手术室的缩影——数字化现场急救手术车也因此应运而生,它可以在急救现场对危重病人、伤势严重病危者实地实时进行手术抢救。这种"现场急救手术室"将成为医疗救助不可缺少的一部分,应该引起有关部门的高度重视并予以大力推广与发展。

11.4.1　我国医疗急救车的现状与存在问题

目前,我国地市级以上城市急救中心所配备使用的"120"急救车,一般只配备担架、氧气袋、急救药物等简易急救设备,同时加上1~2个医生及救护人员,只能开展简单的急救,依靠医务人员徒手抢救为主。

当高速公路车祸发生时,急救车的主要任务是转移,即将病人从发生地持稳运到医院,不具备现场抢救功能。

遇灾情或突发事件时,对危重病人无法进行手术抢救,只能对病人做简单处理后,运送到医院,在运送中容易产生意外,往往延误了抢救宝贵生命的时间。

2008年5月12日汶川大地震时,有少量的军用抢救车在现场抢救,能做现场手术,但不普遍,远远不能满足重大灾情发生后的需求。

由于我国地域辽阔,多种灾情和突发事件每年都有频繁发生,在遭遇这些事故时,现场抢救手术的需求十分迫切。

数字化现场急救车,本身就是一个监护型的专业救护车,车内一般配备监护系统,吸引器、呼吸机、多功能手术台和洁净无菌手术室、无菌化空气消毒设备。利用这些设备医生可在现场进行抢救、开刀、监护和治疗。其中洁净无菌手术室为难点和重点。

国外流动急救车具备洁净手术室和重症监护、远程诊疗等配套系统。在我国汶川大地震期间,支援我国救援的欧美国家空投急救车在现场进行救助、抢救、手术等活动,为医务人员抢救危重病人提供了世界最先进的设备,得到好评。

11.4.2　现代数字化现场急救车的技术性能

该车的技术性能可分三部分要求,即:总体结构、洁净手术室和数字化系统。

1) 总体结构

可用军用方舱型汽车改装,车身长度控制在6~8 m,以便在城市市区可以通过(过长则出行困难),且具有爬越山坡的功能。如图11-7为民用急救车主体结构。

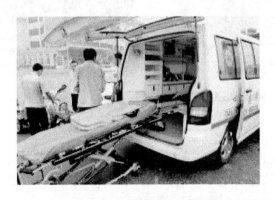

图11-7　民用急救车的主体结构

应满足以下要求:

(1) 具有供配电室,能使用电网/自发电/UPS电源,确保电源安全供电,万无一失。自发电要求隔声、隔震。

（2）车体和洁净室为双层结构，另外要考虑数字化系统综合布线的空间设计。

（3）急救车数字化系统应配置控制柜，如图11-8所示。

2）洁净手术室

（1）采用新型球形结构，以装配式方法装配而成。安装牢固、密封、安全可靠、洁净度高、易清洗。

（2）手术室层流净化系统的设计应达到100级净化级别。

① 净化等级为Ⅰ级（最高级别），即手术区100级，周边区1 000级。

② 手术区沉降细菌最大平均浓度0.2个/30 min·ϕ90 皿（5个/m³）。

③ 手术区工作面高度截面平均风速0.25～0.3 m/s。

（3）洁净手术室无影灯系统

应研制专用的手术室无影灯，以达到最佳照度。

（4）洁净手术室消毒排气系统

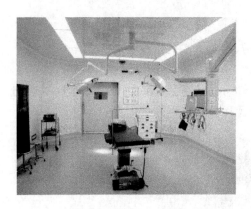

图11-8 急救车数字化系统控制柜

应研制专用的排风机分流，以确保洁净手术室的核心净化系统，如图11-9所示。图11-10为常州武进医院岳茂兴教授在流动ICU急救车上手术抢救危重病人。

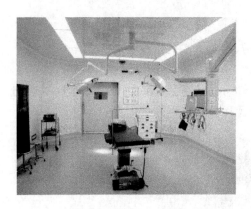

图11-9 洁净手术室消毒排气系统

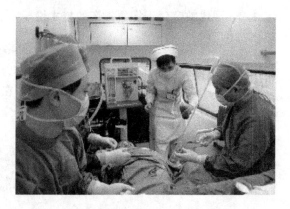

图11-10 流动急救手术室

3）数字化系统

应建立一个数字化的集成系统，主要包括：

（1）计算机网络系统。既保证车内局域网络，将各智能系统集成在一个控制界面上，又能完成无线联网，以便进行远程诊断和远程治疗工作。

（2）对供配电、车内空调、冷暖、湿度进行自动控制。

（3）专用的医疗信息系统和诊疗系统的自动控制。

（4）车内视频会议的监控系统和通话背景音乐系统。

（5）大屏幕显示和信息发布系统。

11.4.3 现代数字化急救车的发展

1) 医疗外科机器人手术

目前,医疗外科机器人手术系统的主要研究技术热点为:临床应用、微机器人、仿真、图形导航、虚拟临场、多媒体通信、遥控操作研究等。根据其应用的特点,现在已经发展起医疗外科手术导航系统、机器人辅助操作系统、微创伤外科系统、虚拟临场手术系统、医疗外科机器人临床应用研究等方面。

(1) 医疗外科手术导航系统

目前,医疗外科手术导航系统已有了许多实用化的系统。如日本的 Tokyo Metropolitan Police Hospital 在整形外科中用导航系统取得了良好的效果。其系统框图如图 11-11 所示。

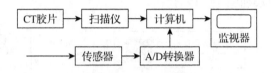

图 11-11　医疗外科手术导航系统框图

其手术步骤如下:

① 在手术开始之前,医生可以漫游病人手术部位的三维重构图像,从而对该部位及邻近区域的解剖结构有明确的认识,然后进行手术规划。

② 规划完成后,医生可在三维图像上进行手术的仿真操作,以确定手术方案的正确性。

③ 在手术过程中,医生可观察到手术器械在人体组织中的位置和器械周边的组织信息,确保手术安全进行。

(2) 微创外科手术系统

这类手术又称显微外科或内窥镜手术。它的特点是不需要在病人身体表面上有大的手术切口,有利于病人的康复,减小病人的痛苦,降低医疗费用。手术时,通过皮肤上的小孔将手术器械送入病人体内的病变部位,进而完成手术操作。

(3) 虚拟临场手术系统

目前,虚拟临场手术主要集中研究遥控操作、仿真规划和视觉重建三个方面。这类系统的结构如图 11-12 所示。

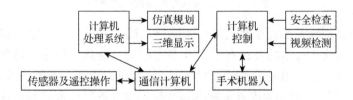

图 11-12　虚拟临场手术系统结构

从该结构图中可以看出,系统要具有三维成像、网络通信、遥控机器人、计算机仿真和控制手术过程等多方面功能的综合才能得以实现,其难度相当大,但这种系统的应用价值很高。

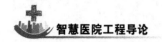

2）远程出席指导手术

远程出席指导手术是远程手术的一个方面，它充分体现了远程医疗给医生、病人带来的好处。远程出席指导手术是指外科专家在异地接受手术现场的各种信息（数据、图像、声音、感觉等信息），修改手术的模式并将信息反馈给手术现场从而指导机器人或医生进行手术。实现远程出席指导手术能够带来许多好处，有利于提高边远地区以及城市医疗服务质量，降低医疗成本，同时有利于医务人员的培训和再教育。

目前，许多发达国家都在进行这方面的研究。在美国和欧洲地区，至少有 10 个研究小组正在开发远程外科系统。其中加州国际 SRI 公司已经开发成功一种被称之为"格林远程现场外科系统"的装置。外科医生坐在操纵台前，戴上一副三维摄像镜，即可观察到手术室全景及放大后清晰的患者图像。手术医生可通过命令语言指挥摄像机拍摄手术过程。另外，手术时所有的声响均可通过音频设备实现传输，哪怕是手术的细微响声也能听得一清二楚。远程医疗网络架构如图 11-13 所示。

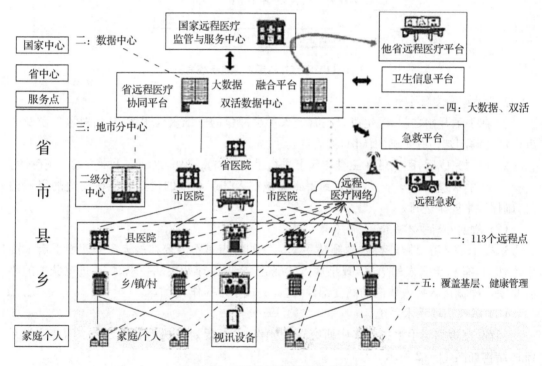

图 11-13　远程医疗网络架构示意图

实现远程出席指导手术关键问题就在于能够让远离手术台的专家真实地感受到手术现场的状况，因此，这一技术的关键在于实现多媒体交互信息的传输。德国一些大学研制的计算机辅助外科系统利用在手术灯的中心加入照相机成功地实现了手术现场的拍摄，并将信息传输给外科专家，外科专家在监视器前指导手术的进行。他们利用这一系统已成功医治了一位有头盖骨疾病的患者。远程医疗逻辑结构如图 11-14 所示。

远程出席指导手术虽有其优越性，但目前发展此技术尚有许多有待解决的问题。通信的延时性往往使手术者与专家观察到的现场情况并不是同步的；远程出席指导手术的本身要求传输各种信息（图像、数据、语音等），目前还没有统一的标准，有很多不能互相协调，还

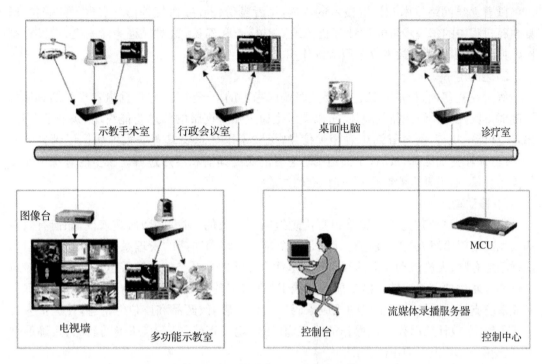

图 11-14　远程医疗逻辑结构示意图

需建立统一的标准。随着医疗水平的不断提高,人们将不断地研究和解决远程手术中出现的问题,使远程手术更广泛地应用于人类。

现代绿色数字化急救车的未来发展将走向新四化,即:智能化、网络化、信息化、数字化。现代绿色急救车的优点有:环保、节能、生态。因此,可以认为现代绿色数字化急救车是当今世界最理想的急救车。

11.5　移动医疗其他应用

移动互联网技术突飞猛进,在医疗行业的应用越来越广泛,从硬件终端的设计到软件开发,专业化趋势明显。

2012 年 1 月,物联网"十二五"发展规划正式出台,在此规划中,智能移动医疗行业成为未来给予重点支持的行业之一。智能移动终端在以下诸方面均能发挥重要作用:条码化病人身份管理、移动医嘱、诊疗体征录入、移动药物管理、移动体检标本管理、移动病案管理等。国家在公共卫生领域进行了大量投资,政府自筹和社会资本的参与都将促使智能移动医疗快速发展。

1) 移动护理

患者从就诊到得到治疗需要经过三个步骤:①医生检查患者得出初步诊断后开具医嘱;②护士将医嘱转抄到输液或治疗卡上并准备执行;③护士实施治疗方案。这三个环节的每一步都至关重要。由于技术和客观条件的限制,长期以来医院采取的各种手段并没能有效地减少医疗事故的发生。

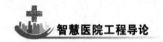

随着无线网络技术和识别技术的发展,患者身份、药品、血袋等信息实现了数据化,医嘱执行过程中的每一步可通过计算机系统实时检查和确认,这对保证患者安全、切实提高医疗质量、减少医疗事故发挥了巨大的作用。

2）移动查房

医生在查房的过程中,往往需要随时调取患者的电子病历,并根据患者当时的具体病情随时下医嘱。无线网络的应用,可以使医生通过随身携带的移动智能终端,如平板电脑、PDA、智能手机等,随时查询患者相关信息,免除了以往总要拿着一大堆病例记录本的麻烦,并且能够更加准确、及时、全面地了解患者的病史详情和治疗过程。医生的查房工作变得简单轻松,而患者也能够得到及时、准确的治疗。

3）移动输液

很多医疗事故都是由于输液过程出现差错而导致的,对大多数医院来说,如何有效对病人尤其是门诊病人的输液进行管理是一个难题。移动输液的管理系统可以解决在门诊这样场地有限、人员流动性大的复杂环境里病人输液的难题。病人输液过程中所有的核对工作都可通过护士手持带扫描功能的无线 PAD 来实现,取药、配药、输液等所有流程都有专业系统支持。系统自动生成的相应条码中内含了患者、药品和座位等信息,使医护人员一目了然,有效杜绝以往人工操作的隐患,真正实现了正确的病人、正确的药品、正确的剂量、正确的时间、正确的用法。

4）移动分诊

医生可以通过配备的平板电脑或 PDA,将接诊或等待的患者数量信息登记传输到前台负责分诊人员的计算机上,方便分诊人员了解每个门诊医生当前的接诊情况,及时调配资源。

综上所述,移动医疗是智慧医疗发展的大势所趋。

11.6 国内移动医疗面临的困难与挑战

移动医疗本质上还是传统医疗服务借助互联网的一种延伸。既然如此,无论如何变化,医生、患者和院长始终是三位主角:医生是核心资源,院长是掌舵者,而患者则是评委,起着"水能载舟,亦能覆舟"的作用。这三种角色处境不同,各有所思,左右着移动医疗的进程。

11.6.1 医生

移动医疗归根结底还是要围绕着医生这个核心资源来展开。现状是:

1）医生投身于移动医疗的意愿和动力不足

三甲医院的医生在线下的业务本身已经足够繁忙,并没有太多的时间和精力来做线上的服务,况且与来自传统医疗的利润相比,移动医疗带给医生的经济利益至少目前还微不足道,使得医生从事线上服务的动力不足。当然,作为树立自身品牌和吸引客流的有效方法,还是会有一部分医生对线上服务感兴趣,特别是那些处于事业上升期的医生,他们寄希望于移动医疗这个"副业"来迅速增加经验值,实现"弯道超车"。

2）医生数量有限,分布不均

目前全国注册医生总数不到 270 万人,平均每千人拥有医生人数不到 2 个。长期以来,大医院聚集了大量的优势医疗资源,虹吸优质医生和病人,而非在级医院则长期因为医疗资源匮乏而无法获得病人信任,常年业务量不足,即使偶有优秀的人才加入,最终也都倒流到大医院去,甚至彻底离开了医疗服务这个行业,行业怪圈由此造就:一方面,大量的医学院毕业生找不到理想的医疗机构就业,另一方面,整个行业又极度缺乏医生。因此,当互联网切入医疗服务领域后,到底依靠谁来做后端的服务就成为不得不面对的问题。

3) 体制上的约束

说体制问题之前还是要重申一句话:移动医疗服务产生的所有数据的终点应为医生,但现实是我国公立医院医生,优秀的医生资源受困于体制,不能也不愿离开体制来建立独立的服务方,更多的是采用名义工作室等合法的走穴模式,意图通过这种模式获得体制和市场的双重红利。尽管体制内的有着市场精神的医生已经开始自己创业,对整个医疗体系的变革有着一定的推动作用,但这样的力量毕竟太小,核心还是要依靠政策的推动,让医生真正有动力参与到基础医疗的变革中来。

4) 基层医疗机构的服务能力短板

由于三甲医院看不上移动医疗这块鸡肋,那么推动移动医疗的重任就要交给二甲医院、社区医疗机构为主的基层医疗机构。它们的主要工作就是和老百姓打交道,主要特点是"接地气"。既是推广移动医疗转化率最高的入口,更应作为移动医疗普及的突破点。然而,现实却是基层医疗机构的医生来源始终无法得到保障。由于病人长期的不信任,基层医疗机构长期得不到足够的病人,又缺乏大医院严格规范的内部培训体系,使其医生医术始终无法提高。另外,基础医疗机构的检查检验能力偏弱,使其无法完成很多基本的诊疗。同时,药品目录不全导致其不能有效地为本应在本级医疗机构医治完成的慢性病和康复人群的服务。这些都直接制约了移动医疗在基层的推广能力和服务水平的提升。

11.6.2 病人

春雨平台最近的数据显示:春雨平台上目前有 20 万名注册医生和 6 000 万名激活用户,日问诊量是 8 万。这是个什么概念? 在号称中国最大的医患在线互动平台上,每天一个医生都摊不到一个患者,如果继续细分到专科领域,每天患者的提问请求就更少了。甚至可以这样说,中国的医患沟通应用缺的不是医生,而是用户。《经济》记者走访北京友谊医院、北京儿童医院的遭遇也验证了上述观点,随机采访的 40 余位患者(及其家属)普遍不知"移动医疗"为何物,但当记者进一步提示具体的移动应用及硬件设备时,大部分受访者表示有所耳闻,不过,其中近四分之三表示从未使用过;余下体验过移动医疗的 8 位受访者中,6 位表示"挂号和加号"是他们最常用的功能,两位偶尔使用移动设备监测自身的血压、血糖值等生理健康状况。

中国拥有世界最大的移动互联网市场,但用户却不买移动医疗的账,究其原因还是解决不了问题。作为一个患者,目标很明确:看靠谱的医生,节约时间、成本。可是几番使用在线问诊下来,最大的感触就是上述目标都没法实现。

11.6.3 我国移动医疗需要解决的主要问题

移动医疗应用的普及得益于移动智能终端及移动互联网的迅猛发展,然而,移动医疗应用也有着非常明显的局限性。

（1）医疗本身属于一种严肃性、复杂性的活动，从事相关业务必须符合政策规定，具备相应资格，这使得目前的一些移动医疗应用面临着违法的风险和指责。

（2）医疗活动需要提供真实、完整、稳定的医疗数据，而移动医疗应用能否满足这一要求还有待考量。

（3）移动医疗行业的发展需要行业资源的深度合作和大力支撑，需要构建一个各机构相互补充、促进的联合运营体系，而目前这一体系并不完善。

（4）必须探索一套健康、完整的移动医疗商业运营模式，移动医疗才能持续发展下去，这就需要改变用户观念，增强用户付费意识，逐渐打通一条健康、有序、有活力的移动医疗产业链。

综上所述，在移动网络及设备快速发展的社会背景下，移动医疗显示出巨大的发展空间，但移动医疗要实现可持续发展，还面临着许多困难，这就需要我们不断加强研究，努力健全移动医疗行业体系，使移动医疗为人们的健康提供更良好的保障。

总之，我国移动医疗事业道路曲折，前途光明。

12 智能化可穿戴设备

随着电子信息行业的迅猛发展,智能化可穿戴技术以其信息化、智能化、易携带等优势逐步走入人们的生活。可穿戴计算是一种全新的计算技术,与传统的计算技术存在着很大的差别。它打破了传统的人机交互模式,使人和计算机更加紧密地结合在一起,提高了人的整体感知和计算能力。它提供了一种无处不在的计算和交互方式。可穿戴计算机是一种可穿戴在人体上的个人移动计算机。移动互联网时代的到来,让具有移动化、碎片化、简易化特性的可穿戴移动智能设备,获得了巨大的发展机遇。充分利用终端操作系统的可扩展性、芯片的处理能力以及完善的传感设备和通信模块,可穿戴设备通过统一的外部接口延伸系统的感知能力,满足移动疾病诊疗和健康管理的业务需求。

12.1 概述

可穿戴技术起源于 20 世纪 60 年代,是美国麻省理工学院媒体实验室提出的创新技术,利用该技术可以把多媒体、传感器和无线通信等技术嵌入人们的衣着中,可支持手势和眼动操作等多种交互方式。自从 2012 年谷歌公司推出谷歌眼镜以来,可穿戴技术及设备成为市场热点。

从 20 世纪 70 年代起就使用可穿戴计算机辅助视力的加拿大科学家史蒂夫·曼恩,被誉为"可穿戴计算机之父"。在他看来,中国人千百年前就把算盘挂在胸前——这在某种意义上也可以算是可穿戴计算机。他认为,可穿戴设备,确切地说,是智能化可穿戴计算机,指采用独立操作系统、具备系统应用、可升级和可扩展、由人体佩戴、实现持续交互的智能设备。

可穿戴计算机应该是持续的,它总是处于工作、待机或可存储状态;可穿戴计算机应该主动提供服务,增强人的感知能力;同时它应该能够过滤掉无用的信息。

广义的智能化可穿戴设备包括功能全、尺寸大、可不依赖智能手机实现完整或者部分功能的设备(例如智能手表或智能眼镜等);以及只专注于某一类应用功能,需要和其他设备(如智能手机)配合使用的设备(如各类进行体征监测的智能手环、智能首饰等)。随着技术的进步以及用户需求的变迁,智能可穿戴设备的形态与应用热点也在不断变化。

随着移动互联网的发展、技术的进步和高性能低功耗处理芯片的推出等,智能可穿戴设备的种类逐渐丰富,并从概念走向商用化,谷歌眼镜、苹果手表、三星智能腕表、耐克的燃料腕带、传感器智能服、太阳能充电背包等可穿戴式智能设备大量涌现,智能穿戴技术已经渗透到健身、医疗、娱乐、安全、财务等众多领域。谷歌、苹果、微软、索尼、奥林巴斯以及国内华为、小米等诸多科技公司争相加入可穿戴设备行业,在这个全新的领域进行深入探索。医疗领域更加迫切需要长期监测人体的生理指标,以掌握这些生理指标的动态变化,为临

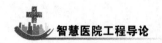

床诊断提供更加充分的依据。

12.2 可穿戴设备关键技术

可穿戴设备是一个典型的嵌入式系统,它等于嵌入式处理器(MCU 或 MPU)＋传感器＋射频。基于 ARM Cortex M3 的 MCU 是可穿戴设备主流处理器,蓝牙 4.0(BLE)是主要采用的无线协议技术。简单来说,就是把计算机"穿"在身上进行应用发挥其功能的技术。可穿戴技术主要在直接穿在身上和整合使用者的衣服与配件方面进行创造和研究。可穿戴设备包含以下几个关键技术。

1) 语音识别

现在在一些移动操作系统、软件和部分网站上出现了语音识别功能。语音识别在输入上取代键盘和手写只是时间问题,因为它"能够解放人类的双手",并且提高效率。

2) 眼球追踪

这项技术早已广泛应用于科学研究领域,特别是心理学。眼球追踪技术在移动领域的出现将有可能催生出比触屏操作更"直观",比语音操作更"快捷"的操作方法。只要转动眼球就能滑动屏幕、选中、输入。这可能是除了人脑电波直接控制之外最快的操作手段了。

3) 骨传导技术

骨传导技术一直以来是一项军用技术,通过振动人类面部的骨髓来传递声音,是一种高效的降噪技术。通过骨传导麦克风说话,传递出的语音信息几乎丝毫不含周围的杂音;而通过骨传导耳机听到的声音也非常清晰。

4) 低功耗互联技术

现在已经成功商用并且表现出众的蓝牙 4.0 或许可以很好地解决能耗问题。它成本更低,速率更高,距离更远(约 100 m),完全可以解决上一代蓝牙所遗留的问题。并且,在这样的速率下,很有可能催生出新的发明甚至革命。

5) 裸眼 3D 技术

裸眼 3D 摒弃了笨拙的 3D 眼镜,使人们可以直接看到立体的画面。通过视差障壁技术、柱状透镜技术和 MLD 技术,用户可以在液晶屏幕上感受清晰的 3D 显示效果。

6) 人体芯片

如果人与计算机的距离近到极致,那么不是人进入了计算机,就是计算机进入了人体。人体芯片已经广泛应用于军事和医疗领域,但目前因为体积和安全的原因,它的作用被限制在被动扫描。

12.3 可穿戴设备分类与产品

12.3.1 可穿戴设备的分类

可穿戴设备按产品功能分类见表 12-1。其中包括 Nike＋系列产品和应用(Fuelband)、Jawbone Up、叮咚手环、GlassUp、Fitbit Flex。这些可穿戴设备,主要通过传感装置对用户的运动情况和健康状况作出记录和评估,大部分需要与智能终端设备进行连接显示数据。

另外还有 Google Glass 等一些设备,虽然也需要与手机相连,可是功能更加强大,独立性更强,未来将成为可穿戴设备的主导产品。

表 12-1   可穿戴设备分类

主要指标	运动健身类	健康管理类	信息资讯类	体感控制类
目标人群	以年轻消费者为主	面向大众消费者,婴幼儿和老人是重要目标人群	面向大众消费者	以年轻消费者为主
交互方式	图形化界面,多通道智能人际交互,通过传感器收集信息和数据	图形化界面,多通道智能人际交互,通过传感器收集信息和数据	以自然语言交互为主,通过语言识别来实现操作	体感交互,虚拟交互
解决问题	收集运动信息,帮助更好获得锻炼效果	对各类健康指标进行采集、对比和分析	增强现实,更方便和及时地获取信息	增强人类能力,以娱乐活动为主
产品形式	腕带、手表、鞋等	腕带、手表等	手表、眼镜等	腕带等
代表产品	Nike＋Training	Fitbit Flex	Google Glass	MYO 腕带

12.3.2   可穿戴设备典型产品

1) 谷歌眼镜

谷歌眼镜无疑是目前最受关注的信息类可穿戴设备。如图 12-1 所示,用户对着谷歌眼镜的麦克风说"好了,眼镜",一个菜单即在用户右眼上方的屏幕中出现,可以显示多个图标,让用户拍照片、录像、使用谷歌地图或打电话。

除了通话、短信、邮件、新闻等信息外,谷歌眼镜本身就是一个网络入口,用户可以通过语音输入从网络上进行查询,并在屏幕上实时

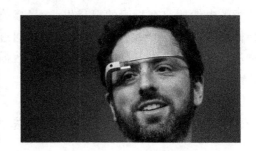

图 12-1   谷歌眼镜

显示包括导航、生活等各种信息。虽然目前的开发者版本在舒适性、电池时间等方面还存在一些问题,但今后推出的消费者版本应当会进行改善。谷歌眼镜内置了一台微型摄像头,还配备了头戴式显示系统,可以将数据投射到用户右眼上方的小屏幕上,而电池也被植入眼镜架内。总而言之,谷歌眼镜就像是可穿戴式智能手机,让用户可以通过语音指令拍摄照片、发送信息,以及实施其他功能。

2) 智能手环

智能手环(如图 12-2 所示),可提供智能闹钟提醒。如果用户把闹钟定在每天早上 8 点,它会根据用户的睡眠记录,在 8 点前某个时间段内监测到用户处于轻度睡眠的时候震动一下,唤醒用户;在选定好的时间段内,每当监测到用户持续不动一段时间(用户自设30 min、45 min 等)后,就会震动提醒用户起来活动一下;当处于运动模式

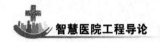

时,该手环能 24 小时记录佩戴者的活动情况,以里程、步数和卡路里为单位,令佩戴者明白一整天内运动了多少距离、消耗了多少卡路里,为热衷减肥和运动的用户提供实时监测服务。

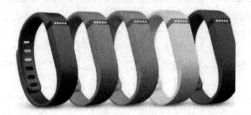

图 12-2　智能手环

3) 可穿戴 T 恤衫

可穿戴 Hexoskin 系统(如图 12-3 所示),可以分析用户运动时的呼吸以及心脏运动,然后通过智能手机将数据传递给一个联机账户,让那些需要管理团队的体育专业人士生活更轻松。T 恤的组件是可洗的,并且是防水的,可以穿在任何类型的运动服里面,采用了高科技、透气的意大利纺织物设计来保持水分以及调节热量。传感器被放置在远离胸口的区域,因此用户可以安全地进行运动。插在配套设备里的电缆固定在腰间的口袋里,一旦接收到身体指标数据,Hexoskin 设备会实时将信息通过无线数据流传送到移动设备里,或者一直存储数据直到用户能够通过 USB 数据线传送。

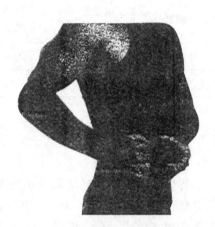

图 12-3　可穿戴 Hexoskin 系统

12.4　基于智能可穿戴设备的移动医疗

20 世纪末人们就已经开始研究传感技术和可穿戴设备的计算方法,希望研制出面向临床应用的可穿戴装置。随着低功耗芯片技术、传感技术和无线通信技术的发展,医疗用的可穿戴产品研究吸引了众多的研究者和企业的参与。精确给药治疗、运动辅助等,已成为医疗器械创新的一个热点方向,产品已开始逐渐应用于临床实践。随着人们对自身健康关注度的提高,可穿戴医疗设备有更加广泛的需求基础,健康医疗设备就会成为必需消费品。可穿戴设备不但可以随时随地监测血糖、血压、心率、血氧含量、体温、呼吸频率等人体的健康指标,还可以用于各种疾病的治疗。可穿戴设备因具有微型化、智能化和便携化的优点,在测量及监护方面得到了广泛的研究及应用。

1) 实现长时间的动态监测,提供全面的临床诊断数据

在早期心脏病监测中,一次心电图难以捕捉到有效的诊断依据。如图 12-4 所示,动态心电图(DCG)可连续记录 24 小时心电活动的全过程,包括休息、活动、进餐、工作、学习和睡眠等不同情况下的心电图资料,能够发现常规一次心电图(ECG)不易发现的心律失常和

心肌缺血,是临床分析病情、确立诊断、判断疗效重要的客观依据。

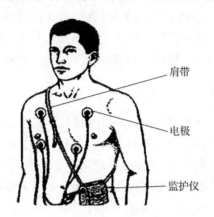

图 12-4 动态心电图监测设备

2) 有利于寻找病因,实现防病和早期治疗

很多疾病的早期,都是很容易治疗控制的。如果初期未能检测出,后期面临病情恶化难以控制的风险更大,同时需要更大的代价(更高的医疗费用和身体损伤)。移动医疗基于更丰富和全面的监测数据及后台的云技术分析,可以帮助患者在疾病初期发现病因,及时治疗或者提醒患者改变不良生活习惯、生活环境,就有可能变治病为防病。例如心血管疾病,在发病之前,都伴随高脂血症、肥胖、高血压、糖尿病等症状,如果及时检测到高血糖、高血脂、高血压并改变不良生活习惯(比如减肥、戒烟等),就可以达到很好地控制心血管疾病的目的。

3) 提升诊疗水平,持续跟踪患者情况

借助智能联网技术,医生可以提高诊断水平,也可以与患者进行更好的沟通。经济学人智库 2012 年的一份调查显示,有接近一半的医生认为未来需要远程数据处理和诊断决策的服务。他们最希望未来能有远程病情监控这项服务,因此医生需要可穿戴智能医疗设备的支持。许多疾病在彻底康复之前会出现情况反复,患者出院再入院的情况普遍存在。通过可穿戴智能医疗设备可以持续跟踪患者后续情况,医生可以动态评价药物的疗效,及时跟踪患者的康复进展情况,发现潜在的风险因素。

12.5 可穿戴医疗设备应用

1) 心脏监护

根据世界卫生组织(WHO)报告,2009 年全世界共有 1 900 万人死于心脏类疾病。另据相关资料显示,我国死于心脏相关疾病的人数仅次于肿瘤和脑血管疾病的死亡人数,其中发病死亡的主因是急性心梗和致命性心律失常。同其他疾病相比较,心脏疾病的发作更加具有突然性和随机性,很多人会因为错过最佳的抢救或治疗时间使病情加剧,甚至导致死亡。据临床资料显示,由于缺乏有效的监护,心脏骤停的人绝大部分死于院外,占 60%～75%,其中 50%～75%死于家中,7%～12%死于工作岗位,8%死于公共场所,因此日常的预防和检测是发现和控制心血管疾病的重要手段。

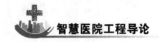

smart智慧医院工程导论

2) 糖尿病治疗

有研究机构设计了一款手腕式胰岛素泵,通过微针轻缓地刺入腕下皮肤,病人不会感到疼痛。内置的电极血糖传感器通过电解产生内部气压变化,调整抽取血液和注射胰岛素的速率。血糖高则注射胰岛素,血糖低则注射葡萄糖,从而将血糖稳定在一个适当的范围内。

3) 睡眠监护

我国有近一半的人存在不同程度的睡眠障碍问题,其中以失眠症、嗜睡症和睡眠呼吸暂停综合征最为常见。由于睡眠时间不足、睡眠质量低下,造成了大约50%的人白天精神萎靡,38.9%的人白天活动受限,27.7%的人情绪不佳。睡眠监测的主要目的是了解睡眠质量,发现睡眠疾病,如睡眠呼吸暂停综合征。临床上多用多导睡眠监测系统监测睡眠,测量参数主要有脑电、眼电、肌电、心电、体位体动、口鼻气流以及腹腔运动等一系列参数,能够非常全面地记录睡眠状态。

4) 精神压力检测

我国由于庞大的人口基数和高速发展带来的压力,各项精神压力导致的相关问题也呈现日益上升的趋势。长期处于精神高压状态下的人更容易患上精神疾病。压力过大带来的各种问题诸如抑郁和焦虑在欧洲已经成为办公室环境中的第二大健康问题,25%以上的患者会因为压力问题请假缺勤达1个月或更久。检测压力相关的健康问题,通常可以通过测量心率变异性(HRV)来确定。而HRV的测量则要根据ECG数据。临床上测量ECG已经十分准确,但在日常生活环境中测量ECG还是不够方便,而可穿戴技术可实现长时间ECG测量,从而准确判断日常生活中的精神压力问题。

5) 肾病治疗

肾衰竭是一种严重影响人类健康的疾病。近年来,世界各国救治的急、慢性肾衰竭患者的数量逐年增加,依比较保守的估计,全世界每天约有超过10.6万个新病人进入常规血透治疗,其中仅5%可望进行肾移植。截至2010年,我国慢性肾功能衰竭发病率为每年每百万人口50～100人。由于肾脏功能受损,血液内有害物质无法通过肾脏过滤去除,临床上除了进行肾移植,一般是通过每周2～3次的血液透析来过滤血液内的有害物质,达到维持体内酸碱平衡和电解质平衡的目的。目前正处于研究阶段的"人工肾脏"是一种小型化的、模拟人体肾脏功能的装置,它将血液抽出体外,依据过滤、吸附、透析、膜分离等原理,排除血液中的新陈代谢产物,净化血液并将处理后的血液引回体内,提高病人的健康水平。

6) 伤口感染检测及治疗

在美国,静脉溃疡等足下肢伤口感染带来的损失每年高达30亿美元,大约15%的糖尿病患者至少会有一只脚发生糖尿病足溃疡。而在欧洲,每年糖尿病足部溃疡的发病率在2.1%～3.6%。目前临床上治疗下肢静脉溃疡的方法主要有压力压迫等基础疗法、药物治疗和理疗等辅助手段及手术治疗等全面治疗手段。但是仍有研究发现,57%～67%的下肢静脉溃疡病人没有得到系统、规范的治疗和护理。一种正处于研制中的置有微型传感器的智能绑带也许有助于解决这个问题。

7) 手术导航

传统的外科手术无论是术前规划还是术中决定手术进程都依赖于医生的经验,像脑部或者脊椎的病变位置都是不可见的,医生只能依据病人的病理特征进行手术,往往会造成手术开口大、术后恢复慢等问题。计算机辅助手术导航可为医生实时显示手术器械相对病灶部位解剖结构的位置和方向,为正在进行手术的医生提供参考辅助。将可穿戴技术和手术导航相结合,可以给予医生更大的帮助。

8) 功能康复训练

康复医学是一门促进伤残患者身心功能康复的新治疗学科,病、伤、残患者借助于康复治疗技术进行肢体功能恢复,以尽快地改善生活质量、融入社会。传统的康复治疗需要康复师的人工辅助,耗费人力。采用可穿戴设备辅助进行康复训练,可以减少人力投入,提高康复训练效果。

9) 帕金森病康复

帕金森病(PD)是继阿尔兹海默症之后第二常见的神经退行性疾病,患病率在发达国家为 0.3%,在超过 60 岁的人中大约有 1%。高患病率使更多的患者需要进行康复训练,临床上尚无较好的系统康复方法,多为护理人员根据病人的症状,辅助病人完成基本的行走、锻炼等运动。重复的操作让病人更适合使用无人监督的可穿戴式设备代替护理人员进行自我康复训练。

在医疗领域,可穿戴技术已经逐渐从理论研究走向了实际应用。可穿戴设备的主要应用突破集中在两个方面:一方面是为个人健康自我监护提供了手段,满足了个人健康监护的需求;另一方面则是为医疗提供了新的诊断、治疗手段,解决了临床上重要的实际需求。作为新型医疗设备,目前可穿戴设备存在一些不足之处,比如动态测量条件下的信号可靠性,监测设备长期使用的舒适性、方便性,个人数据的隐私保护等存在一些问题;需要在新型传感技术、信号处理技术、芯片低功耗技术、电池供电技术等方面持续创新,才能使得可穿戴设备广泛应用到人们的日常生活中。移动互联网和大数据时代已经到来,可穿戴设备与移动互联网、大数据分析相结合,能够实现疾病的早期发现和早期诊断,降低个人和社会的医疗成本,有效提升个人的健康水平,必将成为未来技术发展的重要方向。

13 精准医疗

13.1 概述

2015年1月下旬，美国总统奥巴马在国情咨文演讲中说道："美国已经消灭了小儿麻痹症、绘制出人类基因组等举措，这意味着美国已经使人类医学迈入一个新的时代……接下来，我们致力于治愈癌症和糖尿病等疾病，让所有人获得需要保障自己和家人健康的个性化的信息。"并宣布了新的项目——精准医疗计划（Precision Medicine Initiative），当时这项举措就已经提上议程。奥巴马还向国会提议斥资2.15亿进行美国100万人的基因组测序作为全面加速生物医学研发计划的一部分，用以助力开发新一代的药物。

此后，在国内的各种学术研讨会上，与会专家们也纷纷呼吁，我们的医学需要从"循证医疗"到"精准医疗"转变。那么，精准医疗到底是什么？简单地说，精准医疗就是先创建一个庞大的患者医学数据信息库，研究人员通过研究分析比对患者信息与数据库的信息，进一步了解疾病的根本原因，从而开发针对特定患者特定疾病基因突变的靶向药物。

精准医疗计划在时间上是承接人类基因组计划，而在本质上是对现行的以药物治疗为主体的医疗进行改革，因而将影响和改变未来的医疗、药物研发和使用。精准医疗由个性化医疗的概念进化而来，显然，它对医药领域的革命首先是观念上的。根据精准医疗的概念，未来的药物将针对每一个体或一小群人进行定制，原来那种一种或一类药物大批量地生产和患一种病后所有人都服用同一种药的局面将逐渐被淘汰。很多人不仅服药无效，反而深受药品副作用之害，其深层的原因就是没有实施个性化治疗。当然，那时人类还没有探讨自身的基因。而时至今日，精准医疗个体基因组研究为精准用药、少用药和有效用药提供了更深层次的科学解读。例如，需要治疗的病例数（NNT）的科学概念的提出和实践。NNT兴起于20世纪80年代，是一种对临床药物或其他治疗效果的评价指标。它指的是，有多少人接受治疗或预防（服药）才能确保其中一人有效或受益。经过大量的临床调查，NNT显示的药物疗效的低下令人吃惊。例如，如果2 000人每日服用阿司匹林，那么要坚持两年以上，才能防止一起首次心脏病突发事件，即NNT为2 000；同样，当哮喘发作时，有8个人使用类固醇药物，才能避免一次入院，也即对一个人有效，NNT为8；如果鼻窦炎发作，15个人使用抗生素，其中只有1例会改善或治愈，所以NNT为15。

人们会感到奇怪，阿司匹林、类固醇药物和抗生素不是公认的防治心脏病、哮喘和鼻窦炎的有效药物吗？为何它们的实际疗效如此之差？实际上，因为基因、环境和生活方式不同，很多人的疾病痊愈未必是药物的功劳，而是靠机体的自我修复。这也证明了霍姆判断，很多药物是人类不需要的，因为不是精准用药，对治疗疾病无效。

从NNT的角度看，在一般的临床治疗中，NNT达到30就已相当不错，低于10的比较少见,如类固醇治疗哮喘。这也提示,药物的研发和使用,如果不是针对每一个体,至少也需要针对小众人群精准开展。

其实,精准医疗早在奥巴马宣布精准医疗计划之前就在癌症的临床治疗中体现出来。例如,癌症的个性化和靶向药物治疗。20 世纪 80 年代后期,研究人员发现了一种过度表达 HER2 蛋白的侵袭性乳腺癌亚型。随后,针对这种亚型乳腺癌的药物曲妥珠单抗被研发出来,并于 1998 年获得美国食品药品管理局(FDA)批准,曲妥珠单抗就是治疗 HER2 过度表达的转移性乳腺癌的首个靶向治疗药物。

在奥巴马宣布精准医疗的时候,又提到了另一个病人比尔·埃尔德。他是一名 27 岁的医学生,患有 G551D 突变囊性纤维化(在患囊性纤维病的患者中只占 4%)。正是服用了针对罕见的 G551D 基因突变引发的囊性纤维化的药物 Kalydeco(Ivacaftor),埃尔德才得救。这种药物也是一种新型的靶向治疗药物,它对于上述罕见病患者的治疗也是精准医疗的成功体现。

可以说,精准医疗计划的实施也意味着精准研发和使用药物时代已经到来了。

13.2　5P 医学模式

美国罗彻斯特大学医学院精神病学和内科教授恩格尔(Engel. GL)1977 年在《科学》杂志上发表了题为"需要新的医学模式:对生物医学的挑战"的文章,批评了现代医学即生物医学模式的局限性,指出这个模式已经进入了教条的地位,不能解释并解决所有的医学问题。他还指出医学模式必须转变,即从生物模式转为生物—心理—社会模式。因此,医学界已经从疾病治疗模式走出来,向预防医学的模式演进,并且在生命与健康规律的认识趋向整体、疾病的控制策略趋向系统的科学积累下,疾病预防控制工作已经成为医疗工作的第一关口。

5P 医学模式即预防性(Preventive)、预测性(Predictive)、个性化(Personalized)、参与性(Participatory)和精准医疗(Precision Medicine)。5P 医学模式更加强调人的主动性,强调日常生活行为对疾病发生发展的重要性,从而强化对个体生活行为的干预以达到预防疾病、控制发展的目标。

1) 预防性

5P 医学模式以解决慢性病问题为首要目标,其兴起与老龄化社会息息相关。目前我国 60 岁以上老年人口已达 1.43 亿,预计到 2050 年,60 岁以上的人口将占我国总人口的 1/3。人口老龄化带来了愈发严峻的慢性病患病情况,诸如糖尿病、肿瘤等慢性病都不是一蹴而就的,而是有相对漫长的疾病转归演化的过程。因此,适当地在高危人群中开展预防,将显著地降低这些疾病的发病率。

诺贝尔医学奖获得者弗里德·穆拉德博士预测,由于人类社会的生存环境不断被各类污染所破坏,人的寿命增长正在变得缓慢,甚至会停止,而预防医学和健康管理则是突破这种情况的诺亚方舟。预防医学包括多层次的行动。第一层是人类通过自身健康习惯主动对某些疾病的预防;第二层是政府的政策干预,通过政策推动人们提高对疾病及其预防的积极性,普及预防医学常识,提高整个社会对疾病预防的水平;第三层则是人类对所处环境的改变,例如在绿色生态城市中选择低碳的生活方式等。

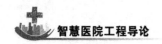

2）预测性

2013 年,美国影星安吉丽娜·朱莉实施了双侧乳腺切除手术,因为基因测序的结果显示,她与她的母亲及姨妈一样,携带有 BRCA1、BRCA2 基因,具有较高的罹患卵巢癌和乳腺癌的风险。为了规避这一风险,安吉丽娜提前进行了预测性的治疗,将患乳腺癌的风险从87%降到了 5%,这在世界上引起了轰动。

3）个性化

5P 医学模式以预防性和预测性为目的,但是由于个体的生活环境、身体体质、性格特征都有所差异,因而 5P 医学更强调个体的特异性。

2004 年诺贝尔化学奖得主阿龙·切哈诺沃认为,人类今后必将进入"个性化医疗"新时代,未来的治疗方案将根据患者的信息量身定制。近年来,以基因测序、癌症早期筛查、再生医学及 3D 打印器官等为代表的个性化医疗正方兴未艾。在临床上,基因检测技术通过检测基因诊断疾病,明确病因,找出药物相关基因标记,提高治疗效果,降低医疗成本。国内多家医院均借助 3D 打印技术顺利完成了关节置换、脑盖修复等手术,在骨科、口腔科等领域进行了初步的应用探索。此后不久,日本一名 70 岁的渗出型老年黄斑变性女患者接受了 iPS 细胞移植手术,该手术为世界首例,标志着使用 iPS 细胞的再生医学迈出了重要的一步。

4）参与性

随着民众自我意识和健康理念的提高,越来越多的患者从被动由医生来决定如何进行治疗的角色中跳出来,主动地参与到对自身健康的维护中。这种参与性不仅鼓励患者在疾病诊疗过程中增加与医生的互动、提高用药依从性等,更加强调提高整个人群的健康管理理念。人们将逐渐意识到,诸如女性体温监测、血压血糖监控等这些细微的健康管理将有助于改善自己的健康状况和就医体验。毕竟,如何治病更多的是依靠医生,但是否生病,许多时候是由自己的行为决定的。

5）精准医疗

精准医疗是以个体化医疗为基础,随着基因组测序技术快速进步以及生物信息与大数据科学的交叉应用而发展起来的新型医学概念与医疗模式。其本质是通过基因组、蛋白质组等科学技术和医学前沿技术,对大样本人群与特定疾病类型进行生物标记物的分析与鉴定、验证与应用,从而精确寻找到疾病的原因和治疗的靶点,并对一种疾病的不同状态和过程进行精确分类,最终实现对疾病和特定患者进行个性化精准治疗的目的,提高疾病诊治与预防的效益。

随着医学模式的发展变化,健康管理理念和体系也在发生变化,特别是近年来生物技术飞速发展,5P 医学模式已经成为未来医学发展的趋势。新的医学理念给医院发展带来了新的机遇与挑战,随着 5P 医学模式的深入发展,医院传统的诊疗模式也将发生变化,全过程的健康管理将替代传统的疾病诊疗模式,将影响整个医院的发展前景和格局。

13.3 精准医疗在美国

13.3.1 精准医疗计划(PMI)

从奥巴马公开美国的"精准医疗计划"(PMI)开始,全球科技界、卫生界和工业界无不为之震动。

为了早日实现这一梦想,奥巴马政府希望首先募集 100 万名甚至更多的志愿者进行基因组测序,结合他们的数据信息及已经存储在全国生物信息库(生物银行)的信息,形成一个巨大的研发资源库。

2015 年 1 月 30 日,为了使其梦想项目早日落地,奥巴马召集了美国大药厂的高管们讨论下一个财政年的预算,计划从 2015 年 10 月开始投入 2.15 亿美金用于精准医疗计划项目。

以下是这项资金的分配情况:

(1) 1.3 亿美金分配给 NIH(美国国立卫生研究院),用于首批志愿者的招募和测序;

(2) 7 000 万美金分配给 NIH 的癌症研究所,用于解码肿瘤基因及助力开发新的疗法;

(3) 1 000 万美金分配给 FDA,在需要协调"精准医疗"项目时,允许其引进相关的技术和专家;

(4) 500 万美金分配给国家协调委员会卫生信息技术部用来建立相关标准,致力于保障精准医疗的先行者(患者)的健康隐私和数据信息安全。

可以看出,所谓"精准医疗计划",实际上就是将遗传和基因组的信息作为临床治疗出发点的一个行动计划。这一个计划将改变目前的就医模式。如果人们能够深刻了解自己的遗传和基因组学信息,那么对疾病的预测,特别是疾病易感性的预测将得以实现。首先,人们会被告知未来可能患有某些疾病,可以更好地进行预防。其次,一旦患有了某种疾病,其诊断将会非常容易;诊断后的用药,将针对个体对药物的敏感性而制定,每个病人将得到最合适的药品,并在最佳剂量和最小副作用,以及最精准用药时间的前提下用药;对疾病的护理和预后的效果也将得到准确的评估和指导。再次,研究了实施药物基因组学检测的政策问题和实施证据。这实际上已经触及医学诊断的基础——必须基于大量人群的数据才能作为治疗依据,而很多罕见的遗传病不可能收集足够多的病例进行大规模人群研究,而遗传检测本身提供的证据,已可作为诊断和治疗的依据。此外,美国临床药物遗传学实施协作组(CPIC)的临床决策实践,已经包括遗传药理学和基因组药理学数据库(Pharm GKB),CPIC 的在线访问和教育指导方针的制订,工作流程的描述和开发代谢通路算法的努力,开发综合的表型、基因型、药物对应关系表,定义、开发和维护用户的药物遗传学"诊断书"的文本格式的结构等,并为 Pharm GKB 数据库的公布和更新提供了标准方案。

综上所述,可以说在美国,精准医疗计划已经具备了实施的基本条件。跟"精准医疗"关联的所有相关医疗协会,都对遗传和基因组信息进入临床进行了相应准备。一个"精准医疗"的工作流程已经被搭建而起,仅待实践后进一步丰富。

用奥巴马的话说,"要在正确的时间,给正确的人正确的治疗,而且要次次如此"。以上描述的场面,是现有医疗体系无法实现或者很难实现的,实现它的过程也将从根本上改变目前的医疗模式,因此说"精准医疗"是一场"变革"并不为过。

13.3.2 为什么精准医疗发明会发生在美国

看似美国突然爆发的"变革",其实已经进行了长期的积累和酝酿。可以说,从"人类基因组计划"到"肿瘤基因组计划"(TCGA)等多个大型基因组研究计划,再到这次的"精准医疗计划",美国人在按照既定的目标一步一步向"精准医疗"迈进。

（1）从技术准备角度来看，"千元基因组"已经实现，生物技术在不断发展，大数据和云计算等支撑医疗领域的技术能力也在迅速发展。这些技术的发展为"精准医疗"提供了技术保障。

（2）从社会角度来看，人们越来越接受基因检测的结果，已经有像 Genet Worx 或者 Quest Dx 此类提供基因检测服务的公司出现，23andme 公司得到美国食品药品监督管理局（FDA）的支持更是证明了这一点。在美国的高端人群中，进行基因检测已经成为一种生活方式，并且出现了像美国影星安吉丽娜·朱莉这样的进行基因检测和预防性手术的案例。

（3）从法律和保险体系来看，已经有人开始用遗传研究作为保障自身权益的依据。2014 年 3 月 19 日，有美国夏威夷民众发起对制药企业市场行为的诉讼，起因是该企业隐瞒了心血管疾病药物"波立维"对该人群无效的信息。"波立维"在东亚和太平洋岛居民身体中代谢不足，因此无法起效，而企业隐瞒了这一信息，造成大量患者滥用该药物，增加了经济负担。2014 年 5 月 2 日，发生了"加利福尼亚州临床实验室协会"诉"美国国民健康服务机构 HHS"的"当地保险承保范围"案，投诉讨论了两大医保管理承包商 Noridian 和 Palmetto GBA 的"当地保险承保范围"（其中包含遗传检测），其中未能保证基因检测让人们获益的条款。这两起事件的发生表明，遗传和基因组信息的使用已经遇到法律和保险体系滞后的障碍，而人们已经开始争取自己的遗传信息在临床上的使用权利。

美国 nature.com 网站指出，不够精准的医疗在美国使许多药物在帮到 1 个病人的同时，就有 3 到 24 个病人吃了这个药物却没有效果。

（4）对医疗行业而言，从医疗管理机构到医护人员的培训和管理等多方面都在慢慢发生变化。这里举几个例子：

① 疾病分类的转变。在医疗行业中，每一种疾病都有与其对应的唯一代码（code），从而完成对不同人的不同疾病的统一记录。"国际疾病分类"（ICD）就是这些代码的官方管理方式。我们日常看到的诊断报告，在我国的医院里，是由医院的"病案科"完成将手写或者电子的诊断书转化为代码进行保存和管理的，病案科所遵循的规范就是"国际疾病分类"。该分类目前已经更新到了第十版，如果能在"国际疾病分类"中增加遗传检测相关分类，将推进疾病分类往遗传和基因组水平的精准分型和管理方向发展。例如，之前肺癌分类中的非小细胞肺癌，在病理上按照 EGFR 基因是否存在突变分为"EGFR 突变型"和"EGFR 野生型"两类。未来，对疾病增加基因型的分类是必然趋势，而在"国际疾病分类"中的确认将为官方认可。

② 专业术语的更新。2014 年 2 月，"美国分子诊断评估计划"表示支持美国医药协会（AMA）提出的"当前诊治代码"（CPT）为个体化医疗所作出的努力。截至目前，美国医药协会的"当前诊治代码"中已经有 101 个遗传检测术语。AMA 将推荐遗传检测术语进入"国际疾病分类"术语，从而促进遗传检测诊断方法的创新，以此提高病人治疗效果。

③ 从业人员标准提升。2014 年 11 月，美国护理联盟（ANA）的专业化标准已经覆盖遗传/基因组领域，在护理相关的学科或专业中建立了遗传和基因组的基本信息，其中规定护士必须具备的能力包括：将遗传和基因组信息应用于临床实践，向服务对象示范遗传和基因组信息和服务的重要性。

就连临床诊疗原则也因此发生了动摇。美国的医学研究所（IOM）在 2015 年 2 月 26 日的"展望"中提出，基于证据作出判断，是基因组技术进入临床使用的一个重大障碍。

在这份文件中,列出了最新的 7 个独立撰写的评论,探讨基因组测序进入临床应用的案例。

回顾美国精准医疗的起步和发展,很关键的一点是美国对精准医疗的产业发展采取了鼓励发展的策略。美国 FDA 一向有积极鼓励业内创新的传统。在每年的美国临床肿瘤学会年会上,都有 FDA 官员参与,与临床专家、制药公司、检测服务商一起讨论精准医疗的应用,并明确告诉各参与者,FDA 鼓励大家尝试新技术,以改革和优化医疗现状。监管部门的积极参与引导,极大鼓励了产业界对精准医学领域加大投入的热情。

13.4　精准医疗在中国

13.4.1　首届成都精准医疗国际论坛

"一石激起千层浪",自美国提出"精准医疗计划"后,国内也纷纷将目光投向精准医疗。2015 年 1 月 23 日首届成都精准医疗国际论坛在四川大学华西医院举行,汇聚了来自北京协和医学院、四川大学华西医院、南京医科大学等国内的医学专家,以及诺贝尔医学奖获得者、美国国家科学院院士等外国医学专家,共同探讨"精准医疗"。

在论坛上,国家卫计委科技教育司司长秦怀金透露,国家卫计委与科技部牵头,会同国内相关领域的专家对中国发展"精准医疗"已经进行了研究。目前,中国版的"精准医疗计划"正处在讨论阶段。

中国版"精准医疗计划"将从国情出发来制定,既围绕中国民众自己的需求,又基于中国科学发展水平,实现跨部门、跨地域的大协作。"精准医疗计划"是将个体化医疗和大数据有机结合起来的一种复杂的医疗体系,既要依靠科技创新,还要对准入和监管模式进行创新。

据了解,中国的"精准医疗计划"有待落实需求的考虑。当前中国面临重大疾病巨大挑战:每年 310 万癌症新增案例、220 万癌症死亡案例;每年 300 万心血管疾病死亡案例、高血压患者达到 2.6 亿;糖尿病患者超过 1 亿人、糖尿病潜在人群 1.5 亿。

诺贝尔医学奖获得者、幽门螺杆菌发现人之一的巴里·马歇尔参加了当天的论坛。这次他依旧系了中国元素领带,领带上有孔子的画像。他结合孔子的理念解释了"精准医疗":"孔子有观念说你不打算治病,就不要做检查。你做了检查就要把病治好。其实这个比较难,要做到就必须靠精准医疗。"

据 2014—2018 年中国移动医疗产业供需预测及投资潜力研究咨询报告显示,对于"精准医疗计划",巴里·马歇尔表示该项目前景广泛,是未来医学发展的方向,随着成本的降低,将普惠大众。此外,对于中国发展"精准医疗计划",他的建议是要有很快的基因测序方法和很多的科学家。

四川大学华西医院作为本次论坛的主办方之一,已经在"精准医疗"领域走到前列。该院目前已经建立了"精准医学研究中心",并将以 10 大重要疾病为对象,开展总数达 100 万的人群全基因测序。此外,该院还将与 Nature 出版集团合作共同创办国家首家《精准临床医学》英文杂志,并力争将该杂志办成国际上第一个精准医学的 SCI 期刊。

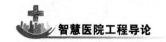

13.4.2 我国精准医疗存在的差距

目前,无论在美国还是中国,遗传和基因组学科信息都已经作为临床诊断的依据,在实际的诊断和治疗中发挥作用。美国 FDA 有将近 1/4 的药物要进行遗传检测才能使用。2014 年,FDA 公布了 159 个药物/靶点需要进行基因检测指导用药。在美国具备临床实验室标准 CLIA 认证的实验室,均可提供遗传和基因组学诊断服务。近年来,中国也开放了二代 DNA 测序试点实验室,开放了无创产前诊断、遗传病、肿瘤等方向的基因组学诊断。但是,我们目前的医疗系统,实际上还没有为"精准医疗"的到来做好准备。

精准医疗需要整个医疗系统随之更新。需做以下医疗信息记录工作:

1) 医疗信息记录

对"精准医疗"而言,医疗信息记录将按照高水平科学研究所使用的样本规范来收集记录,除了现有医疗记录里需要提供的病人基本信息外,还要提供三代的家族病史,患者生物学意义上的父母身份,饮食习惯、运动和生活习惯等,并且与可穿戴设备提供的相应生理信息相结合,以确认更加准确的生活习惯信息。而与其他影像学数据的结合,则是更具挑战性的工作。比如,将心血管病相关的基因信息与心脏 CT 影像指标相结合等,需要跨学科、跨领域的研究者与医护人员的互动结合。

2) 电子病历系统

目前的病历系统,是不包含遗传和基因组检测一项的,既然用药须基于基因,那么电子病历系统无法检索基因检测结果,也就无法根据基因检测结果进行用药。

我们需要在现有电子病历系统中,统一添加此内容。但随之而来的问题是,我们做别的检测项目,比如血常规、CT 等,常常需要拿着一家医院的检测报告到另外一家医院就诊,或者过了一定的时间可能就要重新做检测。而遗传性的基因组测序数据,可能一生只需要检测一次,便可以终生使用。那么,医生是不是应该随时可以接入病人的基因组数据,从而获得相应的信息帮助诊断和治疗呢? 当然需要,但是目前的病历系统,是不支持随时获取遗传和基因组信息的。

3) 医生下单系统

目前尚没有支撑医生开具"遗传和基因组学诊断"的系统,因为通常需要检测的相关基因有很多,比如肺癌相关基因就包含 AKT1、BCL2、CDH1、CDKN2A、EGFR、NFKB1、TP53、VEGFA 等。有些病人可能只需要检查一个基因,但却需要检测极为稀有的突变;而有些病人则需要不同的基因组合进行检查。那么,医生下单系统是把所有基因都单列出来,还是只列一项? 如果都列出来,那么单是肺癌基因就已经有多种了,明确与其他肿瘤相关的基因加起来还有几百个,这几百个基因如何下单,也是一个难题。虽然这个问题解决起来或许简单,但还有些问题更难解决。比如上文提到的 EGFR 基因突变,临床上应用比较多的是 18 到 21 号外显子的突变,因为这些突变跟治疗的关系已经研究得非常明确,而其他外显子的突变,都可能对 EGFR 的功能产生影响,继而对用药产生影响。临床上如何使用这些新发现的突变,也没有统一的操作规范。当然,临床上会有一些"共识"出现。然而我们希望通过精准医疗计划能够实现的是基于"大数据"的统计意义上的"共识",这样的数据,才能真正为人们提供有价值的用药指导。

4) 药物下单系统和维持护理系统

就目前的药物下单系统而言,无须与遗传和基因组信息关联。然而,"精准医疗"所需要的下单系统,是要根据基因检测结果下单的。首先,查看基因信息和疾病相关性以后,再参照病人对药物的敏感性开具处方;同时,在用药后的持续护理过程中,药物不良反应的预判、发生不良反应后的上报和跟踪、预后和复发等信息,都需要持续进行跟踪,以保证临床上的精准用药,以及科研上基因型和表型的结合准确性。

13.4.3 我国"精准医疗"计划启动

"精准医疗"(Precision Medicine),有时也称为个性化医疗(Personalized Medicine),是一种将个人基因、环境与生活习惯差异考虑在内的疾病预防与处置的新兴方法。

2015 年 3 月中国科技部举办首届"国家精准医疗战略专家会议",启动中国版"精准医疗计划",该计划有望被纳入"十三五"重大科技专项。2016 年 3 月 5 日,"十三五"纲要草案公布了未来五年中国计划实施的 100 个重大工程及项目,这其中精准医疗(基因组学)"加速推动基因组学等生物技术大规模应用"入选。

中国版"精准医疗计划"将以大数据为基础,以基因测序(Gene Sequencing)为工具,旨在为特殊疾病和特定病人研究具有针对性的治疗方法(More-targeted)。

该计划由中科院北京基因组研究所牵头、多个院所参加,将在 4 年内完成 4 000 名志愿者的 DNA 样本和多种表现型数据的采集(Collect DNA Samples and Data),并对其中 2 000人进行深入的精准医学研究(Precise Medical Research),包括全基因组序列分析(Whole Genome Sequence Analysis),建立基因组健康档案,针对一些重要慢性病的遗传信号开展疾病风险和药物反应的预警和干预研究(Intervention Analysis)。

中美两国都看好精准医疗,未来的竞争与博弈势难避免,谁能赢得在精准医疗领域的竞争,谁就能引领全球医疗新革命。目前来看,美国比中国起步早、发展快;但中国也有自己的优势,比如制度、人口基数等,如果中国能发挥自身优势,扬长补短,将获得在医疗领域实现"弯道超车"的机会。

13.4.4 我国精准医疗的目标与方向

其实早在奥巴马提出美国"精准医疗计划"之前,将精准医疗用于癌症治疗的例子已不鲜见。

2013 年,"自然—遗传学"大会的主题为 From GWAS to Precision Medicine(从基因组关联分析到精准医疗),其中就已含有"精准医疗"这一概念。同年 9 月 20 日,第十三届东亚遗传学会学术研究会主题中也有 Precision Medicine。因此,"精准医学"对学术界而言并非一个新概念。

国内推动"精准医学",被不少人认为是跟风美国"精准医疗计划",其实早在 20 世纪 70年代后期就已有了个性医疗的概念,且并非奥巴马提出,只是措辞有所区别。美国版"精准医疗"中的关键词为基因测序、肿瘤、个性化。中国科学家眼中的"精准医疗"与美国存在较大差异。在"2015 清华大学精准医学论坛"上,中国科学家对精准医学的定义是:集合现代科技手段与传统医学方法,科学认知人体机能和疾病本质,以最有效、最安全、最经济的医疗服务获取个体和社会健康效益最大化的新型医学范畴。

中国专家认为，精准医疗就是应用现代遗传技术、分子影像技术、生物信息技术，结合患者生活环境和临床数据，实现精准的疾病分类和诊断，制订具有个性化的疾病预防和诊疗方案。包括对风险的精确预测，疾病精确诊断，疾病精确分类，药物精确应用，疗效精确评估，疗后精确预测等。中国在基因组学和蛋白组学方法的研究位于国际前沿，分子影像、靶点、大数据等技术发展迅猛。中国在精准医疗的基础层面与西方国家保持同步，下一步的发展需要整合技术研发、临床转化、产业培育、示范推广，实现交叉融合、协同创新。

中国在制定"十三五"规划过程中，专家形成了七个共识，包括基因组技术的大规模应用已经趋向成熟，蛋白质组学将会取得重大突破，干细胞和再生医学已经进入临床应用和产业化阶段，疫苗和抗体将成为生物医药重点突破的领域，生物治疗、个性化诊疗技术成为现代医学重要方向，医疗器械成为与药物齐头并进的新型产业，最后是生物信息学向海量数据产出和广泛应用两个方向发展。

不少专家都认为，我们没必要跟美国的风，在与国际前沿技术和理念接轨的同时，中国在精准医疗上的目标，更要注重向人们提供更精准、更安全高效的医疗健康服务为目标，建立国际一流的精准医学研究平台和保障体系，自主掌握核心关键技术，研发一批国产新型防治药物、疫苗、器械和设备，形成一批中国制定、国际认可的疾病诊疗指南、临床路径和干预措施。中国推动精准医疗的发展，受惠的将是普通百姓，所以降低成本、完善医疗保险体制显得尤为重要。我们完全有能力根据我们自己的想法、自己的基础来建立精准医学，找寻中国自己的方向。例如，百慕迪(上海)再生医学科技有限公司基于精准医学理论，利用人体对创伤自我修复功能，在老化受损器官及神经障碍自我再生领域取得突破性进展。百慕迪专注于心脑血管及神经障碍患者的再生康复，其产品系统 Biomobie(生命核)涵盖了冠心病、心肌梗死、心律失常、心衰、高血压、静脉曲张、中风以及失眠等慢性疾病的再生康复。

其实，精准医疗和我们老祖宗提出的辨证施治，同病不同治，或者是同人不同治，这些理念都是相通的。精准医疗是个系统工程，通过全面认识疾病的状态，对整个医疗过程和临床实践进行最优化的诊治。因为分析精准原因以后，要有真正的利器去实施病人的治疗，还是要依赖于药物研发，不是仅凭测一下基因就可以的。精准医学理念结合了诸多现代医学科技发展的新方向，已迅速推广和广泛进入到临床医学的各个学科领域。构建精准医学这一新型前沿学科，对于医学科学、生命科学等学科的发展具有良好的推动作用。

目前，精准医疗更多地集中在人类对恶性肿瘤的早期诊断和治疗上，基于个体基因检测的肿瘤个体差异化治疗成为重要趋势。传统的药物治疗由于没有考虑到个体基因的差异性，在用药效果上会产生很大的差异。基因检测可以帮助医生基于基因分析选择潜在的靶向治疗药物。精准医疗是对现有医疗模式的革命和创新。精准医疗以基因测序行业快速发展、生物医学分析的日渐成熟和生物大数据、云计算技术日新月异为前提，将会从现在"对症医疗"的模式逐步转化为"对个体医疗"的模式，针对每个人不同的生物医学特征设定不同的医疗方案，这也是对传统医疗模式的革命和创新。现在肝胆胰外科手术已跨入"机器人时代"，机器人最大的优点是领悟性比较好、放大精度比较好、两只机械手非常灵活，而且机器人手术以后患者恢复很快，这是精准医疗的一个典范。

发展精准医疗,我们不能简单盲目跟风,一定要根据自己的国情,作好客观评判,制订好自己的路径图。

13.4.5 中国版精准医疗计划要点

国家卫计委科教司有关人士向中国证券报记者透露,卫计委、科技部等部门组织专家论证后,认为开展精准医疗研究是整个医学界的重大机遇,并提出了中国版的精准医疗计划。

业内人士表示,开展精准医疗是国际医学发展的趋势,尽快切入有可能弯道超车。随着社会逐渐进入老龄化,医疗方面的负担越来越重,医疗产业是刚性内需且国际效应巨大,可以有效地拉动整体经济发展。

1) 精准医疗有关研究

(1) 精准医疗研究内容

精准医疗的内容包括三个层次。层次逐级升高,难度呈几何级数加大。

① 基础层次方面,基因测序是精准医疗的基础。无论是细胞治疗还是基因治疗,首先要通过基因测序诊断病情才能设计方案。在实施精准医疗方案的过程中,需要大量的细胞和分子级别的检测。基因测序工具分为测序和检测。

② 中等层次方面,主要涉及细胞免疫治疗。通过对免疫细胞的功能强化和缺损修复,提高免疫细胞的战斗力。这种技术治疗癌症效果好,但操作难度大,对患者身体素质要求较高,难以大面积推广。

③ 高层次方面是基因剪辑。癌症本质上是人体基因变异导致的细胞分裂失控。基因剪辑就是对患者癌变细胞的变异基因进行批量改造,使之成为正常细胞。

(2) 精准医学研究重点专项

《科技部关于发布国家重点研发计划精准医学研究等重点专项2016年度项目申报指南的通知》明确,精准医疗将是2016年优先启动的重点专项之一,并正式进入实施阶段。本年度的科研专项涵盖八大目标,包括构建百万人以上的自然人群国家大型健康队列和重大疾病专病队列,建立生物医学大数据共享平台及大规模研发生物标志物、靶标、制剂的实验和分析技术体系,建设中国人群典型疾病精准医学临床方案的示范、应用和推广体系,推动一批精准治疗药物和分子检测技术产品进入国家医保目录等。这标志着精准用药及基因测序产业标准化即将开始。这八大目标环环相扣:构建百万人以上专病队列及大数据共享平台,旨在打下精准医疗的大数据基础;建立大规模研发生物标志物分析体系,是为中国人群典型疾病示范打下产业标准化的基础;推动精准医疗药物进入医保目录,则标志着精准医疗大规模商业化的关键瓶颈有望被打破。

此次"精准医学研究"专项的性质和特点有别于以往专项,体现了公益性(平台建成后数据共享)、系统性(闭环设计、覆盖范围、技术体系设计的完备性均超过了美国计划)、强制性(设置了一些约束条件以规避以往国家专项在共享机制上的缺陷)、中国特色(建立中国人群典型疾病精准医学临床方案)。

(3) 精准医学大数据平台建设

这是实现精准医疗的关键。平台功能上,类似于美国的NCBI数据库,但内容和功能上有拓展;数据收集对象上,以科研院所和医院为主;数据质量上,指南有明确的考核指标;约

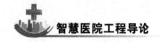

束力上,将对申报单位提出数据汇交的强制性要求。将通过这些措施推进和保证平台顺利建设。

（4）多项精准医疗列入国家重点研发计划

科技部等有关部门将原有的100多个科技计划整合成五大类:国家自然科学基金、国家科技重大专项、国家重点研发计划、技术创新引导专项、基地和人才专项。其中国家重点研发计划整合了原有的973计划、863计划、国家科技支撑计划、国际科技合作与交流专项等。该计划定位为针对事关国计民生的农业、能源资源、生态环境、健康等领域中需要长期演进的重大社会公益性研究。现有9个项目列入国家重点研发计划,其中精准医疗居首,涉及"精准医学研究""生殖健康及重大出生缺陷防控研究""生物医用材料研发与组织器官修复替代""生物安全关键技术研发"等4个重点专项,表明国家对精准医疗领域研究工作的重视。

2) 精准医疗专项的目标

精准医疗专项的目标是构建重大疾病预防诊断和治疗大数据平台,推动一批精准治疗药物和分子检测产品进入国家医保目录。

专项的总体目标有以下四方面:

（1）以我国常见高发、危害重大的疾病及若干流行率相对较高的罕见病为切入点,建立精准医学知识体系和生物医学大数据共享平台;

（2）建立大规模研发疾病预警、诊断、治疗与疗效评价的生物标志物、靶标、制剂的实验和分析技术体系;

（3）形成重大疾病的风险评估、预测预警、早期筛查、分型分类、个体化治疗、疗效和安全性预测及监控等精准防诊治方案和临床决策系统;

（4）推动一批精准治疗药物和分子检测技术产品进入国家医保目录,为提升人口健康水平、减少无效和过度医疗、避免有害医疗、遏制医疗费用支出快速增长提供科技支撑。

3) 精准医疗专项的具体任务

精准医疗专项的实施具体有五个方面的任务:

（1）新一代临床用生命组学技术研发,包括单细胞组学和表现基因组学技术,例如单细胞的捕获富集、单细胞测序、DNA甲基化、组蛋白修饰和非编码RNA的研究;

（2）大规模人群组队研究,包括百万级自然人群队列研究与重大疾病专病队列研究,分别是超大型自然人群/京津冀地区/华中区域人群队列研究和心血管疾病/脑血管疾病/呼吸系统疾病/代谢性疾病/乳腺癌/食道癌/罕见病这些疾病的队列研究;

（3）精准医学大数据的资源整合、存储、利用与共享平台建设,最终目标是建成精准医学大数据中心,构建开放开源的医学大数据处理利用服务标准化技术平台;

（4）疾病防诊治方案的精准化研究,整合转录组学、表观基因组学、蛋白质组学、免疫组学及代谢组学等信息,指导可用于临床的精准诊疗方案的研发;

（5）精准医学集成应用示范体系建设,临床样本生命组学数据库、分子分型、临床诊疗方案精准化研究、个性化靶标发现、应用示范推广项目形成全链条创新联盟,促进资源和数据共享。

我国精准医疗进程有望加快。我国基因组学和蛋白质组学研究位于国际前沿水平,分子标志物、靶点、大数据等技术发展迅速,而且我国临床资源丰富,样本量大,这都为精准医疗的实施提供了便利。随着精准医疗重点专项的推进,相关研究单位在该领域的研究成果有望整合,临床转化技术问题得到加速解决,推动了我国精准医疗的进程。

4) 我国开展精准医疗的优势与瓶颈

(1) 与美国相比,我国发展精准医疗具有一些先天的优势,主要来自三个方面:

① 政策执行优势。一些重大项目在发展初期,需要耗费较多资源,只有在发展一段时间后,才能取得阶段性成果,显示出普通大众能感受到的获益。我国具有集中力量办大事的优势,高速铁路是如此,发展水电核电是如此,精准医疗同样也是如此。

② 医疗资源集中优势。美国的医疗资源分散,数千家医疗机构之间信息共享很难建立和普及,我国的医疗资源相对集中,特别在癌症领域,全国最顶尖的 300 家医院集中了几乎 70% 的癌症患者。这在医疗资源的分配上本来是极大的挑战,然而在精准医疗的数据共享方面,反而是我国的优势。我国可以以相对较少的资源投入,迅速建立起医院之间的数据共享网络,收集、存储、分享、分析肿瘤精准治疗大数据。

③ 临床资源丰富优势。我国人口多,在癌症发病率步步攀升的大环境下,发病人数也逐年增多,这对于癌症防控的卫生形势提出了巨大挑战。然而,辩证地来看,这也给我国的精准医学提供了优质的临床资源。很多在国外发病人数少、收集不到足够的基因突变信息和用药信息的癌种和变异形式,在我国都能找到足够的病例,建立数据库,指导全国甚至全球的癌症治疗的临床实践。

(2) 但我国也面临两个方面的瓶颈:

① 技术与临床结合的力度偏弱。精准治疗的技术基础主要分为基因检测、数据分析和临床注释这三个环节。基因检测已经是较为成熟的技术,测序能力和技术的发展已经可以基本满足产业发展的需要。然而在数据分析和临床注释方面,产业发展有明显掣肘。此外,创新药物的匮乏和冗长的审批制度,已成为我国精准医学发展的最大短板。

② 支持良性竞争的政策环境和商业环境不够完善。卫计委在 2015 年年初发布了"肿瘤高通量测序试点"名单,这体现了良性竞争的开放政策。但为了支持行业发展,政策的步子还可以迈得更大一些,进一步营造公平竞争的政策环境;在政策的引导下,建立市场竞争的技术标准;在达到标准的前提下,以市场规则引导市场行为。

13.5 精准医疗推动了医疗健康发展

基因检测的进步可以有效地管理健康和更有针对性地进行疾病诊疗。具体可以分为以下四个方面。

13.5.1 精准预防

基因科学在医疗健康中的作用之一,就是能够为健康和疾病防控提供特殊的手段,能够在准确预防和诊断感染性疾病上作出新的贡献。

精准医学就是把整个医疗体系前移,把诊断医疗推向健康评估和健康干预,把现在的医疗体系做一个根本性变化。这就意味着精准医学的发展,实际上会产生一套新的医疗体系。这个体系的作用就是改变当前诊断治疗的这种非常被动的体系,向前推移到对健康进行预测、进行评估,然后进行干预的这样一套体系。

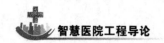

13.5.2 精准预测

基因科学对很多遗传性疾病提出精准预测,可以大大减少各种各样的出生缺陷。一类是致病基因,即某个人一旦携带某种突变在很大程度上会患上某种疾病,如地中海贫血、血友病等。得到这一部分人的基因信息就能够判断这类人会不会患病。另外一类就是易感基因,它代表着整个人群中的一种概率。经常有研究说某个人携带某种易感基因,这样的人是否就一定会患某种疾病? 这是不一定的。对于这种情况的判断,在研究层面如果我们掌握的数据,或者说基线越多,我们就能够越准确地判断个体在未来的疾病风险。所以,从这个层面来说,在一定条件下,基因是能够帮助预警个体未来的健康状况的。

13.5.3 精确诊断

证据、诊断和治疗是临床诊疗三部曲,证据越充分,诊断就会越明确。目前医院基本是靠影像学检查和实验室结果进行诊断,医生通过影像学、血液生化指标来判断疾病状况,但对于很多疾病还是难以确诊和治疗的。精准医疗可以加入遗传指标,就是将部分或全部的30亿个遗传密码的指标考虑进去,这样就可以对疾病进行更加精准的诊治。为什么之前没有把遗传因素考虑进来呢? 主要原因是在新一代测序技术出现之前,获得一个人的遗传指标,所耗费的人力、财力及时间成本是非常大的,而目前获得一个人全部30亿个遗传密码的价格已经低于1 000美元,而且只需要几天的时间。有了这些前提,就可以把遗传因素考虑进来。总之,精准医疗可以将一个人的遗传因素、影像学因素、各类临床生化指标等,结合环境因素、日常饮食等进行综合考虑,进而对一个人的健康状况以及疾病状态作一个精准的判断,实现精准诊断。

目前全球有7 000多种已确认的罕见病,约占人类全部疾病的10%,简单来说,十种病里面就有一种是罕见病,所以说罕见病其实一点都不"罕见"。之所以定义为罕见病,是因为根据WHO定义,患病人数占总人口的0.65‰~1‰的疾病或病变就是罕见病。我国目前已经发现的罕见病有5 781种,八成左右由遗传引起,其中可治的仅有1%。这类疾病的诊断一直是业界难题。高通量基因测序为解决这一问题提供了希望,但测序只是第一步,仅仅是得到了基因数据,还需要精准解读隐藏在基因大数据中的密码,才能真正揭示发病根源。

13.5.4 精准治疗

精准医疗也可称作个性化治疗,其基础是个性化诊断,核心是个性化药物。

精准医疗要做到三个正确,即正确的病人、正确的剂量、正确的药物。在我国,肿瘤无论在城市还是农村,都占致死病的第一位。而精准医疗将带来肿瘤治疗的新时代,肿瘤将来会逐渐被攻克,病人可以长期带瘤存活并有较好生存质量,这个目标已经越来越接近。

用基因测序的方法找到癌症患者基因突变的靶标,再辅以有针对性的化疗药物进行"精确打击",然后通过疗效监控标志物精准跟踪治疗效果,以便随时调整治疗方案,这就是现在典型的精准医疗治疗肿瘤的全过程。这样的精准治疗,可以代替目前肿瘤治疗中的放疗、化疗、手术等地毯式轰炸手段,不仅可以提高治疗效率,还能降低患者痛苦程度,减轻经济负担。

　　肺癌是世界上最常见的恶性肿瘤之一,已成为我国城市人口恶性肿瘤死亡原因的第一位。非小细胞肺癌约占所有肺癌的80%,约75%的患者发现时已处于中晚期,5年生存率很低。10余年来,对非小细胞肺癌治疗手段的进步就是一个典型的精准医疗发展过程。非小细胞有近20种致病基因,不同致癌基因需要用不同药物才有效。治疗这类癌症,20世纪60年代,主要用细胞毒药物,有效率小于5%;2003年,发现EGFR(Epidermal Growth Factor Receptor)是重要致病因子,转而改用靶向药物吉非替尼,有效率提高到10%;2005年,发现EGFR中的突变才是敏感标志物,新药有效率提高到70%~80%,可延长生命30个月;2013年,面对EGFR耐药突变T790M,科学家们研制出EGFR三代抑制剂,在耐药群体中有效率达到60%~70%。

　　针对癌症这样的复杂性疾病,个性化药物治疗是关键。肿瘤高度异质性的特征决定了精准医疗的重要性。过去表现相似、被当做同一种癌症治疗的肿瘤,其实在现代分子生物学分析手段下,会发现很多种亚型,不同亚型需要使用不同治疗手段才能起效。而传统诊疗方法剂量过大、有效率低,容易产生耐药性,盲目用药导致药物中很多成分没有疗效,还会起副作用。

14 国内外智慧医院工程的现状、发展及趋势

14.1 国外智慧医院工程现状

在国际上,互联网和物联网的发展推动了智慧医疗的发展,大多数医院将"数字医院"和"智慧医院"作为医院发展的核心和方向。新的传感技术、数字化识别技术、无线射频技术等让物联网成为医疗信息化的基础,而未来发展的"泛在网"将通过各种基础网络,实现物与物、物与人、人与人之间按需的信息获取、传递等服务。在不久的将来,将会实现医疗的无线化和医疗的数字化,那时人类将会享有便捷的医疗服务和健康的生活体验。

14.1.1 国外智慧医疗发展特点

1) 应用范围广泛

随着应用系统和终端产品的逐渐成熟完善,智慧医疗的应用范围也将逐渐拓广,其应用范围将逐渐覆盖用户全生命周期,包括新生儿出生、新生儿家庭访视、儿童健康检查、预防接种、健康体检、高血压患者随访、糖尿病患者随访、重性精神疾病患者随访、老年人健康管理、健康教育等一系列活动。在国际上,IDC 研究公司 2011 年数据显示,大约 14% 的美国成年人使用智慧医疗的移动医疗程序管理保健、健康和慢性病问题。

2) 物联网健康终端需求增加

ABI 研究公司 2011 年的一份研究报告中预测,2016 年可佩带设备的市场需求将超过 1 亿台,未来将有 8 000 万该类设备成为健身感测器。在未来 5 年中,消费者在体育、健身以及临床上使用的心率监测器和可佩带血压计等设备将促进无线感测器的应用。蓝牙 4.0 等新型低功率无线技术也将与社交网络和智能手机相结合促进无线感测器的应用。根据 InMedica 公司 2010 年报道,在世界范围内,远程医疗使用的家庭血糖仪、血压计、体重秤、脉动血氧计和峰值流量计等联合装置的发运量将增长到 160 多万台。可见物联健康终端产品将在未来 3～5 年里成为广大市民主要健康业务必不可少的一部分,尤其是管理慢性病,例如慢性阻塞性肺病(COPD)、充血性心力衰竭(CHF)、高血压和糖尿病。以便捷化、低成本化、移动化为特征的物联网健康终端也将随着智慧医疗应用范围的拓宽而急剧增加。

3) 医院信息互联互通逐步普及

随着区域医疗服务平台分阶段开始部署、搭建,未来的智慧医疗将真正实现医疗信息的互联互通。而且,预计智慧医疗将成为一个多级、多层面的数据处理平台,完成多个信息源数据的关联、估计和组合,实现各系统及物联网多元数据相关信息的全面加工和协同利用,最终实现医疗信息的融合。

14.1.2　国外智慧医院工程的发展

1) 移动医疗 App 前景看好

随着移动互联网的发展,越来越多的资本进入移动应用市场。而作为传统医疗和移动互联网结合的移动医疗受到资本的青睐,市场预测移动医疗应用将成为下一个市场热点,一些医疗门诊经营者也开始逐步将目光投向这片新蓝海。

所谓移动医疗 App,指基于安卓、苹果等移动终端操作系统的医疗类应用,主要分为五种:医药产品电商应用,如提供药品介绍和购药服务;满足专业人士了解专业信息和查询医学参考资料需求的应用;满足寻医问诊需求的应用;预约挂号及导医、咨询和点评服务平台;细分功能产品,如个人健康状态监测等。

2) 科技和资本巨头集体进军智慧医疗领域

据媒体报道,三星公司 2015 年年初在巴塞罗那世界移动通信大会(MWC)上推出新一款智能手机 Galaxy S5,这款手机的亮点主要包括使用了指纹识别技术,同时还内置有监测心跳的传感器以及安装了健康保健类的应用。无独有偶,苹果也正在全力打造医疗方面的硬件及软件产品,同时加速招聘医疗传感器专家,力争在智能医疗领域占有一席之地。

越来越多的创业者们认为,寻求对当前医疗模式进行变革的第二类产品可以赚大钱。当然,盯着这块"肥肉"的不止初创企业,大型公司也发现了其中商机。高通就成立了移动医疗部门高通生命(QualcommLife),并建立了一个技术平台,让移动医疗企业能够更加便捷地对人们的用药和自我检测结果等数据进行整合,方便医生获得用户更加完整的健康信息。大型医疗设备厂商美敦力(Medtronic)公司 2013 年斥资 2 亿美元收购了疾病管理与患者监护服务提供商 Cardiocom。美国移动电信运营商 Verizon 在 2013 年 10 月推出了一个平台,用户能够将家用血糖仪及带有能测量血压、血脂等多功能合一的仪器等家用设备中存储的数据传送至公司的云端服务器中。

由于移动医疗改变了过去人们只能前往医院"看病"的传统生活方式,将大众引导入一种更为先进、轻松和便捷的就诊模式中,近年来逐步成为整个移动通信产业的热点。另外对于移动运营商、医疗设备制造商、芯片企业、应用开发商等通信产业链各个环节来说,移动医疗可谓一座"金矿"、一项潜力极大的"朝阳产业"。科技巨头纷纷进军智能医疗的情况标志着科技产业重心正在逐渐变迁,移动通信行业正进军医疗保健行业,将朝着数万亿美元的规模进发。

14.1.3　美国未来三十年新科技趋势报告(关于医学部分)

美国公布的《2016—2045 年新兴科技趋势报告》明确了未来 30 年最值得关注的 20 项科技发展趋势。

在未来的 30 年里,各种科学技术上的突破将改变医学。通过基因组学,我们将会得到真正的私人药物。在未来,癌症、心肺疾病、阿尔兹海默症,以及其他目前看似无救的疾病将会由针对患者个人基因的药物来治疗。

人类将可以通过 DNA 培养出移植所需的器官,从而消除等待配型以及排斥反应等很可能致命的情况。生物假肢将会被直接连接到神经系统上,从而提供与真实触感极其相似的感官。

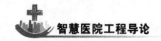

机器急救人员以及肢体存活技术，将会大幅度延长救援的"黄金时间"。科学家们将找到衰老的原因，从而增加人类的寿命，涌现出一大群非常健康并有活力的"老人"。

另一方面，先进的医疗设施的价格，将会给各国的医疗系统带来更大的压力。穷人与富人之间的救命资源，也会出现极大的不均。而且随着人类寿命的增加，年轻人与老人之间对于工作以及资源的竞争则会加剧。抗药性极高的超级细菌，也会给世界各地的人们带来极大的危险。

14.2　国内智慧医院工程的发展

14.2.1　我国智慧医院工程现状

自智慧地球理念和智慧医疗概念产生以来，IBM 中国地区政府与公众事业四部在医疗卫生信息与管理系统协会（HIMSS）大会上，将智慧医疗的主要内容概括为数字化医院和区域卫生信息化两部分。我国中央和部分地方政府也相继提出了关于智慧医疗的设计方案和实施规划。国家出台了关于智慧地球实行的相关文件，为智慧医疗的实施提供了宏观指导。2012 年 12 月初，国家住房和城乡建设部（以下简称住建部）正式发布了《关于开展国家智慧城市试点工作的通知》，并印发了《国家智慧城市试点暂行管理办法》和《国家智慧城市（区、镇）试点指标体系》两个文件。2013 年 1 月 29 日，国家住建部公布了中国首批 90 个智慧城市试点名单。同时，部分城市提出了关于智慧医疗的建设理念和实施方案，为智慧医疗这一抽象的概念提供了实践的机会，积累实施的经验，推动了智慧医疗这一信息体系在我国医疗行业的应用与发展。

1）各城市智慧医疗的推进和实施及快速发展的状况

主要体现在以下几个方面：

（1）明确包括深化医疗卫生体制改革和提高医疗水平及服务质量在内的智慧医疗建设目标和规划蓝图；

（2）为提高医院运作效率和医疗服务的水平，利用物联网技术打造的医疗服务信息平台；

（3）为缓解看病挂号难问题的预约挂号服务平台的普遍推广使用；

（4）利用先进的智能医疗设备提高诊疗水平和质量的智慧诊疗的推行；

（5）关注弱势群体的远程医疗服务项目的开展；

（6）方便结算和提高医疗服务效率的医疗卡结算方式的推广应用。

例如，浙江省瑞安市妇幼保健院实施了网上预约挂号服务，利用先进的互联网技术为患者及其家属提供了快速便捷的预约门诊的通道，为患者提供了极大的便利。30 台医疗服务自助机陆续启用。这种多功能"通柜机"可实现自助挂号、预约取号、自助缴费、自助查询、自助打印等强大功能，患者在机器上不仅可以查询门诊就诊流程、医师出诊信息、专家介绍、物价信息、检验结果等，还可以自助打印化验单、取药单等，像在银行 ATM 机上操作一样便捷。机器上也可以直接进行银行转账服务（除信用卡以外的所有银联卡），缴费时再也不用揣着一叠钱在窗口苦苦排队了，而且每个操作环节均只需花几十秒，大大缩短了排队时间。自助机的启用，不仅提高了就诊效率，解决了排队难挂号难的问题，方便了患者，也减轻了医院的负担,体现了瑞安市妇幼保健院在实现智慧医疗的过程中的人性化与严谨性兼具的特质。2014年浙江省温州医科大学附属第一医院联手中国移动温州分公司率先在国内推出"智慧医疗"手机门诊系统,开启了复诊病人"足不出户、在家看病"的就医新模式,切实为公众提供方便、快捷、全面的医疗服务。

2) 物联网技术开始进入医疗领域

我国政府十分关注物联网技术在医疗领域的应用。2008年,我国出台了《卫生系统"十一五"IC卡应用发展规划》,提出加强医疗行业与银行等相关部门、行业的联合,推进医疗领域的"一卡通"产品应用。

2009年5月23日,卫生部首次召开了卫生领域RFID应用大会,大会围绕医疗器械设备管送、药品、血液、卫生材料等领域的RFID应用展开了广泛的交流讨论。

3) 智慧医疗实现医疗服务领域四大"梦想"

(1) 通过推广数字医疗,可以以很便宜的价格把现有的医疗监护设备无线化,进而大大降低公众医疗成本;

(2) 实现信息在医疗卫生领域各参与主体间互联互通和资源共享;

(3) 实现我国医疗服务的现代化,提升医疗服务现代化水平;

(4) 通过信息化手段实现远程医疗和自助医疗,有利于缓解医疗资源紧缺的压力。

4) 智慧医疗实现健康感知领域三大"梦想"

(1) 可实现远程可持续的慢病监测;

(2) 可实现传染病患者监测与管理;

(3) 可实现医院内健康监测(含心电遥测、生命体征监测等)。

5) 智慧医疗促进医疗改革

(1) 将患者的健康作为中心,以此优化医疗服务,给患者以最专业最全面的医疗服务。首先,通过医院对无线化及网络化等信息技术的应用,构建起现代信息化医疗体系,实现医疗资源的共享。例如,在一些基层的医院中,通过医疗"一卡通"的提供,可以预约中心医院等高级医院的专家,在各级医院中达成对检查结果的共识和认可,为人们问诊提供了很大的便利。其次,应该强化医院工作者的医疗技术水平。智慧医疗中通过信息技术的普及,可以使医护人员在智能化和信息化的条件下,强化自身的医疗技术知识,还可以大大减轻工作人员的负担,提高医疗诊治的准确性,尽快促进患者身体的康复。

(2) 从医院本身来说,智慧医疗的建立,实际上精简了医院中传统的复杂医疗环节,使得就医更简便,也降低了医院运行的成本,提高了医疗质量和医疗效益。在医院中,通过构建信息的交换平台,来获取准确的、实时的医疗数据,有利于医生的判断,也有利于患者及时了解自身的健康状况,这样不仅为医院树立了良好形象,也有利于减轻病患者的痛苦。

(3) 智慧医疗的构建,还可以通过信息化系统,来及时掌握医院中就诊的患者数量,为我国健康水平统计和预测提供数据信息基础;同时还能对医生所开出的用药量等进行监督检查,对医疗保险基金的使用状况进行监督,使得每一项资金运作都在合理有序的条件下进行,实现对医院中医护人员、药物使用以及资金运作的整体把握和监控。

通过对智慧医疗技术特点分析及业务现状梳理,可见智慧医疗将成为健康管理最有效的适宜技术。智慧医疗将覆盖影响人的健康因素的全生命周期的全过程,实现有效地利用以用户为中心的健康信息及各类医疗资源来达到最大健康效果。我国的智慧医疗产业是

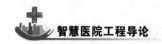

在中国特定的制度环境下新兴的医疗服务业态,目前仍没有形成成熟的模式可供比较和参考,在近年的发展过程中展现出政府参与度加强、应用范围广、物联健康终端需求猛增、互联互通更加全面等特点。

14.2.2　我国智慧医院工程发展中存在的问题

1) 缺乏专门的宏观指导性文件

智慧医疗的推行实施缺乏专门的宏观指导性文件。智慧医疗是一个新生事物,在整体规划和具体实施等方面都没有现成的可供借鉴和学习的经验。目前,我国一般只有城市制定的智慧医疗建设的规划目标和实施意见,没有专门针对智慧医疗建设的宏观指导性文件,智慧医疗的实施出现了宏观指导缺位的问题。浙江瑞安市妇幼保健院的智慧医疗的实施也是在浙江省和温州市有关政府部门关于智慧医疗的专门文件的指导下进行的。我国的智慧医疗的实施只有国家关于智慧地球的宏观指导意见,不能为智慧医疗在具体推进和建设过程中出现的具体问题提供指导意见和解决方案,在一定程度上造成了部分地区和单位参与建设智慧医疗的积极性不高,推进智慧医疗的步伐不一致,不利于智慧医疗的进一步推进和建设,也不利于医疗服务水平和质量的提高。

2) 资源共享欠充分

智慧医疗实施中利用先进的互联网和物联网技术打造的医院信息管理系统和医疗服务信息服务平台,就是通过对患者信息资源的共享,来提高医院的运作效率和医疗服务的水平与质量。而目前我国与医疗服务有关的各单位在日常工作中产生的包括居民健康信息和临床医疗信息在内的公共卫生信息未实现充分共享。如市级医疗机构与省级大医院未建立信息共享机制,在某一医院做的相关检查在另一医疗机构不能获得认可,这在一定程度上给群众就医带来不便,不利于患者享受及时高效统一的诊疗服务。温州市正在开发的以实现诊疗、检验结果互通为目的,包括患者的门诊主诊断、检验结果、出院诊断、出院小结等内容的诊疗资源共享平台,有利于医生及时调阅患者的医疗信息,便于后续临床诊断,同时也能提高诊疗效率。但这只是暂定在市区部分三级甲等医院和五家社区卫生服务中心试用,而且该平台正处于软件开发阶段,技术相对不成熟,适用范围过于狭窄,无法实现医疗信息的充分共享。

3) 信息安全欠安全

众所周知,在高度发达的信息社会,信息安全对于个人的隐私权和公共安全及公共秩序的维护有着十分重要的影响。智慧医疗的运用在为患者提供就医便利的同时,也对信息安全提出了新的考验和挑战。因此,各医疗机构在充分利用互联网技术推动智慧医疗实施时,也要提高对信息安全的重视,加强网络建设,加强信息数据的保护,确保信息系统的稳定,以避免信息数据泄露。

4) 相关法律尚欠缺

目前,在智慧医疗的推进和实施中,关于如何保护公民个人电子档案信息和患者的隐私等方面,仍然存在着法律空白和相关法律法规不完善不健全的问题。因此,在智慧医疗的建设实践中,需要加强相关法制建设,以法律的强制性保证智慧医疗相关规定和措施的落实,指导智慧医疗的推进和落实,使医疗机构的医疗服务和管理行为有法可依。

14.2.3　国内智慧医院工程的发展

1) 各级政府参与并加强了领导

虽然智慧医疗在发展过程中,存在缺乏宏观指导性文件和相关法律法规欠缺的问题,但是,从政府对智慧医疗的支持和扶持力度中,可以看出在智慧医疗的发展过程中,呈现政府参与加强的趋势。一方面,由于智慧医疗是一种新型的医疗服务方式,没有相对成熟的模式可供借鉴,为避免在智慧医疗的实践过程中出现更多的问题,所以国家有必要通过制定相应的政策规范和法律法规,对智慧医疗的具体实施提供一定的指导和引领。另一方面,国家和政府参与度的加强不仅可以给智慧医疗的实施提供宏观性指导,规范智慧医疗的实施行为,而且有利于维护公众的信息安全与合法权益,实现智慧医疗的规范化和进一步推动医疗体制的改革。例如,浙江省卫生厅和中国移动浙江公司联合开发建设了一个统一的公共预约服务平台,实现医院门诊实名制预约挂号,方便群众就医,充分说明在智慧医疗的推进中,政府的参与度逐渐加强。因此,在智慧医疗的未来发展过程中,政府将制定更多的配套制度措施并健全相关法律法规,在实现医疗体制改革和健全医疗体系的智慧医疗的推进中加强政府的参与度。

2) 应用范围逐步扩大

随着智能技术的不断提高和应用系统的成熟完善,智慧医疗在提高医疗卫生水平和质量上的作用越来越大,智慧医疗的功能和作用为更多的人所认可,其应用范围也将逐渐扩大。智慧医疗将贯穿公民从出生到死亡的整个生命周期,并覆盖儿童、老人、孕妇和特殊疾病患者等多种多类人群,适用范围将逐步扩大,智慧医疗将惠及更多公众,将在更多医疗机构适用。例如,浙江省的"12580医院预约诊疗平台"已在浙江全省169家医院使用,三甲以上医院覆盖率接近100%,已累计提供了近千万人次的预约服务。在政府的不断支持和扶持下,智慧医疗的作用和功能将得到很大宣传,其适用范围甚至可能覆盖卫计委提出的包括药物管理、新农合监管、城镇医疗保障、药品器械信息化监管、公共卫生信息管理等重点业务系统。

目前,移动医疗的市场规模已达到百亿元之多。据了解,重庆西南医院手机移动医疗App已经上线。随着智能手机等移动终端设备的快速发展,移动互联网越来越受青睐。这也让医药电商看到了其中潜在的商机,纷纷将触角伸向移动互联网领域,医疗App如雨后春笋般迅猛增长,通过手机移动终端寻医问药也日渐流行,成为消费者生活的新趋势,医疗行业正拥抱移动互联网开辟增长新蓝图。

据有关统计数据显示,我国现阶段移动医疗App已达2 000多款。移动医疗App数量的爆发式增长,与移动互联网技术发展以及我国医疗环境密不可分。随着中国经济发展与人民生活水平的逐年提高,公众对健康的重视程度也日益增长。通过移动医疗App,能有效地解决消费者看病难的问题。移动互联网的应用改变了人们信息获取的方式,通过移动互联网了解和掌握基本的养生知识已经成为人们生活中的一部分,而随着人们对健康的重视程度的加深,这种需求也越来越大,医疗App在移动互联网显示出了广阔的发展前景。

14.2.4　移动医疗是智慧医院必然趋势

针对智慧医院在实施过程中出现的信息共享未完全实现的问题,在国家和政府的相关

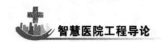

政策及制度的支持下和互联网技术高度发达的环境中,智慧医疗呈现出信息共享普遍化的发展趋势。2013年,浙江移动通过4G网络为医院搭建了远程医疗系统,缩短了医疗信息的空间距离,实现了医生的远程会诊和诊疗信息的共享。此外,他们还参照国外的先进经验,搭建了120院前急救信息化平台,极大地提高了急救效率,充分实现了诊疗信息及时、高效的传递和共享。这充分说明国家和各级政府在智慧医疗的发展过程中十分重视医疗信息的共享,并一直在采取措施推动医疗信息共享的普遍化。物理网技术和互联网技术的高度发达为打造全方位立体化的更成熟更完善的数据处理和信息服务平台提供了技术支持。智能移动终端在以下诸方面均能发挥重要作用:条码化病人身份管理、移动医嘱、诊疗体征录入、移动药物管理、移动体检标本管理、移动病案管理等。有利于对相关信息进行快速准确的加工整合及实现医疗信息的融合,实现医疗信息共享的普遍化。

随着医院计算机网络的普及和医疗信息系统的完善,许多医院建立了功能强大的医疗信息管理系统(如HIS、PACS等),但传统的固定部署计算机的方式存在局限性,制约了医院信息化发挥更大的作用。而无线网络具有终端可移动性、接入灵活方便等特点,在越来越多的医院得到了规模部署,打破了传统有线部署的局限性。

随着科技的进步和信息技术的发展,智慧医院应运而生,加之我国具有中国特色的社会制度环境,智慧医疗在我国获得快速发展,在宏观指导、资源共享、信息安全和法律法规方面虽然还存在诸多问题,但在我国政府的支持和高新技术快速发展的环境中,智慧医疗呈现出政府参与加强化,应用范围扩大化和信息共享普遍化的发展趋势。

14.3 国内智慧医院未来大趋势

14.3.1 趋势之一:慢病高发,健康管理渐成趋势

新中国成立以来,中国主要疾病谱变化显著,死亡率高发的疾病由以传染病为主过渡到以慢性病为主。而中国传统的以治疗为主的诊疗模式也将随着国家疾病谱变化而改变,未来以预防为主的诊疗模式可能更加贴合国情民情。

从城市居民主要疾病死亡率变化可以看出,恶性肿瘤和心脏病的死亡率基本呈逐年上升;而呼吸系统疾病的死亡率则下降较为明显;至于脑血管病和损伤中毒的死亡率基本保持不变。恶性肿瘤等慢性病死亡率高一方面跟国民饮食结构调整、环境变化等因素有关;另一方面跟民众对肿瘤认识不足,就诊时往往已经处于晚期有关。目前针对公众的慢性病科普教育、健康管理仍有很大的提升空间。未来中国的医疗模式可能会更侧重疾病预防,这不仅需要政府在相关基础学科继续投入,还需要在全民科普方面加大教育。同时,民众也会逐步向着健康的生活方式过渡,目前朋友圈"晒跑"就是例证,这也会吸引资本和技术人才向"健康管理"概念行业聚集。未来,以预防为主的医疗模式、生活方式会更加普及。

14.3.2 趋势之二:养老产业待开发

中国近30年人口构成数据表明:中国人口老龄化形势严峻。老年人口数量,即65岁以上人口数量快速增加,2014年,老年人口数量占比已经超过10%。根据1956年联合国《人

口老龄化及其社会经济后果》确定的划分标准,当一个国家或地区 65 岁及以上老年人口数量占总人口比例超过 7% 时,则意味着这个国家或地区进入老龄化。很明显目前中国已经符合了"老龄化"社会的标准,而且未来人口老龄化趋势会加剧。而另一方面,青少年人口数量,即 1~14 岁人口快速下降,从 1982 年的 3.4 亿降到 2014 年的 2.2 亿。我们知道青少年人口数量决定了未来国家人口数量和人口结构。由于前期人口政策的控制和生活成本的上升,导致目前青少年人口数量减少加快,未来人口平均年龄增大,老龄化趋势也会加剧。联合国曾作出预测,到 21 世纪中期,中国将有近 5 亿人口超过 60 岁,而这个数字将超过美国人口总数。

那么人口"老龄化"的中国在未来一定会加强对老年人身心健康以及养老问题的关注。目前国家养老产业供需矛盾突出,供给端资源配置畸形,需求端转化率低。

首先,目前养老机构不仅床位数不足,而且利用率也不足。根据民政部 2014 年社会服务发展统计公报,目前国内各类养老床位数 577.8 万张,而 2014 年全国 65 岁及以上老年人口 13 815 万人,对应每千名 65 岁以上老年人床位数是 41.8 张,作为比较,美国 40 张左右,英国 35 张。可见养老机构床位数并不低,但是床位利用率不够。根据民政部 2014 年社会服务发展统计公报,国内各类养老床位数 577.8 万张,而对应入住的老年人口 318.4 万人,入住率只有 55.11%,空床率达到 44.89%。因此,如何提供更人性化的养老服务,合理高效地满足社会养老需求,提高床位转化率是未来养老机构需要思考的问题。精准的定位、较高的服务质量是养老机构需要注重的地方。

其次,老年人护理人员的数量和服务质量也存在不足。按照护理人员与老年人比例 1∶3 来推算,根据中国老龄科学研究中心公布的数据,中国在 2010 年部分失能和完全失能老年人数量已经达到 3 300 万,这意味着至少需要 1 000 万的护理人员。而目前中国护理从业人员不足百万,缺口达 900 万之多,而其中取得养老护理员职业资格证书的仅 2 万人。同时护理人员的综合素质也有待提高,关于养老院职工虐待老人的案例层出不穷。因此,护理人员缺口极大,素质有待提高,未来护理人员教育培训机构数量会增加,市场规模会扩大。

除了物质层面的对医疗养老机构的要求之外,在精神层面,未来中国养老行业也会发生新的变化。目前中国空巢老人数量大,情感需求迫切需要满足。国家卫计委发布的《中国家庭发展报告(2015 年)》显示,中国空巢老人占老年人总数的一半,其中,独居老人占总数 10%,仅与配偶居住的占 41.9%。因此未来以社区为中心的老年服务活动中心将会大量出现,包括托老所、养老院、护理院、文化活动中心等;同时,针对老年人的电视频道、报刊等文化传媒业务需求量也会增大;文化旅游业等都会是有前景的老年消费产业。

14.3.3 趋势之三:全面放开二胎政策的影响

抚养比是非劳动人口与劳动人口的比例,用以表明每 100 名劳动年龄人口要负担多少名未成年人和老年人。比例越大,居民生活压力越大。据统计,未成年人抚养比从 1982 年的 55% 骤降到 2014 年的 22%,这表明了中国目前未成年人数量不足,未来伴随着人口老龄化,劳动力数量将会严重不足,数量的不足也会传导到人力成本的提升。为了国家经济的可持续发展,保持健康的人口结构非常关键。因此 2015 年 10 月 29 日,党的十八届五中全会做出了"全面放开二胎"的政策决定。

目前儿童医生数量缺口较大,根据 2010 年中国医师协会调查结果,中国每 1 000 名儿童中仅拥有 0.26 名儿科医生,即使在上海这样的发达城市,每千名儿童的儿科医生数也仅为 1 名,而美国每千名儿童拥有的儿科医生数量为 1.46 名,是中国平均数量的 5.6 倍。受到生活成本、教育成本、心态转变等因素的影响,放开二胎政策效果有待观察,但是短期内,放开二胎政策一定会刺激潜在需求的释放。妇幼相关医疗服务及产业会借机飞速发展。首先,儿童医院和妇幼保健院等相关医疗服务机构会相应增加;其次,母婴服务产业需求会增大,例如孕期保健、胎教、产后护理、早教等;再次,幼儿教育机构及教务人员数量也会顺势增加以满足增量需求;最后,母婴产品行业也会受益,奶粉、母婴产品、玩具、儿童服饰等销量可能会增加。

14.3.4 趋势之四:社会资本参与度提高

从卫计委发布的数据可以看出,截至 2015 年 5 月,民营医院的数量"突飞猛进",在短短的一年时间内增长了 1 487 家。目前,从医院数量的角度看,民营医院已经和公立医院"平起平坐"。然而民营医院数量的快速增长并不代表着其在中国医疗服务业中扮演了重要的角色。虽然民营医院数量上同比增加了 12.7%,然而,实际上,卫计委近期公布数据显示:2015 年 1~4 月,民营医院诊疗人数占总量的 10.42%,同比增加了 0.39%,而公立医院同比增加了 5.4%。因此不管是从民营医院诊疗人数占比,还是增长量,都不尽如人意。因此,民营医疗机构数量的增长并不代表民营医院目前生存状况良好。

但是,未来非公立医疗机构一定会在中国医疗服务市场上扮演更重要的角色。首先,从政策变化可以看出,国家对社会资本进入医疗行业是逐步放开的。例如 2013 年《关于促进健康服务业发展的若干意见》,明确健康产业发展"非禁即入"的原则,鼓励社会资本进入。之后同年国家发改委又宣布民营医院针对医疗服务价格可以自主定价。连续的政策调整降低了社会资本进入医疗行业的门槛。同时卫计委发布的《"健康中国 2020"战略研究报告》也指出,各级医疗卫生机构所购买的药品价值中民营企业占 80% 以上,耗材和器械价值中民营企业占 50% 以上。

其次,从医疗行业发展的角度来看,社会资本对优化医疗资源配置能起到推动作用。民营医疗机构的成立对中国医疗"供给端"起到补充作用,这有利于更好地满足社会医疗需求。同时,按照目前趋势来看,民营医疗机构多是进入高端专科医院领域,能够提供与公立医院差异化的服务和产品,这对现有医疗服务结构起到优化补充作用。

因此,目前社会各界都对医疗行业非常关注,"大健康"产业成为众多投资机构和企业家、创业者眼中的"香饽饽",从保险机构到 BAT,都已经在大健康产业布局。例如平安保险推出的"平安好医生",聚焦移动医疗业务;阿里巴巴联合嘀嘀出行推出的"嘀嘀医生"业务,还有其旗下的天猫医药馆等;腾讯也投资了多家移动医疗企业,如挂号网等。因此可以预期,未来医疗行业会迎来更多更强的社会资本进入。

但是未来社会资本在医疗行业的发展模式和市场定位可能会比较特殊。拿民营医院做例子,未来民营医疗机构跟公立医疗机构很可能不会进行"拼刺刀"式的竞争,因为公立医院不论是从品牌、医师,还是从技术的角度看,都有较大的优势。差异化的定位可能才是民营医疗机构的出路,高端和专科民营医院未来可能会更普遍地出现,这也符合我国多样化、多层次医疗需求的国情。

14.3.5 趋势之五：医疗资源集中化分布

数据显示从 2009 年到 2014 年，常住人口流入排名靠前的城市除了熟悉的"北上广"三大城市群之外，还有郑州、成都、重庆、厦门和武汉上榜，分别达到了 185 万、156 万、132 万、129 万和 123 万人。未来，随着中国城镇化进程的推进，中国人口会进一步向"三大城市圈"和"五大枢纽城市"聚集。

同时，流出的人口再回归的可能性也在降低。根据《中国流动人口发展报告 2013》分析，我国流动人口数量大，年龄小，落户意愿强烈。报告显示 2012 年我国流动人口达 2.36 亿，其中流动人口的平均年龄为 28 岁，并且新生代流动人口中超过七成希望落户大城市。同时 2012 年流动人口家庭上一年出生的孩子数量约占全国同期出生数量的 1/3，已孕妇女选择在居住地分娩的比例接近 70%。

按此趋势发展，未来中国人口会进一步向大城市和特大城市聚集，这就会进一步促使中国医疗资源不均等分布。大城市的医疗资源更多更优，进一步强化了对其他城市的比较优势，进而再次推动了中国人口向核心城市的聚集。

14.3.6 趋势之六：分级诊疗势在必行

目前中国医疗资源配置不合理，三甲医院"门庭若市"，其他基层医院则"门可罗雀"。那么目前基层医疗机构的具体数量和使用率到底如何？可以通过基层医疗机构数量、诊疗量和病床使用率的横纵向对比进行分析判断。

首先，从医疗机构数量的角度看，依据《2015 中国卫生和计划生育统计年鉴》，从 2000 年到 2014 年，我国医院数量增加了 9 542 家，而基层医疗机构数量减少了 82 834 家。这表明在这十余年间，从机构数量上看，基层医疗机构在居民诊疗过程中扮演了更少的角色。更细分地看，具体到基层医疗机构结构变化，社区卫生服务中心数量增长很快，而乡镇卫生院和村卫生室数量下降很多，这可能与中国人口流动和城镇化有关。

其次，从医疗机构病床使用率的角度看，基层医疗机构病床使用率相对较低。2014 年医院的病床使用率达到了 88%，作为对比，基层医疗机构的病床使用率只有 59.7%，相当于每 10 张病床中，有 4 张处于闲置状态。这显示未来中国基层医疗机构在提高病床使用率上仍有较大空间。

最后，从诊疗人次角度看，过去近十年，基层医疗机构诊疗人次增长慢于医院的平均水平。根据《2015 中国卫生和计划生育统计年鉴》，从 2005 年到 2014 年，我国医院诊疗人次从 138 653 增长到 297 207，增长 214%；而基层医疗诊疗人次从 259 357 增长到 436 394，只增长 168%。

通过以上数据分析，我们可以得出结论：目前基层医疗还需进一步提高和优化。这对解决目前看病难看病贵的难题也会有帮助。医学界智库期望，未来中国能够加强基层医疗机构的建设和优化，配合分级诊疗制度，促使优势医疗资源下沉。如果分级诊疗制度真正有效落地，未来居民会更加便捷地获得医疗服务，就近看病、本地就医会成为新的趋势。

未来，优化医疗资源配置，盘活基层医疗机构的任务不仅需要政府的设计，更需要社会多方的参与，例如互联网＋投射到了医疗行业，移动医疗的概念被炒得火热，"轻问诊"已经

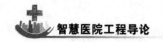

比较成熟,一批新兴互联网医疗公司已经在咨询、挂号等方面给居民带来了切实的福利。虽然业界在商业模式上的争议和疑问较多,但是伴随着政策的开放和各方的探索,未来实现线上线下医疗服务闭环是民心所向,大势所趋。不仅如此,随着全民电子病历的健全,居民小病手机问诊,大病医院治疗可能成为未来看病的"新常态"。

14.3.7 趋势之七:公立医院与民营医院的互补

目前,民营医院在数量上已经与公立医院旗鼓相当[13153(民营):13326(公立)],虽然在诊疗人次、医师力量方面与公立医院还有不小差距,但是这个差距正在逐步缩小。近十余年来,民营医院的诊疗人次增长较快,从2005年诊疗人次占总诊疗人次的4.80%提高到了2014年的10.92%。

可以说民营医院已经在国内医疗市场占有一席之地,加上政策层面的放开和支持,我们可以预期民营医院在我国医疗行业中将会扮演更加重要的角色。那么未来我国医院的格局会是什么样呢? 一种很有可能的情况是:公立医院做综合,民营医院做专科;公立医院保基本,民营医院做高端。

1) 公立医院做综合,民营医院做专科

由于医院重资本、强品牌的特点,导致民营医院创办和运营都面临很多挑战,尤其是综合性医院挑战更大。首先,创办前资本投入大,综合医院由于科室多,因此固定成本比较高,涉及大量多样的医务人员和设备仪器。这就给民营医院初期投入提出了很高的要求。其次,由于大众对医院品牌非常重视,而品牌的塑造不仅需要优秀的医务人员,更需要时间的积累,在这一过程中,人力和财力的要求都非常高。因此,专科医院具有资金投入较少、人员需求相对低的特点,决定了民营医院未来会在此领域发力。2014年非公立医疗机构在专科医院数量方面达到3 676家,超过了公立医院的数量,数据也印证了我们的推断。

2) 公立医院保基本,民营医院做高端

历来我国对医疗服务行业提出的要求都是"保基本"与"强基层",可见保证居民基本医疗需求是我国医疗行业的底线,这意味着未来不论我国医改政策如何调整,都会保证基本医疗需求的满足。作为公立医院,由于其收费受到国家管控,因此其提供的医疗服务价格不能太高,但是同时受到国家的补贴,因此公立医疗机构理想的状态是以满足基本需求为主。而大多民营医疗机构选择盈利性领域,因此可以自由定价,这样就能提供差异化的服务,即高端医疗。差异化的定位可以促进我国多元化、多层次的医疗需求。除此之外,我国未来可能会出现更多"专科连锁"和"医疗集团",这对医院增加规模优势,放大品牌效应,提升成本议价能力有所帮助。

14.3.8 趋势之八:医院管理专业化、服务至上

1) 医院管理专业化

我国目前医院管理往往是技术型人才的管理,但是随着医药业务量的提高,规模的扩大和人员的增加,医院管理已经走向科学化和专业化。专业的管理人员进行医院管理对医院运营效率的提高和医疗服务的保障都能起到提升作用。因此未来医院的管理模式可能会外招职业经理人,也有可能通过第三方托管,进行品牌、技术、管理的注入,以此来提高医院运营效率。

2) 跨部门协同

随着经济的发展,社会分工也越来越细化,医院的科室也随之增加,例如大一点的医院科室会达到几十个,具体来讲,仅内科就分为呼吸内科、心血管内科、风湿免疫科等十余个学科。科室的增加提高了病人就诊的针对性,但是很多疾病是综合性的,需要多科室的参与和配合,才能完成诊疗。因此,未来医院组织结构设计会符合患者需求,即专业的分工与部门的协同相结合。

3) 服务至上管理理念

医院和其他市场主体一样是产品和服务的提供者,虽然有其特殊性,但是最终评价者都是消费者即患者。而患者的满意度来源于两方面:诊疗质量和诊疗服务。诊疗质量是根本,就是能不能治好病,这也是目前医院的重心所在;诊疗服务即治疗过程的体验,这在患者选择医院、医生的过程中扮演了越来越重要的角色,从医院环境到医务人员态度多方位的考量,这就对医院诊疗服务提出了更高的要求。未来,医院经营可能会在保证诊疗质量的大前提下,优化医院环境,提高医务人员服务水平和态度,设计更人性化的诊疗流程。医院开放性提高,随着信息技术和医学的进步,医院也需要跟外部保持同步。例如基因测序、3D 器官打印和机器人相关技术的进步,实际上可以为医院的诊疗和服务带来很大的便利;而且未来科技发展速度更快,更加难以预测,因此医院必须对外部技术进步保持敏感,这样才能与时俱进,利用科技的进步带来服务的提升。目前,国内很多医院已经引入了信息管理系统,如电子病历系统、影像信息系统、检验信息系统、监护信息系统等,未来相关信息系统的整合和共享也是医疗行业的趋势之一。

14.3.9 趋势之九:精准医疗势在必行

精准医疗是新时代的诊疗模式,美国对精准医疗的定义是一种新兴的、综合居民基因、环境、生活方式等变量的疾病预防和治疗手段。精准医疗通过对患者健康大数据(基因、生活习惯、家族病史和病例)的搜集和分析,进而提出个性化、针对性的治疗方式和药物。这种模式不仅用于疾病治疗,更侧重疾病的预防。

那么精准医疗对患者来说,意味着什么? 医生给病人提供千篇一律的医疗方案和药物可能成为过去式。最大的可能是医生根据患者的基因、生活习惯等因素定制独特的药物和方案。这种模式提高了医疗的效率,提高了医疗质量。

除此之外,精准医疗在重大疾病预防上会带来很大的帮助。例如,根据美国国家癌症研究院报告显示,13% 的女性可能患乳腺癌,而带有 BRCA1 或 BRCA2 基因的女性患有乳腺癌的可能性提高到了 85%。通过基因检验可以让特定女性采取预防措施,如更高频次的钼靶和核磁共振检验等。现阶段,多国的精准医疗目标均聚焦于癌症治疗。由于精准医疗聚焦于分子层面的病理研究,因此需要国家和社会各界的参与推动。美国已经发布了《精准医疗集群项目——建立 21 世纪医学研究基金会》白皮书。而中国目前已经成立中国精准医疗战略专家组,并将精准医疗列入国家"十三五"科学发展规划。

那么精准医疗未来会带来哪些改变? 首先,精准医疗需要大量的患者信息数据作为基础,因此未来全国性的医疗信息平台有可能会实现,这样有利于居民健康数据信息的集中搜集、处理和分享。其次,医疗成本可能会有变化:一方面,由于个性化药物,医疗效率得到优化,因此潜在的药物副作用会降低,住院率会下降,最终会体现在医疗成本的下降;另一

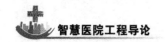

方面,精准药物不再具备普适性,未来精准药物的市场空间会更小,因此制药环节的规模效应减少,药物成本可能上升。最后,精准医疗不仅会重塑医疗行业,还会促进其他相关产业的发展,如大数据、移动终端、可穿戴设备和智能计算产业等。

14.3.10 趋势之十:医疗相关技术应用前景大

1) 3D打印器官

据卫计委统计,中国器官移植的等待者和器官捐献者的比例为150∶1,器官缺口非常大,过去以死囚器官作为主要供给的方式也与现代观念相冲突。于是3D器官打印技术给器官移植等待者带来了曙光。3D打印是以数字模型文件为基础,运用粉末状金属或塑料等可黏合性材料,通过逐层打印的方式来构造物体,这一技术经常用于模具制造、工业设计。根据媒体报道,目前3D打印已经可以制作耳朵、肾脏甚至血管等器官,虽然还不能马上利用到临床,但是已经为临床利用打下了扎实的基础。

2) 机器人手术

健康机器人"大白"的形象深入人心,实际上在现实生活中,机器人已经接入医疗服务的很多环节,例如美国"达芬奇"手术系统。"达芬奇"是一种机器手臂,能够在医生控制台的指挥下进行外科手术。机器人手术可以提高手术的精确度,创伤更小,因此恢复期更短,同时减少了医生的体力活动,对医生眼力和手腕的要求更低,因此手术成功率更大,目前已经广泛应用于心脏外科和前列腺切除术当中。但是目前医疗机器人只是医生的一种治疗"手段",未来随着信息技术和相关技术的发展,大量的历史病例可以存入机器人信息库,可能会出现机器人比医生"更有经验"地进行诊断和治疗。例如,2017年一位名为"安克侦"的甲状腺超声机器人与80名医生专家比拼,其读片准确率达到84.85%,仅次于获得第一名的医学专家的87.88%。

3) 基因测序

传统的测序方式是利用光学测序技术,但是其成本高,耗时长,新的基因测序手段改变了这一情况。基因测序可以从血液或唾液中分析测定基因全序列,寻找可能会诱发疾病的特定基因,并且进行提前预防和治疗。基因测序可以使疾病管理从治疗端转到预防端,是精准医疗的支撑性技术。

随着我国经济的发展,政府个人医疗卫生投入的增加,未来中国医疗行业将面临许多机遇,是彻底解决"看病难""看病贵"等问题的黄金期,是建立健全医疗行业秩序、规则的关键期。不论未来会如何发展,都值得我们每一个人关注。

参考文献

［1］陆伟良.智能化建筑导论［M］.北京:中国建筑工业出版社,1996.

［2］郭源生,王树强,吕晶.智慧医疗在养老产业中的创新应用［M］.北京:电子工业出版社,2016.

［3］许立群.移动健康和智慧医疗,互联网＋下的健康医疗产业革命［M］.北京:人民邮电出版社,2017.

［4］苗涛,马胜林,胡顺福,等.智慧医疗互联互通之路［M］.北京:科学技术文献出版社,2015.

［5］陈金雄.互联网＋医疗健康,迈向5P医学时代［M］.北京:电子工业出版社,2015.

［6］陈金雄,王海林.迈向智能医疗:重构数字化医院理论体系［M］.北京:电子工业出版社,2014.

［7］郭磊,曹世华.基于物联网技术的医疗设备供应链管理［J］.计算机时代,2011:29-31.

［8］哈鹰,安欣,郭平,等.药物滥用监测网络信息管理系统［J］.中国药物依赖性杂志,2006,15(5):390-394.

［9］皇甫德俊,张玉,穆小苏,等.基于物联网技术医疗设备运行状态监测系统的设计［J］.医疗卫生装备,2014:39-41.

［10］栾智鹏,剧丽萍,舒丽芯,等.医药物流追踪系统中二维条码和射频识别技术联合应用的探讨［J］.药学实践杂志,2009,27(5):373-374.

［11］罗丽华,于汇泉.医疗设备效益分析数据采集模型设计［J］.医疗装备,2006,19(6):26-27.

［12］马广瑞,张永亮.基于RFID技术的药品物联网仓储管理的分析与设计［J］.速读,2016(4):364.

［13］施磊.自动数据采集系统在医药物流系统中的应用［J］.物流技术与应用,2004,9(6):67-70.

［14］谭永红,曾仁杰,梁容梅,等.药物临床治疗效果跟踪——药历［J］.西南国防医药,2002,12(4):351-352.

［15］王菊勇,肖臻,倪爽,等.我院新型药物临床试验电子信息化管理系统［J］.中国新药杂志,2014(22):2647-2650.

［16］吴巍.大数据助推医药企业供应链发展［J］.物流技术与应用,2014,19(9):131-134.

［17］徐海飞,文光俊.基于RFID技术的药品供应链管理研究［J］.现代电子技术,2012,35(3):68-70.

［18］徐沪萍,姚念.基于物联网的医药物流管理信息系统研究［J］.武汉理工大学学报:信息与管理工程版,2013,35(3):361-364.

［19］杨凤辉,尚长浩.物联网背景下医疗设备数据采集器的研制［J］.中国医学装备,2012,9(12):10-14.

［20］倪明选,张黔,谭浩宇,等.智慧医疗——从物联网到云计算［J］.中国科学:信息科学,2013(4):515-528.

［21］张振,周毅,社守洪,等.医疗大数据及其面临的机遇与挑战［J］.医学信息学杂志,2014(6):2-8.

［22］赵长勇.面向智慧医疗的诊断信息数据挖掘应用研究［D］.杭州:浙江大学,2014.

［23］周光华,辛英,张雅洁,等.医疗卫生领域大数据应用探讨［J］.中国卫生信息管理杂志,2013(4):296-300,304.

［24］邹北骥.大数据分析及其在医疗领域中的应用［J］.计算机教育,2014(7):24-29.

［25］陆伟良.启东妇幼保健医院智能化顶层设计［R］.上海:亚洲医院设施发展与创新高峰论坛,2017.

［26］黄波.基于云计算的医疗联合体信息化建设研究［D］.北京:北京交通大学,2014.

［27］姜黎辉.移动健康与智慧医疗商业模式的创新地图和生态网络［J］.中国科技论坛,2015(6):70-75.

［28］李瑾，赵琦，骆文香.移动智慧医疗系统的构建与思考［J］.东南国防医药,2015(3)：329-331.

［29］莫胜男，尚武.智慧医疗服务平台中的移动健康服务［J］.医学信息学杂志,2015(9)：14-17.

［30］倪荣，陈启岳，楼毅.智慧医疗背景下移动在线支付医疗模式创新应用［J］.医学信息学杂志,2014
(12)：8-12.

［31］蒲亚川.可穿戴医疗开启大健康时代［J］.互联网经济,2015(4)：16-19.

［32］寿文卉，王义，王博，等.可穿戴及便携式设备在健康医疗领域的应用分析［J］.互联网天地,2015(8)：
26-32.

［33］孙文德，沈风桂，张伟忠.杭州智慧医疗建设现状及对策建议［J］.现代城市,2013(4)：34-37.

［34］唐雄燕.基于物联网的智慧医疗技术及其应用［M］.北京:电子工业出版社,2013.

［35］托波尔.颠覆医疗［M］.北京:电子工业出版社,2014.

［36］吴越.智慧医疗［M］.北京:清华大学出版社,2011.

［37］左秀然，杨国良.以患者为中心的智慧医疗应用模式研究与实践［J］.医学信息学杂志,2014(12)：
13-18.

［38］张足生，方翔.基于Android智能手机的电子处方系统研究［J］.中国科技信息,2013(15)：90-90.

［39］赵翊君，孙皓月，董颢霞.基于物联网的医疗设备智能化管理应用研究［J］.河北建筑工程学院学报,
2014(2)：98-101.

［40］左秀然，杨国良.以患者为中心的智慧医疗应用模式研究与实践［J］.医学信息学杂志,2014,35(12)：
13-18.

［41］陈海峰."智慧医疗"中的物联网技术应用［J］.金卡工程,2015(8)：15-18.

［42］陈骞.智能可穿戴设备在医疗健康领域的发展与应用［J］.上海信息化,2014(12)：83-85.

［43］陈珏，王捷，刘仲明.无线传感网在智慧医疗护理中的应用［J］.医疗卫生装备,2011(5)：73-75.

［44］胡新丽.物联网框架下的智慧医疗体系架构模型构建——以武汉智慧医疗为例［J］.电子政务,2013
(12)：24-31.

［45］黄辰，潘永才，李可维，等.基于传感器聚类数据挖掘的物联网智慧医疗模型设计［J］.传感器与微系
统,2014(4)：76-79.

［46］黄海诚，汪丰.可穿戴技术在医疗中的研究与应用［J］.中国医疗设备,2015(1)：1-5.

［47］梁瑞.物联网在智慧医疗系统建设中的应用思考［J］.电脑知识与技术,2012(2)：303-305.

［48］邵星，王翠香，孟海涛，等.基于物联网的社区智慧医疗系统研究［J］.软件,2015(12)：45-48.

［49］孙簸，戴启锐.可穿戴设备与医疗健康产业关系研究及发展趋势分析［J］.中国数字医学,2015(8)：25-
28.

［50］徐蕾，陈敏亚.可穿戴医疗设备在医疗监测系统中的应用［J］.中国数字医学,2015(5)：23-24,35.

［51］郑西川，孙宇，于广军，等.基于物联网的智慧医疗信息化10大关键技术研究［J］.医学信息学杂志,
2013(1)：10-14,34.

［52］蔡佳慧，张涛，宗文红.医疗大数据面临的挑战及思考［J］.中国卫生信息管理杂志,2013(4)：
292-295.

［53］胡新平，张志美，董建成.基于云计算理念与技术的医疗信息化［J］.医学信息学杂志,2010(3)：6-9.

［54］李建功，唐雄燕.智慧医疗应用技术特点及发展趋势［J］.中兴通讯技术,2012(2)：22-26.

［55］崔保丽，杨丽坤，齐亚敏.智能药品管控系统在佑安医院的应用［J］.中国卫生信息管理杂志,2015(2)：
173-175.

［56］郭清.移动智慧医疗与智能健康管理［J］.健康人生,2014(10).

［57］刘金权."4P"医学模式下的智慧医疗方案［J］.物联网技术,2013(5)：5-6.

［58］石永峰，曾云锋，徐菲.智慧医疗推动就医模式创新［J］.中国公共安全:学术版,2013(21)：138-139.

［59］席恒，任行，霍绍果.智慧养老:以信息化技术创新养老服务［J］.老龄科学研究,2014(7)：12-20.

[60] 尹叶子,赵国华.电子信息技术在医疗领域中的应用和发展[J].浙江医学,2010,32(7)：1126-1128.

[61] 赵云.公平与效率视角下看病难看病贵的根源与治道[J].中国卫生资源,2010,13(4)：151-153.

[62] 冯凯,宋莉.试析"看病难、看病贵"成因及缓解对策[J].中国医院管理,2006,26(10)：10-12.

[63] 张世霞.物联网技术在智能医疗管理中的应用[J].齐鲁工业大学学报：自然科学版,2012,26(26)：87-89.

[64] 周军华,任坚,吴文生,等.基于自组网和物联网的医疗设备综合管理系统设计与实现[J].中国医学装备,2015：41-44.

[65] 朱丰根,徐新隆,严志汉.论信息技术优化医院药品管理流程[J].中国医院管理,2007,27(6)：10-12.

[66] 种银保,郎朗,黄燕.现代医疗设备管理现状及其发展趋势[J].医疗卫生装备,2009(3)：86-87.

[67] 徐璐宁.美国大型医院医疗设备管理案例分析[J].中国医疗设备,2009,24(8)：88-91.

[68] 胡森美.美国"三支柱"模式对我国养老保障制度的启示[J].商情,2013(16)：10.

[69] 吕永久.浅析美国养老制度及对我国的启示[J].中国老年保健医学,2011,9(3)：94-95.

[70] 任福荣.国外社区居家养老模式的实践探索及对中国的借鉴意义[J].城市建设理论研究：电子版,2012.

[71] 田原.日本城市社区养老服务的经验与启示[J].当代经济,2010(9)：40-41.

[72] 万江,余涵,吴菌.国外养老模式比较研究——以美国、丹麦、日本为例[J].南方建筑,2013(2)：77-81.

[73] 陈艳艳.国外养老的主要模式与中国养老模式的选择[J].上海投资,2007(9)：6-9.

[74] 仇明.基于物联网 ZigBee 技术的智能社区居家养老系统[J].佛山科学技术学院学报：自然科学版,2015(2)：71-75.

[75] 韩璐,阿细.机器人养老[J].21 世纪商业评论,2014(24)：28-43.

[76] 罗超.安防开启智慧养老新模式——智慧养老[J].中国公共安全：学术版,2015(9)：50-54.

[77] 潘峰,宋峰.互联网+社区养老：智能养老新思维[J].学习与实践,2015(8)：99-105.

[78] 石明星.穿戴式智能家居养老照护系统的设计与实现[J].大连理工大学,2014.

[79] 田秋娇,蔡玉霞,付诗.智能型全自动护理床在介护老人中的运用[J].护理学杂志,2014(9)：67-69.

[80] 王亮.养老护理智能化系统分析[J].智能建筑电气技术,2015(2)：83-86.

[81] 徐超.构筑"没有围墙的养老院"——智慧养老新体验[J].上海信息化,2015(1)：46-48.

[82] 徐加明,蒋晓玲.互助服务与智能服务：城市空巢老人居家养老的历史传承及现代创新[J].社会工作,2015(2)：35-40.

[83] 张陆,高文钣.养老机构医养结合远程医疗智能化技术与方法[J].社会福利,2014(8).

[84] 朱勇,庞涛.中国智能养老产业发展报告[M].北京：社会科学文献出版社,2015.

[85] 朱勇.智能养老[M].北京：社会科学文献出版社,2014.

[86] 禚传君,高艳杰,曲鸿儒,等.养老院智能护理系统的设计及应用[J].中国医疗设备,2015(9)：76-78.

[87] 左美云,陈洁."SMART"智慧居家养老新模式[J].中国信息界,2014(4)：41-43.

[88] 左美云.智慧养老的内涵、模式与机遇[J].中国公共安全,2014.

[89] 陆伟良.发展中国医院建筑智能化工程咨询顾问产业大有必要[J].上海：全国医院建设(改、扩建)大会暨医院建设专业资金项目洽谈展览会会议,2007.

[90] 骆华伟,仇建峰,邢美园,等.远程医疗服务模式及应用[M].北京：科学出版社,2012.

[91] 《中国医院建设指南》编撰委员会.中国医院建设指南(第三版)[M].北京：中国标准出版社,2015.

[92] 游世梅.智慧医疗工程的现状与发展趋势[J].医疗装备,2014(10)：19-21.

[93] 谢秉正,陆伟良.中国智慧城市建设纵论[M].南京：江苏科学技术出版社,2013.

[94] 李林,陆伟良.智慧民生工程[M].南京：江苏科学技术出版社,2016.

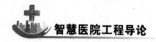
［95］杜昱,唐国宏,陆伟良.对我国智慧医疗工程发展的探讨[R].黄山:中国医院智能化建筑与数字化医院建设大会——智慧医疗分会,2013.

［96］吴越,裘加林,程韧,等.智慧医疗[M].北京:清华大学出版社,2011.

［97］陆伟良,唐国宏.感知智慧城市概论[J].物联网与智慧城市,2012(12):22-28.

［98］陈金雄,王海林.迈向智能医疗——重构数字化医院理论体系[M].北京:电子工业出版社,2014.

［99］蔡伟.从医学模式转变看智慧医疗发展[J].智能建筑科技,2015(6):25-30.

［100］陈金雄.互联网＋医疗健康——迈向5P医学时代[M].北京:电子工业出版社,2015.

［101］金江军.迈向智慧城市:中国城市转型发展之路[M].北京:电子工业出版社,2013.

［102］陆伟良,许作民,杨景炜,等.实用医院智能化系统工程[M].南京:东南大学出版社,2009.

［103］陆伟良,杜昱.当代智慧医疗工程现状及其发展[R].上海:第七届亚洲医院建设新格局高峰论坛,2016.

［104］李易.互联网＋[M].北京:电子工业出版社,2015.

［105］唐建荣,童隆俊,邓贤峰.智慧南京[M].南京:南京师范大学出版社,2011.

［106］陈金雄.数字化医院理论与实践[R].黄山:中国医院智能化建筑与数字化医院建设大会——智慧医疗分会,2013.

［107］岳梅樱.智慧城市[M].北京:电子工业出版社,2012.

［108］钱志新.大智慧城市——2020城市竞争力[M].南京:江苏人民出版社,2011.

［109］IVDMD[EB/OL]. http://eur-Iex.europa.eu/legal-content/EN/TXT/PDF/? uri=CELEX: 01998L0079-20120111&.qid=1413308118275&.from=EN,2016.

［110］中国食品药品检定研究院[EB/OL]. http://www.nicpbp.org.cn/CL0001/,2016.

［111］FDA. Medical Device Data Systems, Medical Image Storage Devices, and Medical Image Communications Devices[R],2015.

［112］FDA. Regulation and its impact on medical device ecosystem [R]. Washington: The 7th HIMSS Connected Health Conference—mHealth Summit,2015.